HUMANIDADES:
O profissional de saúde como ser humano

Série
HUMANIDADES

Editores
■ Claudio Reingenheim ■ Eduardo Juan Troster ■ Eduardo de Campos Werebe
■ Henrique Grunspun ■ Hilton Waksman ■ Marco Aurelio Scarpinella Bueno
■ Mario Thadeu Leme de Barros Filho ■ Max Grinberg
■ Pedro Custodio de Mello Borges

Volume I

HUMANIDADES: O profissional de saúde como ser humano

Co-editores
■ Marco Aurelio Scarpinella Bueno
■ Mario Thadeu Leme de Barros Filho
■ Max Grinberg

2023

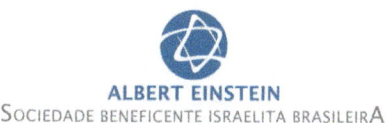
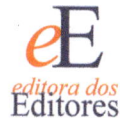

SÉRIE HUMANIDADES

VOLUME I — HUMANIDADES: O profissional de saúde como ser humano

Marco Aurelio Scarpinella Bueno ▪ Mario Thadeu Leme de Barros Filho ▪ Max Grinberg

Produção editorial
Projeto gráfico
Diagramação

PRESTO | Catia Soderi

© 2021 Editora dos Editores

Todos os direitos reservados. Nenhuma parte deste livro poderá ser reproduzida, sejam quais forem os meios empregados, sem a permissão, por escrito, das editoras. Aos infratores aplicam-se as sanções previstas nos artigos 102, 104, 106 e 107 da Lei nº 9.610, de 19 de fevereiro de 1998.

ISBN 978-85-85162-63-4

Editora dos Editores
São Paulo: Rua Marquês de Itu, 408 - sala 104 – Centro.
             (11) 2538-3117
Rio de Janeiro: Rua Visconde de Pirajá, 547 - sala 1121 – Ipanema.

www.editoradoseditores.com.br

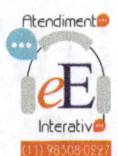

Impresso no Brasil
Printed in Brazil
1ª impressão – 2023

Este livro foi criteriosamente selecionado e aprovado por um Editor científico da área em que se inclui. A Editora dos Editores assume o compromisso de delegar a decisão da publicação de seus livros a professores e formadores de opinião com notório saber em suas respectivas áreas de atuação profissional e acadêmica, sem a interferência de seus controladores e gestores, cujo objetivo é lhe entregar o melhor conteúdo para sua formação e atualização profissional.
Desejamos-lhe uma boa leitura!

Dados Internacionais de Catalogação na Publicação (CIP)
(Câmara Brasileira do Livro, SP, Brasil)

Bueno, Marco Aurelio Scarpinella
  Humanidades : o profissional de saúde como ser humano / [editores Marco Aurelio Scarpinella Bueno, Mario Thadeu Leme de Barros Filho, Max Grinber]. -- 1. ed. -- São Paulo : Editora dos Editores, 2023. -- (Série humanidades ; 1)
  Vários colaboradores.
  Bibliografia.
  ISBN 978-85-85162-63-4

  1. Atendimento médico 2. Humanização dos serviços de saúde 3. Humanização nos atendimentos à saúde 4. Medicina e saúde 5. Profissionais de saúde I. Barros Filho, Mario Thadeu Leme de. II. Grinberg, Max. III. Título. IV. Série.

23-148228   CDD-362.19892

Índices para catálogo sistemático:
1. Humanização dos serviços de saúde : Bem-estar social 362.19892
Aline Graziele Benitez - Bibliotecária - CRB-1/3129

Sobre os editores da série

Eduardo de Campos Werebe
- Doutorado pela FMUSP em 2000

Eduardo Juan Troster
- Professor de Humanidades do Curso de Medicina da Faculdade Israelita de Ciências da Saúde Albert Einstein.
- Médico Assistente do Instituto de Câncer Infantil (ITACI).

Henrique Grunspun
- Médico Clínico Internista do HIAE.
- Ex-Governador do Capítulo Brasileiro de ACP (American College Of Physicians).
- Ex-Presidente do Comitê de Bioética do HIAE.
- Presidente do Centro de Bioética Guido Faiwichow do HIAE.

Hilton Waksman
- Médico formado na Faculdade de Medicina da Universidade de São Paulo
- Cirurgião vascular do Corpo Clínico do Hospital Israelita Albert Einstein
- Ex-presidente da Comissão de Ética Médica
- Ex-diretor clínico do Hospital Israelita Albert Einstein
- Membro do Centro de Bioética Guido Faiwichow
- Professor convidado do eixo de Humanidades do Curso de Medicina da Faculdade Israelita de Ciências da Saúde Albert Einstein

Marco Aurélio Scarpinella Bueno
- Médico Pneumologista. Doutor em Medicina pela Escola Paulista de Medicina/Universidade Federal de São Paulo.
- Presidente do Comitê de Bioética do Hospital Israelita Albert Einstein (HIAE).
- Membro do Centro de Bioética Guido Faiwichow e da Comissão de Ética Médica do HIAE.
- Fellow American College of Chest Physicians (FCCP, 1999).
- Fellow American College of Physicians (FACP, 2018) Desde 2006 tem se dedicado à pesquisa musical, já tendo publicado quatro livros, sendo o último Paul Hindemith: Músico por Inteiro (Tipografia Musical, 2018).
- Idealizou e apresentou séries radiofônicas na Rádio Cultura FM de São Paulo.
- Colabora regularmente com notas de concerto para a OSESP - Orquestra Sinfônica do Estado de São Paulo

Mario Thadeu Leme de Barros Filho
- Graduação em Direito pela Pontifícia Universidade Católica de São Paulo (2005), mestrado (2008) e doutorado (2015) na mesma instituição.
- Professor do Eixo de Humanidades do Curso de Medicina da Faculdade Israelita de Ciências da Saúde Albert Einstein.
- Coordenador da Pós Graduação em Bioética do Hospital Israelita Albert Einstein (HIAE).
- Membro do Comitê de Bioética do HIAE e do Centro de Bioética Guido Faiwichow da mesma instituição.Tem experiência na área de Direito e Bioética, com ênfase em direito constitucional, direitos humanos, filosofia do direito e relações da comunidade médica com a sociedade.

Max Grinberg
- Professor Livre Docente FMUSP
- Coordenador do Núcleo de Bioética do INCOR.

Pedro Custódio de Mello Borges

- Médico formado na Faculdade de Medicina da Universidade de São Paulo.
- Mestrado pela Faculdade de Medicina da Universidade de São Paulo
- Cirurgião do Corpo Clínico do Hospital Israelita Albert Einstein
- Diretor clínico do Hospital Israelita Albert Einstein
- Membro do Centro de Bioética Guido Faiwichow
- Fellow do American College of Surgeons

Sobre os co-editores do volume

Marco Aurélio Scarpinella Bueno

- Médico Pneumologista. Doutor em Medicina pela Escola Paulista de Medicina/Universidade Federal de São Paulo.
- Presidente do Comitê de Bioética do Hospital Israelita Albert Einstein (HIAE).
- Membro do Centro de Bioética Guido Faiwichow e da Comissão de Ética Médica do HIAE.
- Fellow American College of Chest Physicians (FCCP, 1999).
- Fellow American College of Physicians (FACP, 2018) Desde 2006 tem se dedicado à pesquisa musical, já tendo publicado quatro livros, sendo o último Paul Hindemith: Músico por Inteiro (Tipografia Musical, 2018).
- Idealizou e apresentou séries radiofônicas na Rádio Cultura FM de São Paulo.
- Colabora regularmente com notas de concerto para a OSESP - Orquestra Sinfônica do Estado de São Paulo

Mario Thadeu Leme de Barros Filho

- Graduação em Direito pela Pontifícia Universidade Católica de São Paulo (2005), mestrado (2008) e doutorado (2015) na mesma instituição.
- Professor do Eixo de Humanidades do Curso de Medicina da Faculdade Israelita de Ciências da Saúde Albert Einstein.
- Coordenador da Pós Graduação em Bioética do Hospital Israelita Albert Einstein (HIAE).
- Membro do Comitê de Bioética do HIAE e do Centro de Bioética Guido Faiwichow da mesma instituição.Tem experiência na área de Direito e Bioética, com ênfase em direito constitucional, direitos humanos, filosofia do direito e relações da comunidade médica com a sociedade.

Max Grinberg

- Professor Livre Docente FMUSP
- Coordenador do Núcleo de Bioética do INCOR.
- Participante do grupo Arte na Veia na Universidade Estácio de Sá e UFRJ

Sobre os autores

Amanda Menon Pelissoni
- Professora da Faculdade Israelita de Ciências da Saúde
- Coordenadora de Centro de Atenção Psicossocial Adulto III (CAPS) e de 2 Serviços de Residencial Terapêutico no município de São Paulo.
- Pós Graduada em Excelência e Qualidade Operacional Green Belt (2016) – Instituto de Ensino e Pesquisa Hospital Israelita Albert Einstein. Especialista em impactos da violência na Saúde (2013) – Fundação Oswaldo Cruz.
- Especialista em Saúde Pública com foco na Estratégia Saúde da Família (2010) – Faculdades São Camilo.
- Especialista em Psicologia Hospitalar (2008) – Instituto de Ensino e Pesquisa Hospital Israelita Albert Einstein.
- Graduada em Psicologia pela Pontifícia Universidade Católica de Campinas (2006).

Ana Luisa Rocha Mallet
- Mestrado e Doutorado em Cardiologia – Universidade Federal do Rio de Janeiro (UFRJ)
- Médica da UFRJ e Hospital Federal de Bonsucesso
- Professora de Clínica Médica da Universidade Estácio de Sá – Rio de Janeiro
- Graduação em Letras pela Universidade do Estado do Rio de Janeiro (UERJ)
- Pós-doutorado em literatura comparada na UERJ
- Participante do grupo Arte na Veia na Universidade Estácio de Sá e UFRJ

Andrea Pereira
- Doutorado pela Endocrinologia da UNIFESP em Obesidade e Cirurgia Bariátrica
- Pós-doutorado pelo Instituto Israelita de Ensino e Pesquisa
- Pós-doutorado em andamento pela Faculdade de Medicina da USP
- Médica Nutróloga do Departamento de Oncologia e Hematologia do Hospital Israelita Albert Einstein
- Presidente e cofundadora da ONG Obesidade Brasil
- Artes Plásticas pela Escola Pan-americana de Artes

Arthur Heller Britto
- Filósofo formado na PUC-SP
- Doutorado na Columbia University
- Membro do Grupo de Estudos das Origens da Filosofia Contemporânea

Claudio Reingenheim
- Professor visitante do eixo de Humanidades do curso de Medicina da Faculdade Israelita de Ciências da Saúde Albert Einstein
- Médico pediatra da Unidade de Neonatologia do Hospital Israelita Albert Einstein
- Membro do Centro de Bioética Guido Faiwichow
- Membro do Comitê de Bioética do Hospital Israelita Albert Einstein
- Membro da Comissão de Ética Médica do Hospital Israelita Albert Einstein

Eduardo de Campos Werebe
- Doutorado pela FMUSP em 2000

Eduardo Juan Troster
- Professor de Humanidades do Curso de Medicina da Faculdade Israelita de Ciências da Saúde Albert Einstein.
- Médico Assistente do Instituto de Câncer Infantil (ITACI).

Fátima Geovanini
- Psicóloga Clínica
- Psicanalista
- Mestre e doutora em Bioética (FIOCRUZ)
- Professora do curso de Medicina da Universidade Estácio de Sá – Rio de Janeiro
- Participante do grupo Arte na Veia na Universidade Estácio de Sá – Rio de Janeiro

Grace Patrícia Close Deckers
- Mediadora de Conflitos do Centro Judiciário de Solução de Conflitos do Fórum de Santana em São Paulo.
- Facilitadora de Comunicação Não Violenta.

Graziela Moreto
- Médica (UNISA, 2000) e Doutora em Medicina (FMUSP, 2015)
- Tese Doutoral: Moreto G. Avaliação da empatia de estudantes de medicina em uma universidade na cidade de São Paulo utilizando dois instrumentos. 2015. Tese Doutoral em Medicina (Ciências Médicas) Universidade de São Paulo, USP, Brasil. Disponível em : http://www.teses.usp.br/teses/disponiveis/5/5169/tde-19062015-154448/pt-br.php
- Diretora de Programas Educacionais da SOBRAMFA.
- Coautora dos livros "Princípios da Medicina de Família" (SOBRAMFA, São Paulo, 2003), "Cinemeducation: Using Film and Other Visual Media in Graduate and Medical Education". Volume II (Radcliffe Publishing,

Oxford, UK. 2012.), "Humanismo em Medicina" (SOBRAMFA, 2015) e "Educación Médica Centrada en el Paciente" (2017).
- Autora e coautora de várias publicações e trabalhos apresentados em Congressos Nacionais e Internacionais, que abordam os temas da Educação Médica, Cuidados Paliativos, Humanismo e Empatia.

Henrique Grunspun
- Médico Clínico Internista do HIAE.
- Ex-Governador do Capítulo Brasileiro de ACP (American College Of Physicians).
- Ex-Presidente do Comitê de Bioética do HIAE.
- Presidente do Centro de Bioética Guido Faiwichow do HIAE.

Hilton Waksman
- Médico formado na Faculdade de Medicina da Universidade de São Paulo
- Cirurgião vascular do Corpo Clínico do Hospital Israelita Albert Einstein
- Ex-presidente da Comissão de Ética Médica
- Ex-diretor clínico do Hospital Israelita Albert Einstein
- Membro do Centro de Bioética Guido Faiwichow
- Professor convidado do eixo de Humanidades do Curso de Medicina da Faculdade Israelita de Ciências da Saúde Albert Einstein

Izabel Cristina Rios
- Médica, Doutora em Ciências e Professora Livre Docente, sendo os três títulos obtidos pela Faculdade de Medicina da Universidade de São Paulo (FMUSP).
- Na FMUSP, no período de 2004 a 2012 coordenou o Grupo de Professores de Humanidades do CEDEM (Centro de Desenvolvimento da Educação Médica da FMUSP). Desde então, atua no ensino de humanidades e humanização na educação médica e em saúde na FMUSP. É coordenadora e professora nas

disciplinas "Discussão Integrada de Casos I e II" do primeiro e segundo ano do currículo obrigatório da graduação em medicina da FMUSP. No Hospital das Clínicas da FMUSP, em 2012, criou o "Núcleo Técnico e Científico de Humanização", a "Comissão de Humanização" e a "Rede Humaniza FMUSPHC", todos sob sua coordenação até o presente. Desde 2009 é membro do Comitê de Bioética do Hospital das Clínicas da FMUSP.
- Na Faculdade Santa Marcelina, coordena o "Programa de Mentoria Acadêmica do Curso de Medicina" para alunos da graduação.

Luciana de Paula Lima e Schmidt de Andrade
- Bióloga graduada pela Universidade do Estado do Rio de Janeiro
- Possui títulos de Mestre e Doutor em Ciências Biológicas (Biofísica) pela Universidade Federal do Rio de Janeiro, tendo feito doutorado sanduíche na Universidade de Durham, Reino Unido.
- Atua como professora titular do Curso de Medicina da Universidade Estácio de Sá, onde também é membro do Núcleo Docente Estruturante e coordenadora do programa de monitoria.
- É coordenadora do Comitê de Ética em Pesquisa da Universidade Estácio de Sá desde 2012.

Marcelo Feijó de Mello
- Professor pleno da Faculdade Israelita de Ciências da Saúde
- Professor Livre-docente do Departamento de Psiquiatria da Escola Paulista de Medicina (UNFESP)
- Pós-doutor em Neurociências pela UNIFESP com estágio sanduiche na Brown University (2002-2003)
- Doutor em Psiquiatria pelo HSPE-IAMSPE (1995) e UNIFESP (2002)
- Mestrado em Psiquiatria pelo HSPE-IAMSPE (1992)
- Diretor Regional Sul da Associação Brasileira de Psiquiatria (ABP)
- Presidente da Associação Brasileira de Psicoterapia Interpessoal

Marcelo Rozenfeld Levites

- Médico (UNISA, 2001). Mestre em Educação pela Universidade Anhembi Morumbi (2012), e Master em Cuidados Paliativos pela Unidad San Camilo de Três Cantos - Madri (2007). Doutor em Medicina (FMUSP, 2015).
- Tese Doutoral: Levites MR. Caracterização do perfil de residentes no enfrentamento das incertezas clínicas relacionadas ao atendimento medico. 2015. Tese Doutoral em Medicina (Ciências Médicas) Universidade de São Paulo, USP, Brasil. Disponível: <http://www.teses.usp.br/teses/disponiveis/5/5169/tde-06082015-114436/pt-br.php>.
- Vice Presidente da SOBRAMFA.
- Coordenador do Centro de Longevidade do Hospital Nove de Julho em São Paulo desde 2013.
- Coautor dos livros "Princípios de Medicina de Família" (SOBRAMFA, São Paulo, 2003), Humanismo em Medicina (SOBRAMFA, 2015) e "Educación Médica Centrada en el Paciente" (2017).
- Possui blog no Jornal o Estado de São Paulo na coluna Viver mais e Melhor (http://emais.estadao.com.br/blogs/viva-mais-e-melhor/).

Marco Aurélio Scarpinella Bueno

- Médico Pneumologista. Doutor em Medicina pela Escola Paulista de Medicina/Universidade Federal de São Paulo.
- Presidente do Comitê de Bioética do Hospital Israelita Albert Einstein (HIAE).
- Membro do Centro de Bioética Guido Faiwichow e da Comissão de Ética Médica do HIAE.
- Fellow American College of Chest Physicians (FCCP, 1999).
- Fellow American College of Physicians (FACP, 2018) Desde 2006 tem se dedicado à pesquisa musical, já tendo publicado quatro livros, sendo o último Paul Hindemith: Músico por Inteiro (Tipografia Musical, 2018).
- Idealizou e apresentou séries radiofônicas na Rádio Cultura FM de São Paulo.
- Colabora regularmente com notas de concerto para a OSESP - Orquestra Sinfônica do Estado de São Paulo

Maria Auxiliadora Craice De Benedetto

- Médica (UNESP, 1980) e Doutora em Medicina (UNIFESP, 2017).
- Tese Doutoral: Benedetto, MAC. O Papel das Narrativas como Recurso Didático na Formação Humanística dos Estudantes de Medicina e Enfermagem. 2017. Tese Doutoral em Medicina (Ciências Médicas). Universidade Federal de São Paulo.
- Disponível em http://www2.unifesp.br/centros/cehfi/portal/index.php?option=com_content&view=article&id=255:2017-o-papel-das-narrativas&catid=37:teses-de-doutorado&Itemid=10.
- Diretora de Publicações da SOBRAMFA.
- Foi médica do Ministério da Saúde, tendo atuado no Complexo Hospitalar Heliópolis, São Paulo, SP, nos seguintes serviços – Cirurgia Geral e do Trauma, Programa de Assistência ao Ostomizado e Comissão de Cuidados Paliativos.
- Participou por seis anos de projetos de pesquisa e educacionais no CeHFi (Centro de Estudos de História e Filosofia das Ciências da Saúde) da Escola Paulista de Medicina (EPM) – Universidade Federal de São Paulo (UNIFESP).
- É coautora dos livros: "Estudos sobre o Yoga" (2006), "Cuidados Paliativos: Diretrizes, Humanização e Alívio de Sintomas" (2010), "DOCENCIA DE LA BIOÉTICA EN LATINOAMÉRICA: Experiencias y valores compartidos" (2011), "Humanismo em Medicina (2015), "Educación Médica Centrada en el Paciente" (2017), "La Humanización de la Salud y el Humanismo Médico en Latinoamérica" (2018), CUIDADOS PALIATIVOS: um olhar sobre as práticas e as necessidades atuais". 1ed. (2018).

Mario Thadeu Leme de Barros Filho

- Graduação em Direito pela Pontifícia Universidade Católica de São Paulo (2005), mestrado (2008) e doutorado (2015) na mesma instituição.
- Professor do Eixo de Humanidades do Curso de Medicina da Faculdade Israelita de Ciências da Saúde Albert Einstein.

- Coordenador da Pós Graduação em Bioética do Hospital Israelita Albert Einstein (HIAE).
- Membro do Comitê de Bioética do HIAE e do Centro de Bioética Guido Faiwichow da mesma instituição.Tem experiência na área de Direito e Bioética, com ênfase em direito constitucional, direitos humanos, filosofia do direito e relações da comunidade médica com a sociedade.

Max Grinberg
- Professor Livre Docente FMUSP
- Coordenador do Núcleo de Bioética do INCOR.

Michel Schlesinger
- Bacharel em direito pela USP, mestre em Literatura Judaica
- Clássica e rabino pelo Instituto Schechter de Jerusalém. Atualmente trabalha na sinagoga Hewlett East Rockaway Jewish Centre em Nova Iorque, onde também atua como representante da comunidade judaica para o diálogo inter-religioso

Pablo González Blasco
- Médico (FMUSP, 1981) e Doutor em Medicina (FMUSP, 2002).
- Tese Doutoral: Blasco PG. Educação Médica, Medicina de Família e Humanismo: expectativas, dilemas e motivações do estudante de medicina analisadas a partir de discussões sobre produções cinematográficas. Tese Doutoral. Faculdade de Medicina, USP. São Paulo, 2002. <http://www.teses.usp.br/teses/disponiveis/5/5144/tde-31082009-085309/pt-br.php>.
- Membro Fundador (São Paulo, 1992) e Diretor Científico da SOBRAMFA.
- Autor dos livros "O Médico de Família, hoje" (1997), "Medicina de Família & Cinema" (2002) "Educação da Afetividade através do Cinema" (2006), "Humanizando a Medicina: Uma Metodologia com o Cinema"(2011) e "Lições de Liderança no Cinema (2013) e "Livros para a vida: Espelho das Tertúlias Literárias" (2018).

- Co-autor dos livros "Princípios de Medicina de Familia" (2003), Cinemeducation: a ComprehensiveGuide to using film in medical education (2005), "Cinemeducation: Using Film and Other Visual Media in Graduate and Medical Education". Volume II(2012), "Humanismo em Medicina (2015), "Educación Médica Centrada en el Paciente" (2017),"La Humanización de la Salud y el Humanismo Médico en Latinoamérica" (2018).
- Autor de mais de uma centena de publicações e trabalhos apresentados em Congressos nacionais e Internacionais onde aborda temas de Medicina de Família, Educação Médica, Humanismo e Medicina, e Educação da Afetividade através do Cinema e das Artes. Seus escritos são o reflexo da experiência como Professor de Medicina de Família e estudioso da Educação Médica, assim como da interação com o meio acadêmico nas conferências e aulas em que frequentemente é solicitado. Mesmo dedicando a maior parte da sua atividade profissional à formação dos futuros médicos, colabora também com projetos de educação corporativa em empresas, em instituições educativas e nos diversos meios de comunicação.

Pedro Custódio de Mello Borges
- Médico formado na Faculdade de Medicina da Universidade de São Paulo.
- Mestrado pela Faculdade de Medicina da Universidade de São Paulo
- Cirurgião do Corpo Clínico do Hospital Israelita Albert Einstein
- Diretor clínico do Hospital Israelita Albert Einstein
- Membro do Centro de Bioética Guido Faiwichow
- Fellow do American College of Surgeons

Ricardo Geraldo de Carvalho
- Missionário Redentorista e Sacerdote da Igreja Católica;
- Atualmente desenvolve a Missão Ad Gestes no Suriname;
- Possui Mestrado em Ciências da Religião, com ênfase em Bioética – Pontifícia Universidade Católica de Campinas (2018);

- Especialização em Bioética – Universidade Católica Portuguesa (2016);
- Especialização em Formação de Presbíteros – Instituto Santo Tomás de Aquino (2012);
- Bacharel em Teologia – Pontifício Ateneu Santo Anselmo / Instituto Teológico São Paulo (2010) e Bacharel em Filosofia – Pontifícia Universidade Católica de Campinas (2005), atuando principalmente nos seguintes temas: Bioética, neurótica, psicopedagogia, diálogo religioso e evangelização.

Rogério Malveira Barreto
- Médico pela Universidade Federal do Ceará
- Empreendedor de impacto social e fundador na Pulsares
- Mestrando em Saúde Pública na Escola Nacional de Saúde Pública - Fiocruz
- Membro da coordenação da Rede Brasileira de Letramento em Saúde
- Facilitador-aprendiz de Comunicação Não Violenta

Tomás Troster
- Professor do Colegiado de Filosofia da Universidade Estadual do Norte do Paraná (UENP) e professor colaborador do Centro de Estudos do Direito Econômico e Social (CEDES).
- Doutor em Filosofia pela USP e bacharel e licenciado em Filosofia pela PUC-SP

Yuri Greb Vazquez
- Estudante do curso de medicina da Faculdade Israelita de Ciências da Saúde Albert Einstein.

Apresentação

Qual é o cuidado com a saúde que queremos para o século XXI? Como promover o respeito à centralidade da pessoa em tempos de tecnociência? Qual a contribuição das artes e das humanidades para a formação do profissional de saúde como um ser humano?

A afirmação, manifestada há mais de um século atrás por William Osler, um dos pais da medicina moderna, nunca foi tão atual: "humanistas não possuem bastante Ciência, e à Ciência falta Humanidade. Este divórcio infeliz jamais deveria ter ocorrido". Trata-se de um tema atemporal e insolúvel.

Mas apesar das ciências da saúde obedecerem às regras claras ligadas ao rigor do método científico, nem toda tomada de decisão em saúde pode ser pautada por força de recomendação ou traz consigo um nível de evidência.

Pensar o profissional de saúde como ser humano parece uma redundância sem sentido. Mas será mesmo? As últimas décadas têm mostrado que, para muitas pessoas que procuram um profissional de saúde, o cuidar se tornou uma atividade fragmentada e incompleta, na medida em que o saber técnico foi paulatinamente ganhando espaço em detrimento ao sentir.

As ciências da saúde possuem uma tradição alinhada aos cuidados de um ser humano com outro ser humano. O progresso da tecnociência acelerado nas últimas décadas tem provocado ajustes na aplicação e na recepção dos métodos e dos resultados.

Ciências da saúde necessitam de forte integração entre caráter e expertise. Nascemos com atributos, construímos uma bagagem pré-profissional na família, na escola, nos contatos em geral e na faculdade iniciamos os ajustes sobre como sentir, pensar e aplicar para a atuação ética, moral e legal que a sociedade espera.

Há uma renovação contínua nas maneiras com que o profissional de saúde interliga o saber científico ao paciente. É processo que admite adaptações visando harmonização, conciliações, revisões em constante feedback com as circunstâncias clínicas.

Podemos afirmar que a sensação de acolhimento de um paciente hospitalizado decorre também do diálogo com profissionais de saúde que se dedicam a escutar sem interromper e sem julgar. Os capítulos que integram a presente publicação convidam o leitor a ponderar a respeito dos aspectos humanísticos do exercício das práticas profissionais em saúde (sensíveis e abertos às diversas experiências que a vida oferece).

Não podemos esquecer que, independentemente de todo o intenso avanço tecnológico da área de saúde, há aspectos humanistas do processo do cuidado presentes em todo ato profissional que, nesse sentido, é ao mesmo tempo moral e técnico.

O livro que se encontra em suas mãos é o primeiro volume de uma coleção pensada para reforçar o caráter multidimensional do cuidado à saúde e nele inserir esta abordagem humanística, haja vista a percepção de que o tecnicismo tem preponderado sobre outros aspectos do cuidar, de tal forma que a ciência vem se fechando em si mesma. Isso se dará por meio do estudo de diversos campos de conhecimento como filosofia, ética, humanidades, profissionalismo, além de questões legais. Objetivamos contribuir com o desafio de desfazer a separação existente entre as humanidades e as ciências do cuidado à saúde, considerando que "o humano é um ser, a um só tempo, plenamente biológico e plenamente cultural, que traz em si a unidualidade originária", como ensina Edgar Morin.

Há poucas publicações sobre humanidades endereçadas ao profissional de saúde. Desnecessidade ou insuficiência de valorização? A militância em Bioética faz perceber que há valor na influência das humanidades para a qualidade da aplicação das ciências da saúde.

Humanidades é o termo preciso para reunir os predicados do profissional de saúde, imperiosos para permanecer o ser humano que a sociedade pretende quando envolvido com pensamentos e sentimentos articulados com o potencial, tão beneficente quanto maleficente, de tudo que diz respeito aos impactos das ciências da saúde. Humanidades, como foi pensado na concepção deste volume, representa a bagagem do profissional de saúde que a (re)utiliza para lidar com o componente "atitude" da competência profissional.

É por isto que este primeiro volume – Humanidades: O profissional de saúde como ser humano, da série Humanidades Einstein, é tão bem-vindo. Temas ligados à humanização do cuidar estão lado a lado com capítulos que tratam da importância de diversas manifestações artísticas na formação do profissional de saúde.

O leitor terá a oportunidade de reconhecer capítulo a capítulo suas próprias essências, e em decorrência, reforçar, reformular e incorporar modos de atuação. Esperamos que este livro seja um convite para reflexões capazes de preencher lacunas deixadas pela forte imersão no cotidiano técnico. As ideias aqui registradas buscam contribuir para a preservação e promoção integral do ser humano.

A relevância das artes se reforça como nunca neste momento. O ano de 2022 é carregado de efemérides. Dentre as celebrações, lembramos o Centenário da Semana de Arte Moderna que ocorreu no Teatro Municipal de São Paulo, o mais importante evento cultural do Brasil (que completa este ano 200 anos de Independência), e que fundou a modernidade em nosso país.

Permitam-nos citar o escritor Graça Aranha, responsável pela palestra inaugural em 13 de fevereiro de 1922: "por que uma forma, uma linha, um som, uma cor nos comovem, nos exaltam e transportam ao universal? Eis o mistério da arte, insolúvel em todos os tempos, porque a arte é eterna e o homem é por excelência o animal artista. O sentimento religioso pode ser transmudado, mas o senso estético permanece inextinguível, como o Amor, seu irmão imortal".

Que os profissionais de saúde nunca se esqueçam que cuidar é amar.

Boa leitura.

Prefácio

Nos dias de hoje, muito se tem falado de humanização nos cuidados de saúde. Trata-se, no entanto, de um elemento milenar, que precede qualquer conhecimento técnico, como nos mostra uma história relatada pelo médico Ira Byock em seu livro *"The best care possible: a physician's quest to transform care through the end of life"*. Ele conta que, certa vez, respondendo à pergunta de uma aluna sobre o que considerava ser o primeiro sinal cultural de civilização, a antropóloga norte-americana Margaret Mead (1901-1978) não apontou pedras de amolar, anzóis ou coisas do gênero e, sim, um fêmur de 15 mil anos, encontrado em um sítio arqueológico, que havia se quebrado e fora curado. A professora explicou que, na vida selvagem, qualquer animal que quebre a perna está praticamente condenado porque não conseguirá sobreviver o tempo necessário até a consolidação óssea. Torna-se presa fácil, não consegue chegar ao rio para beber água ou sair à procura de alimento. Portanto, aquele fêmur indica que alguém havia cuidado da vítima por meses até que se recuperasse. Mead concluía sua resposta à aluna citando como sinal cultural de civilização o sentimento de empatia, a capacidade de se colocar no lugar do outro, entender suas necessidades e ajudar. Esse relato pode nos levar a uma reflexão interessante: a cura do osso fraturado aconteceu com zero competência técnica do cuidador. Exigiu somente sua dedicação em cuidar da pessoa.

Desde o tal fêmur citado pela antropóloga, milhares de anos se passaram até que se desenvolvessem conhecimentos sobre anatomia e muitos outros transcorreram até que surgissem especialistas em cuidar de ossos fraturados e de um sem-número de doenças e problemas de saúde. A questão é que, nos tempos mais recentes, os mesmos progressos que revolucionaram diagnósticos, tratamentos e salvaram milhões de vidas acabaram mostrando também uma face perversa. Os avanços da Ciência, das tecnologias e das estruturas assistenciais, além do modelo de formação de profissionais de saúde enfatizando fortemente as competências técnicas, foram provocando outro tipo de "fratura", que se acentuou principalmente a partir da segunda metade do século XX: um distanciamento entre o saber técnico-científico e o saber humanístico, levando a uma prática de cuidar do corpo biológico como um elemento à parte do ser humano ao qual ele pertence.

Felizmente, vemos movimentos em uma saudável contramão, ou melhor, movimentos para construir pontes que integram esses dois lados. Ganham cada vez mais ênfase na área da saúde temas como humanização da medicina, cuidado centrado no paciente e inclusão de disciplinas humanísticas na formação médica e de outros profissionais.

Não é fácil navegar nesse universo complexo de seres humanos que cuidam e seres humanos que são foco dos cuidados. "Lembre-se sempre que você é absolutamente único, assim como todos os demais", afirmou a mesma Margareth Mead. Aplicada ao nosso setor, essa frase nos lembra que cada profissional de saúde e cada paciente são seres humanos únicos, e a conexão entre ambos tem de ir muito além da mera competência técnica para tratar a doença que os aproximou.

A série Humanidades Einstein, um conjunto de seis livros que começa com este primeiro volume, é uma aliada indispensável para profissionais interessados em cultivar essa conexão que vai além. Trata-se de uma das obras mais abrangentes sobre o assunto, estruturada de maneira brilhante pelos editores Claudio Reingenheim, Eduardo Juan Troster, Eduardo de Campos Werebe, Henrique Grunspun, Hilton Waksman, Marco Aurélio Scarpinella Bueno, Mario Thadeu Leme de Barros Filho, Max Grinberg e Pedro Custódio de Mello Borges. Vinculados a diferentes áreas do Einstein – Centro de Bioética Guido Faiwichow, Comissão de Ética Médica, Comitê de Bioética, Diretoria Clínica e Disciplinas de Humanidades do curso de Medicina da Faculdade Israelita de Ciências da Saúde Albert Einstein –, eles trazem nessa coleção uma visão holística do tema, com uma enorme diversidade de aspectos explorados por autores que carregam na bagagem sólidos conhecimentos e ampla experiência dos muitos mares navegados no âmbito da humanização em saúde. Difícil imaginar um assunto nessa miríade de dimensões das humanidades que não esteja contemplado no conjunto dos seis livros da série.

Este primeiro volume – **Humanidades: O profissional de saúde como ser humano** – leva o leitor aos caminhos que ajudam a construir a ponte entre o tecnicismo e o humanismo e mostra como desenvolver competências e habilidades de se comunicar, de escutar sem julgamentos nem interrupção, de analisar e compreender os aspectos psicossociais e todos os fatores, para além dos biológicos, que modelam cada ser humano.

O volume I começa com uma explanação sobre a importância das humanidades para quem tem como profissão cuidar da saúde dos outros. Depois, o leitor viaja por capítulos que abordam temas relevantes para inserir, efetivamente, a humanização em suas atividades, como a construção do psiquismo, mostrando como a criança se forma nas interações sociais; o livre arbítrio e pensamento crítico na tomada de decisões; as questões relacionadas à espiritualidade; e a importância da filosofia, da literatura e das diversas formas de arte – música, artes plásticas, cinema, teatro etc. – como aliadas no desenvolvimento do ser humano que escolheu como profissão cuidar da saúde.

Por meio desta obra, os editores e autores levam ao público o olhar e as práticas de uma organização, o Einstein, que tem a dimensão humana em seu próprio DNA. É uma essência que tem a ver com os próprios preceitos judaicos que norteiam a Instituição desde a sua fundação e permeiam a cultura organizacional: Refuá (Saúde), Mitzvá (Boas Ações), Chinuch (Educação) e Tsedaká (Justiça Social). Mas essa cultura não brota por geração espontânea, nem se fortalece sem os nutrientes necessários. Ao contrário, ela é continuamente alimentada por meio de um programa sintetizado no acrônimo SPA, letras iniciais de seus pilares: Segurança, Paixão em servir e Atenção aos detalhes. São três elementos-chave para uma Instituição que cultiva a excelência, colocando o paciente no centro do cuidado. Isso significa que todos trabalham com o objetivo de proporcionar ao paciente não apenas a melhor assistência, mas também a melhor experiência, o que inclui altas doses de humanização no atendimento. Em resumo, trata-se de cuidar não apenas do paciente, mas do ser humano que ele é e também de seus familiares. Dois indivíduos com a mesma condição de saúde certamente terão contextos, necessidades, preferências, crenças e valores diversos. O que importa para cada um deles e como os atender, cabe a nós descobrir.

Certa vez o Dr. Troster, um dos editores deste livro, contou-me que um conhecido seu que havia feito um transplante de fígado no Einstein pelo SUS comentara com ele que fora tratado como "gente importante". É verdade, porque para o Einstein, seja em suas atividades no setor privado, nos transplantes pelo SUS ou nas quase três dezenas de unidades do setor público que administra em São Paulo, todos os pacientes são tratados como "gente importante".

Nessa incansável busca por mais humanização, o Einstein conquistou em 2012 a acreditação do Planetree, organização criada nos Estados Unidos que promove esse modelo de atendimento humanizado e acolhedor. E desde 2013 é o parceiro do Planetree na América Latina, ajudando outras instituições de saúde interessadas em incorporar essas práticas. O Einstein também procura imprimir essa marca na formação das futuras gerações de profissionais. Com um modelo pedagógico disruptivo, sua Faculdade de Medicina busca formar médicos que somam as melhores competências técnicas e todas as demais competências humanísticas e de gestão, tão necessárias para o presente e o futuro da saúde.

É verdade que não existe um ponto final na jornada da humanização nos cuidados de saúde. Mas também é verdade que, com seu protagonismo, o Einstein acumula uma rica vivência e uma expertise diferenciada nessa área. É isso que os editores e autores trazem para este volume I da série Humanidades Einstein e para aqueles que se seguirão: Direitos Humanos e Cidadania: O profissional de saúde como cidadão (II); Bioética Clínica: A bioética para ser utilizada à beira-leito (III); Ética Médica: A normatização da profissão (IV); Aspectos legais para profissionais de saúde (V) e Saúde e Sociedade: Desafios atuais (VI).

Sumário

1. **IMPORTÂNCIA DA HUMANIZAÇÃO DAS PRÁTICAS DE SAÚDE PARA O CUIDAR DAS PESSOAS** 1
   - Izabel Cristina Rios
   - Max Grinberg
   - Eduardo Juan Troster

2. **A CONSTRUÇÃO DO PSIQUISMO** 23
   - Amanda Menon Pelissoni
   - Marcelo Feijó de Mello

3. **FILOSOFIA E PENSAMENTO CRÍTICO** 39
   - Tomás Troster
   - Arthur Heller Britto

4. **COMUNICAÇÃO CLÍNICA EFETIVA: COMUNICAÇÃO NÃO VIOLENTA** 63
   - Grace Patricia Close Deckers
   - Rogério Malveira Barreto

5. **ESPIRITUALIDADE CUIDADOSA À SAÚDE: A VIDA QUE SE MANIFESTA NA POTENCIALIDADE DO SER HUMANO** 97
   - Claudio Reingenheim
   - Rabino Michel Schlesinger
   - Padre Ricardo Geraldo de Carvalho

6. **DETERMINISMO E LIVRE-ARBÍTRIO** 117
   - Arthur Heller Britto
   - Eduardo Juan Troster

7. IMPORTÂNCIA DAS ARTES NO CUIDADO À SAÚDE
   E NA FORMAÇÃO DO PROFISSIONAL DE SAÚDE 129
   - Marco Aurélio Scarpinella Bueno
   - Henrique Grunspun

8. CINEMA, BIOÉTICA E EDUCAÇÃO MÉDICA.. 147
   - Pablo González Blasco
   - Maria Auxiliadora C. De Benedetto
   - Graziela Moreto
   - Marcelo R. Levites

9. A IMPORTÂNCIA DA PINTURA NA FORMAÇÃO
   DO PROFISSIONAL DA SAÚDE 197
   - Andrea Pereira

10. IMPORTÂNCIA DA LITERATURA NA FORMAÇÃO
    DO PROFISSIONAL DE SAÚDE 213
    - Ana Luisa Rocha Mallet
    - Fátima Geovanini
    - Luciana Andrade
    - Yuri Greb Vazquez

CAPÍTULO 1

Importância da humanização das práticas de saúde para o cuidar das pessoas

Izabel Cristina Rios
Max Grinberg
Eduardo Juan Troster

> *"Humanização?!...*
> *Existe profissão mais humana que a medicina?*
> (MÉDICA CLÍNICA, ANOS 1990)

O termo "humanização" entrou recentemente para o vocabulário da área da saúde, não sem causar certo estranhamento, desconforto, desconfiança ou mesmo polêmica entre os profissionais da saúde, como se observa na fala da médica que inaugura este texto. Talvez pela sua laicidade terminológica dentro de um universo em que a linguagem técnica precisa é credencial de legitimidade de seus discursos, ou talvez por sua tão direta insinuação sobre a falta de elementos humanos que em tese seriam inerentes às práticas de saúde. Menos comprometidos com essas implicações, entre os pacientes observou-se fenômeno contrário, posto que prontamente compreenderam o termo em seu sentido intuitivo e reivindicaram sua premência na recuperação de virtudes que humanizam as atitudes das pessoas, e de valores absolutos de respeito à pessoa esquecidos, ou escotomizados, na mecânica organizacional em tempos de colapso ético nas relações humanas.

A humanização se constitui em um conjunto de princípios e valores que, colocados em sinergia no âmago das ações humanas cotidianas por meio de determinados métodos e dispositivos institucionais, estimula comportamentos com mais consciência moral e comprometimento com o bem de cada um e de todos nas práticas assistenciais e de gestão do trabalho em saúde[1]. Valores como respeito à dignidade da pessoa, compaixão, generosidade, prudência, honestidade, em ação por meio de diálogo, disposição empática e acolhimento, compõem o repertório da humanização.

A humanização, como campo de conhecimento e prática, acumula experiências e investimentos conceituais que reforçam a sua necessidade na área da saúde, objeto deste capítulo que aborda a sua importância. Começaremos por uma breve reflexão sobre o cuidar da saúde no mundo de hoje e a crise nas relações de confiança entre profissionais da saúde e pacientes como contexto no qual surgiram os modelos de atenção tidos como mais humanizados. Seguiremos nosso percurso neste texto apresentando as circunstâncias sociais e culturais que, em outra perspectiva, deram origem ao movimento do qual emergiu a humanização direcionada às instituições de saúde. E finalizaremos, colocando ao leitor duas visões da conjugação dos campos disciplinares da bioética e das humanidades em diálogo com a humanização.

O CUIDAR DA SAÚDE NA CONTEMPORANEIDADE E A NECESSIDADE DO CUIDADO HUMANIZADO

"Ouso dizer que nada no mundo contribui tão efetivamente para a sobrevivência, mesmo nas piores condições, como saber que a vida da gente tem um sentido. Há muita sabedoria nas palavras de Nietzsche: 'Quem tem um porque viver pode suportar quase qualquer como'"

(Frankl, 1985, p. 95-96)[2].

Ao longo da história, a doença acompanha a humanidade cultivando sentidos ocultos na intimidade do doente com seu destino: castigo ou redenção, provação, perda, superação, mudança no curso da vida. Podemos dizer que a significação da doença envolve elaboração psíquica carregada de elementos da subjetividade. Também acompanha a humanidade, a figura daquele que cura, alivia ou ao menos oferece a palavra que ajuda na construção do sentido humano da doença para quem sofre, restituindo-lhe dignidade. A relação de cuidado é, portanto, parte de um processo de significação da experiência que se dá na intersubjetividade do doente e do cuidador dentro de contextos sociais que oferecem elementos simbólicos que sustentam ou esvaziam a sua produção. Sobre o plano da determinação sociocultural da experiência do adoecer e do cuidar, podemos dizer que, às produções de sentido, doentes e cuidadores terão repertórios determinados, em cada tempo e lugar, por diferentes modos de ver e compreender o processo saúde-doença-cuidado e sua lógica de organização assistencial.

E é justamente contra o esvaziamento de elementos simbólicos humanísticos no modelo assistencial na contemporaneidade que surgiu a humanização, cujo exame de sua importância para o cuidar, no nosso tempo e lugar, requer que voltemos um pouco atrás e percorramos um caminho que nos ajude a compreender suas origens desde a medicina moderna.

Na modernidade, com o desenvolvimento científico da medicina, surgiu o modelo biológico de assistência individual, que ainda hoje, na contemporaneidade, é o modelo predominante[3]. Nesse modelo, a doença é definida como disfunção orgânica causada pelo desvio da norma de variáveis biológicas do indivíduo. A ênfase biológica do modelo valoriza parâmetros objetivos para evidenciar a doença, tais como os sinais e sintomas, e os exames laboratoriais complementares, dirigindo menos interesse aos aspectos subjetivos da condição de doente, tais como, sua própria percepção da enfermidade, seu contexto de vida e valores.

Ainda assim, enquanto a prática médica era uma atividade solo e liberal, os elementos intersubjetivos mantinham-se presentes na relação médico-paciente, na figura do então chamado "médico da família" – que em nada corresponde ao médico de família dos programas atuais de medicina de família e comunidade, exceto pela pessoalidade. A partir da segunda metade do século XX, com os avanços tecnológicos e as decorrentes mudanças na produção do trabalho em saúde, o movimento de institucionalização da medicina provocou profundas transformações na relação médico-paciente[3]. A institucionalização da medicina configurou-se na modalidade de assistência individual organizada e empresariada por instituições que provêm os recursos tecnológicos necessários à prática da medicina. O desenvolvimento constante de novas tecnologias e seus custos elevados levaram os médicos a trabalhar em instituições públicas ou privadas nas quais tanto eles quanto os pacientes teriam mais acesso a esses recursos. Posteriormente, fenômeno semelhante se deu nas outras profissões da saúde constituídas como desdobramentos da medicina. Na esteira dessas transformações, surgiram os convênios e corporações de prestação de serviços, como por exemplo, as cooperativas e os grandes hospitais. Em diferentes formas e intensidades, a relação do médico ou do profissional da saúde com o paciente passou a ser intermediada por essas instituições, uma vez que a organização do trabalho coletivo sempre implica em algum nível de restrição à subjetividade de cada trabalhador em favor do funcionamento sistêmico da operação corporativa. Nas organizações mais complexas, como pode ser a de um hospital, essa limitação é vivida de forma mais intensa devido às muitas determinações de ordem estrutural que incidem sobre todo o processo de atendimento.

É digno de nota que o modelo biológico de assistência e os arranjos organizacionais de prestação de serviço de saúde (em âmbitos público e privado) propiciaram uma importante ampliação da assistência à saúde a um grande número de pessoas, assim como o aprimoramento de diagnósticos, intervenções, tratamentos e profilaxias que melhoraram a qualidade de vida das pessoas e da sociedade como um todo. Esses bons resultados garantiram investimentos no modelo biológico e institucional e consolidaram sua ênfase nas escolas de ensino superior.

Contudo, a interposição institucional e a impessoalidade metodológica do modelo biológico provocaram o distanciamento entre profissionais da saúde e pacientes que erodiu as relações do cuidar, esvaziando-as de elementos simbólicos humanísticos e intersubjetivos. Entre os comportamentos característicos de profissionais que atuam no modelo biológico, destacam-se como empecilhos para o bom cuidado: 1. o excesso de mecanização assistencial, que fragmenta a totalidade do paciente em sistemas cada qual visto por um profissional especialista, sem que eles conversem entre si, 2. a excessiva dependência do arsenal tecnológico para diagnóstico, sendo que muitos profissionais sequer examinam seus pacientes, e 3. o excessivo controle do médico e equipes sobre decisões terapêuticas e mesmo de natureza ética sem a participação dos pacientes[4].

Na contemporaneidade, esse estado de coisas foi reforçado pelos conflitos e dificuldades nas relações humanas cotidianas que, de um modo geral, caracterizam nossos tempos atuais[4]. Por exemplo, a fragilidade da noção de bem coletivo em favor de interesses pessoais e identitários que favorecem o "eu" em relação ao "outro", reduzindo as relações intersubjetivas, potencialmente carregadas de elementos intelectuais, afetivos, e vivenciais, a meras relações instrumentais em que o "outro" não passa de um objeto, uma coisa, para o alcance das finalidades egoístas do "eu". O caráter instrumental das relações distancia ainda mais as pessoas de um encontro verdadeiramente intersubjetivo e pleno de sentido humano do viver.

Ainda que as tecnologias de comunicação, fortemente presentes na vida pós-moderna, permitam aproximar as pessoas, também acabam por gerar distância, animosidade e conflito quando a interatividade se contamina por essa disposição narcísica do "eu". O resultado desse modo de ser e de agir se verifica na profusão de relações ramificadas em muitas redes de contato, mas no mais das vezes, relações de fraca interioridade, superficiais, covalentes e efêmeras.

Na área da saúde, como é impossível subtrair a dimensão relacional, posto que ela é uma parte do processo assistencial, o esgarçamento das relações humanas se apresenta como desumanização do cuidado. Na perspectiva do paciente, a falta de conversa, de olhar, de atenção, de legítimo respeito e consideração a seus valores e concepções de saúde, constitui elementos comunicacionais que dizem muito sobre o profissional e sua confiabilidade. Todos sabemos de histórias de pacientes que saem do consultório do profissional e descartam no primeiro cesto de lixo que encontram a receita recebida numa consulta permeada por esses elementos comunicacionais de desumanização.

A deterioração da qualidade relacional entre profissionais da saúde e pacientes tornou-se um problema ainda mais crucial no momento em que ficou evidente que, para o êxito diagnóstico e terapêutico de certos agravos, a relação humana é elemento decisivo. Trata-se de situações que esbarram nos limites do modelo biológico, e que, do ponto de vista epidemiológico, não são pouco relevantes. Da metade do século XX aos dias atuais, observam-se importantes mudanças do perfil epidemiológico dos agravos à saúde das populações[5]. A prevalência de doenças infecciosas agudas e agravos datados na história da pessoa – cuja intervenção no momento do seu aparecimento era o procedimento assistencial mais frequente e potencialmente resolutivo – deixou de representar o maior contingente de demanda de saúde. As doenças derivadas da urbanização, do comportamento e do estilo de vida, tais como as doenças crônicas, os transtornos mentais, as violências contra a pessoa, os acidentes de trânsito, as doenças infecciosas crônicas, são hoje os principais problemas de saúde da sociedade contemporânea. Em sua maior parte, esses agravos não se resolvem por meio de intervenções pontuais, mas sim por meio de abordagens complexas, multidimensionais e ao longo de um tempo, às vezes, tão longo quanto a própria vida do paciente. Ou seja, os principais agravos à saúde, nos tempos atuais, são fortemente determinados por fatores socioculturais, da subjetividade psíquica e comportamentais, cuja abordagem precisa de interação humana sustentada por vínculos de confiança e de compromisso entre profissionais da saúde e pacientes.

A crise dos vínculos de confiança entre profissionais da saúde e pacientes e seu reflexo nas relações do cuidar está na base das revisões teórico-práticas dos modelos assistenciais, abrindo caminho para a criação de modelos de cuidado mais pessoalizados que constituem a essência do cuidado humanizado ou da humanização da assistência à saúde. São modelos de atenção à saúde mais inclusivos dos sujeitos envolvidos no fazer-saúde, que abordam as dimensões psicossociais, os valores e desenvolvem melhores interações no encontro clínico. Pouco a pouco, esses modelos estão sendo implementados nos serviços de saúde de vários países, de tal forma que o modelo biológico e o modelo biopsicossocial, ainda que com a prevalência do primeiro, compõem estratégias de cuidado que devem ser indicadas conforme a natureza dos agravos e as necessidades de saúde das pessoas. Por exemplo, na sala de emergência do pronto-socorro, o modelo com ênfase biológica será imprescindível, já no ambulatório de doenças metabólicas, o modelo com ênfase biopsicossocial será mais indicado para a maioria dos pacientes em seguimento.

Entre os modelos biopsicossociais de atenção[6,7] que, como dissemos, são paradigmáticos da humanização na assistência à saúde, destaca-se, por suas bases conceituais e evidências, o modelo chamado Cuidado Centrado no Paciente (CCP), cujo precursor foi a Medicina Centrada no Paciente (MCP). A Medicina Centrada no Paciente entende o sofrimento do paciente como uma experiência única e central na prática médica, especialmente do ponto de vista psíquico e moral – valores, ideias, emoções, entendimento da doença e expectativas de tratamento – cuja observância é fundamental para se estabelecer uma relação de confiança com o paciente e seus familiares. A abordagem centrada no paciente requer habilidades de comunicação – das mais básicas às mais complexas – e tem como principais eixos orientadores: o fenômeno biopsicossocial do adoecimento, o paciente como pessoa, o profissional como pessoa, a decisão compartilhada e a aliança terapêutica. O Cuidado Centrado no Paciente, implantado no sistema de saúde britânico, adota os mesmos princípios da MCP, mas a eles acrescenta e destaca a atuação interprofissional e o planejamento da rede de serviços como forma de proporcionar a integralidade do cuidado à saúde. A MCP e o CCP não desconstroem os saberes dos campos disciplinares da medicina e demais profissões da saúde, mas propõem a conjugação desses com as expectativas dos pacientes e as possibilidades do sistema de saúde.

Voltando ao nosso ponto de partida, quanto à afirmação de que a relação intersubjetiva é parte do necessário processo de significação da experiência de adoecimento, podemos dizer que a pedra de toque do que chamamos de cuidado humanizado é o encontro de humanidades, do profissional da saúde e do paciente, em ação que, ao produzir o cuidado, produz também sentidos à vida anímica de ambos.

A CRISE DE VALORES INSTITUCIONAIS E A HUMANIZAÇÃO DOS SERVIÇOS DE SAÚDE

"O laço com outrem só se aperta como responsabilidade, quer esta seja, aliás, aceita ou rejeitada, se saiba ou não como assumi-la, possamos ou não fazer qualquer coisa de concreto por outrem. Dizer: eis-me aqui. Fazer alguma coisa por outrem. Dar. Ser espírito humano é isso."

(LEVINAS, 1997, P. 81)[8]

Partindo agora de outra perspectiva histórica, no contexto da saúde pública brasileira, a humanização surgiu como resposta espontânea de profissionais da saúde a um estado de tensão, insatisfação e sofrimento dos próprios profissionais e dos pacientes, diante de fatos e fenômenos que configuravam situações de violência no ambiente institucional[1]. São exemplos dessas situações: desinteresse no cuidado às pessoas, displicência com deveres, maus-tratos físicos ou psicológicos, ofensas verbais, ameaças, atitudes grosseiras, descaso ao sofrimento alheio, comportamentos desrespeitosos.

Alguns autores[9] localizam as raízes desses males na organização hierárquica do hospital no século XIX. O hospital, que até então era mais um "depósito" de doentes e de marginais do que um local sanitário, a partir da organização científica do trabalho e da introdução dos conhecimentos da medicina moderna passou a desempenhar um papel assistencial estratégico na sociedade. A divisão do processo de produção de serviços, atribuindo cada etapa a um grupo de trabalhadores segundo uma lógica sanitária, agilizou o processo como um todo e multiplicou seus resultados. O hospital moderno aumentou drasticamente o acesso da população ao atendimento e acelerou avanços médicos técnico-científicos. Por outro lado, e como discutido anteriormente, a mecanização do processo de cuidar contribuiu para a despessoalização e a naturalização do sofrimento dos doentes reduzidos a casos e números. Na realidade brasileira, outros agravantes, tais como o sucateamento dos serviços de saúde, o clientelismo, a corrupção, a má gestão da coisa pública e os sempre insuficientes investimentos frente aos crescentes custos da saúde, levaram à dura realidade das filas intermináveis, pacientes sem acesso aos serviços ou mal atendidos por profissionais despreparados, indiferentes ou esgotados e desvalorizados. Estaria assim constituído o palco da violência institucional.

Por outro lado, é preciso considerar que comportamentos perversos não são apenas decorrência do meio em que se vive ou trabalha. Ainda que o ambiente tenha forte influência sobre o comportamento das pessoas, na verdade, e cada vez mais, somam-se evidências no sentido de que o caráter moral dos indivíduos é determinante da sua conduta, e em que pesem todos os demais determinantes sociais, a desumanização é essencialmente fruto da corrupção do caráter moral das pessoas em meio à fraqueza dos valores e da missão das instituições de saúde onde ela perpetra seus malefícios.

Assim, no contraponto a esse estado de coisas, nos anos 1990 surgiram várias iniciativas com o nome de humanização. Vários hospitais começaram a desenvolver ações que chamavam de "humanizadoras". Inicialmente, eram ações que tornavam o ambiente hospitalar mais agradável: atividades lúdicas, lazer, entretenimento ou arte, melhorias na aparência física dos serviços. Não chegavam a abalar ou modificar substancialmente a organização do trabalho ou o modelo de gestão, tampouco a vida das pessoas, mas faziam o papel de válvulas de escape para diminuir o sofrimento que o ambiente hospitalar provocava em alguns pacientes e trabalhadores. Pouco a pouco, a ideia foi ganhando consistência, resultando em alterações de rotina, como por exemplo, sensibilização de funcionários para o comportamento humanizado, adoção de visita livre aos pacientes internados, permanência de acompanhante nas enfermarias, brinquedoteca, dieta personalizada etc. Por meio de ações humanizadoras, buscava-se fortalecer a cultura da paz no combate à cultura da violência.

Nos anos 2000, o Ministério da Saúde, atento a essas iniciativas locais de humanização, criou o Programa Nacional de Humanização da Assistência Hospitalar (PNHAH). O PNHAH era um programa que estimulava a disseminação das ideias da humanização nos hospitais do Sistema Único de Saúde (SUS). Em 2003, o Ministério da Saúde passou o PNHAH por uma revisão, e lançou a Política Nacional de Humanização (PNH)[10], ampliando a humanização para toda a rede SUS. Enquanto política, a PNH se apresenta como um conjunto de diretrizes transversais que norteiam toda a atividade institucional que envolva usuários ou profissionais da saúde, em qualquer instância de efetuação, promovendo a valorização e o protagonismo das pessoas em todas as práticas de atenção e gestão. São diretrizes políticas de humanização: acolhimento, gestão participativa, ambiência, valorização do trabalhador, defesa dos direitos dos usuários do SUS.

Segundo a PNH, por meio da gestão participativa, a humanização dos serviços de saúde produz mudanças nos processos de trabalho, interferindo no cerne da vida institucional. Na sua óptica, a gestão participativa determina um modo de administrar os serviços que não se basta na linha superior de comando e sua verticalidade, incluindo o pensar e o fazer coletivo das linhas transversais da administração organizacional. As estratégias para a gestão participativa nos serviços de saúde devem ser estudadas caso a caso, partindo do conhecimento de realidades específicas. Não obstante, em vários contextos, é preciso abrir espaços de conversa sobre o atendimento com o objetivo de pensar e decidir coletivamente sobre processos, incluindo gestores, trabalhadores e pacientes. Em outras palavras, a gestão participativa se dá por meio da criação de instâncias de participação das pessoas no fazer cotidiano das práticas assistenciais e de sua organização.

Para sua implementação no SUS, a PNH propôs a inserção das diretrizes de humanização nos planos de governo estaduais e municipais, nos programas de ensino das instituições formadoras para a área da saúde, nas ações de atenção integral à saúde e nas pesquisas. Ao mesmo tempo, propôs a criação e o fortalecimento de grupos de trabalho de humanização nos serviços de saúde, enquanto grupos formados por pessoas sensíveis ao tema e ligadas aos gestores, com o papel de ativar a humanização na instituição.

A estratégia de estimular grupos de humanização nos serviços mostrou-se exitosa em vários locais, acumulando muitos bons exemplos de trabalho na área. Entretanto, desde a sua estreia nos anos 2000 aos dias atuais, a PNH não conseguiu vincular suas propostas aos repasses de recursos necessários à sua efetivação. Não obstante esse e outros percalços, a humanização tem se desenvolvido nos serviços de saúde graças à diligência dos profissionais da saúde que fazem parte de sua história.

Do nosso ponto de vista, a humanização só se torna realidade em uma instituição quando deixa de ser retórica e passa a ser ação transformadora de práticas, aceitando o desafio de criar uma cultura institucional que presentifique cotidianamente seus valores. Boas intenções e intervenções pontuais não sustentam a humanização como cultura institucional. Os métodos que de fato asseguram esse processo são: o cuidado humanizado, a gestão participativa e a formação de pessoas para essas duas estratégias.

DIÁLOGO DA BIOÉTICA COM A HUMANIZAÇÃO

"Porque não se pode falar de ordem justa, sequer simplesmente de ordem, onde as coisas melhores estão subordinadas às menos boas"

(Santo Agostinho, 1998, p. 47)[11]

O leitor deve ter se surpreendido com o título deste capítulo. Como assim? Temos que nos preocupar que os comportamentos entre seres humanos na atenção às necessidades de saúde não ocorram de modo que venham a ser taxados como desumanos?

A resposta é rápida e afirmativa, sim é preciso estar atento, aliás, muito atento, esforçar-se por preservar tudo que possa representar um fator humanizante na área da saúde, porque quando ausente, por conta de violações de direitos, o ser humano fica sujeito danos físicos, emocionais e psicológicos.

Humano como adjetivo é termo instigante. Ninguém é capaz de explicar pronta e completamente, mas também é certo que ninguém deixa de entender a seu modo. As indeterminações de significado dificultam lidar com uma rigidez de apreciação de uma atitude como tendo uma essência de fato humana ou não. Conflitos resultam, dentro ou fora da moralidade, solúveis e insolúveis, ajustáveis e irreconciliáveis. Alô humanização! Alô bioética! Alô bom senso!

Tornou-se ponto pacífico no âmbito da conexão profissional da saúde-paciente, que o paciente deve ser fazer parte ativa do contexto da conduta, respeitado de corpo e alma. Ele não deve tão somente dispor do seu corpo para intervenções, ao doar-se pretendendo retornos, tem o direito da plena consciência, compreensão e liberdade sobre tudo que lhe disser respeito.

Este sentir individual no decorrer da sujeição – cogitada ou praticada – suas concessões e delimitações, representa a expressão humana de cada um e que condiciona a percepção do quanto alguém está sendo humanamente respeitado numa escala que é muito própria e que traz o paradoxo de *sorites* para o contexto da humanização.

Em suma, se cada pessoa nasce com objetividades biométricas únicas como impressão digital, DNA e íris, porque não admitir que possa ter outras biológicas e subjetivas inerências humanas que sustentam suas apreciações sobre humanização/desumanização?

Como desumanizar pressupõe uma humanização prévia, muito do que se insere na humanização contemporânea é o resgate do humano, ou seja, numa visão de individualidade, como cada um preserva como existe e se define como humano.

Na doença, a percepção de humano em função do sofrimento e morte modifica-se na consciência, na subjetividade e na automodelagem frente às referências da situação. Em consequência, podem surgir singularidades de reações sob distintos juízos a respeito do significado de humanização. Por isso, qualquer apreciação sobre humanização/desumanização inclui um forte componente relativo, ressalvadas aberrações intoleráveis. Como dito por Thomas Stearns Eliot (1888-1965), a humanidade não consegue sustentar muita realidade... humana.

Ademais, não pode ser ignorado que traumas associados a desvios éticos e morais provocam comprometimento da imagem do profissional da saúde na sociedade. Um dos compromissos pétreos do profissional da saúde é preservar a tradição do profissionalismo calcado em um ser humanizado cuidando de um ser humano. Uma síntese sobre humanidades.

Claro, nem sempre cabe a cogitação da ocorrência de alguma desumanidade, mas a dúvida é premissa cautelar necessária em face da multidimensão do pensar, sentir e atuar da contemporaneidade, exigente de sequentes ajustes em esferas relacionais.

Isto porque o que podemos chamar de desumanização pode se revelar tanto como alguma prática quanto como algum discurso envolvendo a desconsideração do outro como um humano. Refere-se a algo que pode estar latente no ser humano e que provoca uma calibragem do outro como menos humano, nada humano ou um humano menor.

A calibragem mais próxima do nada humano alinha-se à indiferença do profissional da saúde e inclui a falta de interesse, a apatia e o desprezo perante as necessidades de saúde do paciente, articulados com distintos processos de constituição subjetiva e muitas vezes perante um sofrimento presente ou expresso por intolerância. Em outra ponta, a atitude considerada desumana resulta do esgotamento profissional (*burnout*), em que não há a intenção por qualquer ato desumano, até porque ele resulta de uma desadaptação humana às exigências do profissionalismo.

Num pano de fundo de opressor e oprimido, a desumanização ocorre quando aquele dita para este o que entende como legítimo, independente da perspectiva do outro sobre a circunstância, o que se encaixa no conceito de narcisismo maligno. Considerando o ensinado por Erich Fromm (1900-1980), pode-se dizer que na área da saúde, a desumanização pelo profissional da saúde associa-se a um sentido de possuir e não de realizar as ciências da saúde, e que por isso as decorrências da sensação de posse serão sempre superiores... sem sombra de dúvida.

Para complicar, na área da saúde muitas vezes o "agente desumano" tem total razão tecnocientífica visando ao benefício, mas a prática vai além do paternalismo brando e resulta coercitiva porque não consentida. Assim, a humanização/desumanização na área da saúde é tema delicado porque tem conotação distinta quanto a entendimentos de subjugar ou de eliminar, como em outros comportamentos sociais.

Fala-se em SUS humanizado, parto humanizado, um grande hospital de ensino tem um serviço dedicado à humanização. É preciso, pois, entender o que aconteceu e o que acontece num contexto de aconchego na área da saúde e suposições de superestimação do propósito humano da tecnociência.

A vivência indica que as circunstâncias incluem muitas lacunas que, tal qual uma cebola, constituem-se de muitas camadas de pensamentos e conhecimentos para o preenchimento. Quem sabe o que representa descascar cebola compreende bem a metáfora para qualquer empreendimento visando à humanização.

Há pouco mais de 1 século, o médico mais diagnosticava do que influenciava a história natural da doença. Ele utilizava poucos instrumentos, captava as informações desde o paciente essencialmente por meio dos órgãos dos sentidos para subsidiar raciocínio profissional e atitude de acolhimento. Desta maneira, predominava uma inter-relação humana sem intermediários, pouco eficiente, mas calorosa. Pinturas do século XIX retratam o cenário de assistência de perto e inoperante.

A partir do século XX, intermediários foram sendo acrescidos para diagnóstico e terapêutica, cada vez mais os casos adquiriram dobras sobre dobras, quer pelos aprofundamentos fisiopatológicos, quer pelos progressos tecnológicos, quer pelas disponibilidades terapêuticas. A necessidade do desdobrar, vale dizer, reduzir as complexidades (dobra = plexo), exigiu forte competência para o sucesso das aplicações dos abióticos. Uma causa de desvio de foco sobre o fator humano.

Em decorrência, deveres profissionais concentraram-se em métodos destituídos de quaisquer aspectos humanos em si, embora associados a fortes impactos humanos. Utilidades e eficácias destes métodos em sucessão de disponibilidade foram se acumulando, o potencial de benefício sobre o sofrimento, a qualidade de vida e a sobrevida ficou claro e exigente. Subiu a sensação da tecnociência imprescindível, mesmo que às vezes agressiva ao ser humano, este agora mais um local de doença com uma indicação validada, em decorrência da qual as adversidades precisam ser toleradas em função dos objetivos utilitários.

Como se sabe, saídas do niilismo para o pragmatismo nunca são isentas de vieses. Obscuridades do prognóstico da história natural foram substituídas por chances de benefícios de uma história influenciada pelos métodos nunca inócuos, ou seja, o risco ganhou rótulo de vale a pena. Tudo muito rápido, com muitas expectativas, com imediatismos alvissareiros, supervalorizações, assim, prejudicando uma avaliação mais consistente sobre efeitos humanos das inovações.

A conotação agressiva, especialmente do caráter invasivo de certos métodos, se já era sentida como dor, por exemplo, ficou mais evidente com o melhor conhecimento do significado de inflamação como resposta do corpo a agentes mórbidos. O corpo humano não sente em princípio a aplicação de métodos beneficentes como tal, ele se sente invadido e trata de reagir, o que pode ser uma benéfica cicatrização ou uma maléfica instabilidade de placa endotelial. Assim é também a reação da pessoa humana a um modo de cogitação de receber algum tipo de tecnociência, por mais validada e indicada, pode impactar, humanamente, como um bem ou como um mal para si.

O paciente, nos tempos do quase niilismo terapêutico, não era instado a emitir sua opinião por absoluta falta de escolhas. Desta maneira, a progressiva aplicação de métodos advindos da medicina científica seguiu o mesmo diapasão, substantivando o poder do médico como associado à obrigação de fazer algo para alguém doente. Em outras palavras, o papel do paciente persistiu inalterado em relação à história da medicina, confiar e se entregar, ou seja, ser paciente, ser levado passivamente.

Mais recentemente, os riscos e os benefícios da tecnociência na área da saúde passaram a ser apreciados num contexto de resultados também na perspectiva do paciente, ou seja, a ideia de dano inevitável e necessário modificou-se. As preferências do paciente foram incorporadas nos processos de tomada de decisão.

Cresceu o respeito pelos direitos do paciente de ser informado, esclarecido, de ter segurança, de ser ouvido, de escolher. Em decorrência, aquela tecnociência útil e eficaz teve que ser também alinhada com uma aceitação individualizada. Tão importante quanto o potencial de benefício clínico é não violentar valores. Por isso, nada deve acontecer na atenção à saúde sem o consentimento do paciente. De modo reducionista, podemos dizer que a humanização orbita em torno dos fatores que influenciam o processo do consentimento. Em outras palavras, um mergulho dinâmico e respeitoso na interioridade do paciente visando a melhor conciliação com o plano terapêutico tecnocientífico. Portanto, a humanização reproduz o dito por Sir William Bart Osler (1849-1919): "é tão importante conhecer a pessoa que tem a doença quanto conhecer a doença que a pessoa tem".

Quando isso não acontece da forma desejável, conflitos eclodem e pressupõem algum grau de desumanização no atendimento. O problema é que nem sempre é tarefa fácil firmar fronteiras entre humanização e desumanização, por mais que critérios possam ser atualizados. Intenções endossáveis pela maioria dos profissionais da saúde nem sempre resultam em unanimidade receptiva. Há muitas cascas de banana nos caminhos da comunicação, por exemplo, que dão um tombo em propósitos profissionais de bom acolhimento ao paciente e que machucam pelos entendimentos de desrespeito à pessoa humana. Por isso, a humanização tem que ser tematizada, ou mesmo objeto de treinamento, ou seja, o aperfeiçoamento profissional precisa ser temperado com muitas pitadas de especiarias humanas, em nome da palatabilidade da nutritiva, porém insossa, tecnociência.

Qualquer visão do coletivo sofre impactos das individualidades das pessoas envolvidas. Aliás, este ponto de vista está presente também no lado da tecnociência. Vias de acesso cirúrgico sempre vistas como uma maneira de chegar ao órgão-alvo ditada pela constituição humana, portanto algo imprescindível em respeito anatômico, estão, atualmente, sendo progressivamente substituídas por endoacessos em nome de uma humanização de procedimento com menos riscos, menos intercorrências, menos tempo de hospitalização. Talvez, o máximo de interface entre tecnociência e humanização seja o transplante de órgãos e suas regulamentações e atividades envolvidas.

Na Babilônia de Nabucodonosor, doentes eram postos em praça pública e os transeuntes eram estimulados a participar dos acontecimentos e sugerir algo possivelmente benéfico baseado em experiência vivenciada ou conhecida. Podemos dizer que este suposto chamado à solidariedade, não importa seus efeitos, alude desde tão longínquo tempo ao que poderíamos chamar de humanização – um ser humano que utiliza de seu saber para ajudar outro ser humano que sofre: "estou ao seu lado, me preocupo com você, me esforço em lhe prover o disponível e aplicável tanto no âmbito da tecnociência como do afetivo".

Hipócrates (460-370 a.C.) retirou a medicina dos deuses e assim criou a medicina humanizada, ou seja, determinou que tudo que acontecesse seria sustentado pela natureza do *Homo sapiens*. Portanto, leitor, temos de partir do princípio que é redundante falar em humanização em ciências da saúde em geral, pois ela é intrinsecamente uma questão humana. Mas, as coisas evoluíram de tal maneira que o termo humano/humanização na área da saúde transcendeu o aspecto da linguagem, distorceu a semântica clássica. Em outras palavras, o termo humanização passou a representar um grito contra a desumanização.

Como já referido, fronteiras entre humanização e desumanização num determinado comportamento na área da saúde podem ser obscuras, mas a frouxidão do respeito à dignidade da pessoa humana foi dando corda e, de repente, a medicina viu-se cúmplice de situações caracterizadas como crimes contra a humanidade. Leitor, estávamos na década de 1950 do século XX, a penicilina, ainda que impura, estava disponível para uso em portadores de sífilis. Mas não para um grupo de 399 "voluntários de pesquisa" sobre história natural da sífilis em Tuskejee, no Alabama, USA, cujos nomes foram listados e distribuídos às instituições de saúde locais para que não recebessem de jeito nenhum o antibiótico, a fim de não prejudicar as conclusões da pesquisa que duraria cerca de 20 anos. Um jornalista descobriu, denunciou e o projeto de pesquisa foi interrompido. O episódio tornou-se um marco dos limites entre humanização e desumanização e alertou para as possibilidades de insensibilidade e indiferença com o ser humano em nome do progresso da ciência e da tecnologia.

Bem mais perto de nós, na década de 1970 do século XX, pacientes ditos indigentes eram submetidos a procedimentos diagnósticos e terapêuticos em instituições de saúde que incluíam vieses experimentais e desnecessidades em nome do chamado interesse científico e sem nenhuma conscientização das circunstâncias por parte do paciente, destituído de qualquer grau de voz ativa.

Estas duas ilustrações nos parecem suficientes para descolar o termo humanização do aspecto tão somente de linguagem e, assim, amenizar a perplexidade, enveredando por uma visão pragmática dos comportamentos na área da saúde.

É onde a bioética conflui com as humanidades e se propõe a cooperar para que a aplicação da tecnociência conjugue utilidade, eficiência e respeito à pessoa. A cooperação é bem-vinda na medida em que a contemporaneidade produz mais do que casos clínicos, os acasos clínicos, que, na verdade, predominam em função da imensidão de métodos e da diversidade da condição humana.

Há uma infinitude de possibilidades de enxergar as circunstâncias dos acontecimentos e desta maneira criar molduras rígidas de conduta humanística a cada acaso clínico. Há momentos em que o aspecto tecnocientífico é o mais importante, como numa emergência, há momentos em que a compaixão sobrepuja qualquer outro ponto de união entre seres humanos, como na terminalidade da vida.

Assim, há um ideal coletivizado, o que deve e o que não deve ser feito em linhas gerais, mas a humanização, conforme entendida neste século XXI, alinha-se a individualidades. De um lado está a seleção do tecnocientífico, a disponibilidade, a sistematização para o acaso clínico, e de outro lado está o afeto envolvido.

É forte a razão para a humanização e a bioética caminharem de mãos dadas. Mais especificamente, a bioética dita principialista. De fato, ela facilita analisar separadamente os ângulos tecn-científicos e integrá-los a desejos, preferências, objetivos e valores do paciente, desta maneira, cooperando para deixar bem claro que humanização engloba preocupar-se tanto com a disponibilidade dos meios quanto com o modo de entender sua validade para a circunstância.

Assim, o princípio da beneficência adquire o rótulo da humanização porque carrega o potencial de contribuir com benefícios para a melhor qualidade de vida e para a sobrevida do paciente dentro do máximo possível de chance prognóstica do acaso clínico. Ele sustenta uma conduta recomendável de acordo com o estado da arte.

Já o princípio da não maleficência gruda na humanização porque tem o potencial de prevenir e reduzir danos evitáveis, considerando que nenhum método em ciências da saúde é isento de algum tipo de adversidade. Ele transforma a conduta recomendável numa conduta aplicável de acordo com a individualidade do acaso clínico.

O princípio da autonomia é o que parece ter mais afinidade com a humanização, mas, evidentemente, ele opera sobre o determinado pelos princípios da beneficência e não maleficência. Ele entrelaça-se com a humanização pela manifestação livre e esclarecida de escolhas sobre possibilidades de atenção à saúde, o que admite o termo consentimento. São três letras poderosas, sim ou não, que se desejam apesar dos "talvezes". Em termos práticos, a humanização inclui todo um processo de desenvolvimento de uma seleção respeitosa do aceitável e do inaceitável para as circunstâncias dos acasos clínicos, sob a multiplicidade de ângulos de visão. O princípio da autonomia sustenta a conduta consentida, aquela que pode ser etiquetada como de fato fruto da prudência com a humanização.

DIÁLOGO DAS HUMANIDADES MÉDICAS COM A HUMANIZAÇÃO

> *"...a felicidade é o resultado e uso perfeito das qualidades morais, não por ser necessário, mas sim por ser um bem em si mesmo. A pessoa virtuosa é aquela para quem as coisas são boas pelo fato de ela ter qualidades morais."*
> (ARISTÓTELES, 1997, P. 249-250)[12]

As humanidades médicas são combinações de disciplinas relevantes do campo das modernas artes liberais – ética e filosofia, estudos da religião, literatura. As artes liberais denotam a formação multidisciplinar visando à formação plena, sem necessariamente ser profissionalizante. Nesse sentido, as humanidades médicas estimulam a ampliação do repertório médico com saberes reveladores da natureza humana que, sendo objeto da medicina, vai muito além da visão das ciências naturais, e muito ao contrário, nelas não se bastando.

E é por essa linha de pensamento que as humanidades médicas convergem para o campo da humanização, especialmente na formação em medicina. A educação em humanidades tem entre os seus objetivos, o de estimular virtudes para a prática médica, por exemplo, despertando e aumentando a capacidade para o altruísmo, a empatia e a compaixão frente ao sofrimento do outro, bem como de aprimorar qualidades reflexivas da mente, e dessa forma aumentar a consciência do modo de agir no mundo mais sintonizado com as necessidades do cuidado humanizado. As humanidades médicas incidem sobre as emoções, bem como sobre a razão, desenvolvendo sensibilidade, competência moral e pensamento crítico para a vida pessoal e profissional, revelando sentidos moral, espiritual, intelectual a um mundo de contrários, no qual tanto há irracionalidade, desespero, solidão e morte, quanto nascimento, amizade, esperança e racionalidade.

Para isso, as humanidades se utilizam da função do intelecto humano capaz de produzir conhecimento sobre a experiência humana por meio do entendimento, discernimento e criatividade, muitas vezes prescindindo da prova científica obtida da verificação de fatos dentro dos padrões metodológicos que a caracterizam.

Pellegrino defende três perspectivas de atuação das humanidades médicas: a) desenvolver competência ética e aquisição de valores para as decisões clínicas; b) inculcar hábitos de autoavaliação crítica que engendrem investimento no aprimoramento humanístico de si mesmo; c) oferecer aos profissionais da saúde elementos para educação mais que simplesmente treinamento.

Como discutido sob vários pontos de vista, neste capítulo, apenas a abordagem biológica não abrange os vários fenômenos humanos que um profissional da saúde encontra na sua prática diária. Com as humanidades há uma mudança do paradigma do reducionismo biológico para uma medicina mais holística, na qual os pacientes não são reduzidos a doenças e aos corpos, e sim compreendidos como pessoas inseridas em complexos e diferentes contextos e relações. Por exemplo, enquanto as doenças, tidas como acontecimentos no organismo, são explicadas pela ciência médica, segundo os aportes narrativos das humanidades, as enfermidades, ou seja, os modos como a pessoa vivencia a doença, são compreendidas na história de vida do paciente. Por isso, a chamada Medicina Narrativa pode acrescentar muito ao entendimento da biografia do paciente.

Outras formas de aproximar a ciência médica natural com as humanidades são os filmes, o teatro, as artes plásticas como a pintura e a escultura; obras que tragam consigo representações da dor e do sofrimento dos pacientes, assim como de trajetórias humanas particulares carregadas de valores que colocam em questão as forças da vida e da morte.

Para que haja mais humanização nas práticas de saúde é preciso a mudança de perspectiva de uma abordagem mercantil e utilitarista da medicina contemporânea para uma medicina mais baseada no altruísmo e na responsabilidade fiduciária.

Enquanto área de conhecimento interdisciplinar e multidisciplinar, as humanidades médicas destacam quatro aspectos:

1. **Contexto:** o estudo de história, sociologia e antropologia auxilia a compreensão do paciente em aspectos culturais que, entre outros, incluem gênero, etnia, classe social, idade, religião e espiritualidade.

2. **Experiência:** a literatura, música, pintura, cinema, teatro, psicologia ajudam a entender melhor como o paciente vivencia a doença.

3. **Análise crítica:** a filosofia desenvolve questionamentos sobre diferentes situações em vários cenários clínicos. Por exemplo, se a medicina tem como objetivo diminuir o sofrimento humano, qual é o sentido de prolongar a vida, ou a morte, com medidas de suporte a um paciente gravemente doente em estado terminal, senão por sua explícita diretiva de vontade ou de sua família quando ele não é mais competente para decidir? A compreensão dos conceitos de distanásia e ortotanásia, aqui tomados como exemplo, são aspectos humanísticos e éticos cruciais para ajudar o paciente a ter uma morte digna, abstendo-se de inúmeras intervenções que irão aumentar seu sofrimento.

4. **Formação:** os profissionais da saúde devem ser formados em saberes para entender e lidar com emoções, valores éticos e espiritualidade, tidos como dimensões da pessoa que dão sentido à vida.

Referências bibliográficas

Rios IC. *Humanização: a essência da ação técnica e ética nas práticas de saúde*. Revista Brasileira de Educação Médica. 2009;33(2):253-261.

Frankl VE. *Em busca de sentido*. Petrópolis: Vozes; 1985. 140p.

Schraiber LB. *O médico e suas interações – a crise dos vínculos de confiança*. São Paulo: Hucitec; 2008. 254p.

Rios I, Schraiber LB. *Humanização e Humanidades em Medicina: a formação médica na cultura contemporânea*. São Paulo: Editora Unesp; 2012. 280p.

Weisz G. *Chronic disease in the twentieth century: a history*. Baltimore: Johns Hopkins University Press; 2014. 307p.

Mead N, Bower P. *Patient-centredness: a conceptual framework and review of the empirical literature*. Social Science and Medicine. 2000;51(7):1087-1110.

Langberg EM, Dyhr L, Davidsen AS. *Development of the concept of patient-centredness – A systematic review*. Patient Education and Counseling. 2019;102:1228-1236.

Lévinas E. *Entre nós: ensaios sobre a alteridade*. Petrópolis: Vozes; 1997, 299p.

Pitta, A. *Hospital: dor e morte como ofício*. São Paulo: Hucitec; 1990.

HumanizaSUS: *Política Nacional de Humanização do Ministério da Saúde*, Brasília: Ministério da Saúde; 2004.

Agostinho S. *O livre arbítrio*. São Paulo: Paulus; 1995, 151p.

Aristóteles. *Política*. 3 ed. Brasília: UnB; 1997, 212p.

Cole TR, Carlin NS, Carson RA. *Medical Humanities*. New York: Cambridge University Press; 2018. 450p.

CAPÍTULO 2

A construção do psiquismo

Amanda Menon Pelissoni
Marcelo Feijó de Mello

INTRODUÇÃO

Este capítulo foi realizado a partir de conversas realizadas na preparação de uma aula do curso de Humanidades para a graduação de medicina da faculdade Israelita do Hospital Albert Einstein. É um diálogo entre dois profissionais da área de saúde mental com formações diversas, mas que sempre trabalharam em equipe, com técnicos de várias formações. O capítulo fala de visões diferentes sobre o mesmo fenômeno, que se complementam.

O NEURODESENVOLVIMENTO

O neurodesenvolvimento nos humanos é muito mais longo quando comparado aos demais primatas[1]. Nos homens, o desenvolvimento do cérebro começa durante a 2ª semana de gestação com a formação do tubo neural, que se fecha ao redor da 5ª semana, dando início então o processo de diferenciação e proliferação celular. Na 28ª semana, os neurônios são cerca de 40 vezes mais numerosos em comparação com um cérebro humano adulto, existindo o que se chama de redundância neuronal, com o desenvolvimento os neurônios que permanecem são especializados e diferenciados. Neste momento os neurônios iniciam também sua migração para formar diferentes estruturas no cérebro. Próximo ao termo da gravidez há um aumento significativo da densidade sináptica e do número de dendritos, iniciando um processo de maturação, especialização e poda neuronal, que vai continuar durante décadas[2].

Ao nascer os bebês humanos têm ainda cérebros imaturos, que seguirão um lento processo de amadurecimento, que depende de fatores genéticos, ambientais e hormonais. O cérebro humano é o resultado de um processo evolutivo de 25 milhões de anos de evolução, desde quando divergimos de outros primatas. Comparado ao cérebro dos demais grandes primatas, com um peso corporal equivalente como chimpanzés, gorilas e orangotangos, o cérebro humano tem mais que o dobro do volume[1].

Existe uma forte correlação entre a significativa expansão cerebral e o desenvolvimento de funções altamente especializadas como raciocínio, processos organizacionais e estratégias, pensamento lógico, desenvolvimento de linguagens verbais e não verbais. Alguns autores, como Yuval Noah Harari, supuseram que o desenvolvimento destas funções especializadas permitiu a formação de sociedades humanas complexas e numerosas. Entendemos então que o cérebro humano, logo após o parto, está preparado para interagir intensamente com o ambiente, o que permitirá sua grande e duradoura expansão ao longo da vida[3].

De acordo com modelos evolutivos, a mente emergiu da necessidade de interação altamente desenvolvida com os pares, apoiando a necessidade de estar com outros seres humanos. A mente é, desta forma, considerada como uma função do cérebro, permitindo uma interação sofisticada com o ambiente[4]. Processos cerebrais estão incluídos em uma estrutura que também contém o ambiente (cultural e físico). Esse modelo nos permite entender a mente, bem como a complexidade do cérebro, em uma interação total com o ambiente. O modelo concebe a mente como um produto ou uma característica funcional deste sistema. Esse modelo dinâmico está em consonância com as evidências relativas às interações genéticas e ambientais. Poderia ser usado como um caminho para melhorar os conceitos de psicopatologia, tornando-os mais adaptados às novas descobertas de neurociência e das interações entre o corpo e o ambiente.

A evolução desenvolveu o cérebro humano para sua interação após o parto; a estimulação específica do bebê, em períodos distintos, permitirá o amadurecimento das estruturas cerebrais, possibilitando o desenvolvimento de funções mais complexas. Cada estrutura cerebral não se desenvolve uniformemente; as áreas sensoriais (dorsoparietal) desenvolvem-se mais cedo em comparação com áreas associativas (temporais). As estruturas que já ao nascimento estão mais maduras, de origens filogenéticas mais antigas, terão uma menor expansão; consequentemente precisarão de uma menor estimulação ambiental para seu amadurecimento[2,5]. Estas áreas mais antigas (alocórtex) evoluíram mais cedo quando comparadas com áreas mais novas (isocórtex)[6].

O neurodesenvolvimento compartilha uma regra universal da biologia: a sobrevivência individual e das espécies. O cérebro é produto das influências do nosso desenvolvimento como espécie. Dentro desta evolução, Harari chama de revolução cognitiva (ocorrida há 70.000 anos atrás)[3], que seria o desenvolvimento da habilidade do ser humano em acreditar e imaginar coisas além da realidade, criou um ponto de divergência dos primatas, influenciando radicalmente o próprio processo evolutivo humano, quando superamos o genoma, criando a cultura. O neurodesenvolvimento em humanos tem um alvo final, além de funções vitais e essenciais compartilhadas com todas as espécies: os seres humanos devem desenvolver sofisticadas e afinadas habilidades sociais para se adaptar e ter sucesso em sua complexa sociedade. Para atingir esta meta, o neurodesenvolvimento começa nos primeiros contatos vinculares entre cuidador e bebê, que serão seguidos pela socialização com pares (outras crianças e adultos), e finalmente a partir da puberdade e na adolescência o desenvolvimento da sexualidade e o estabelecimento de um papel no grupo. O desenvolvimento dessas habilidades complexas foi necessário para a sobrevivência e o sucesso do indivíduo em seu grupo. No atual estado de conhecimento podemos afirmar que o neurodesenvolvimento e o desenvolvimento psicológico são apenas visões diferentes do mesmo processo, e a adaptação social é o principal alvo.

O desenvolvimento do indivíduo envolve tanto os fatores biológicos, bem como seus próprios comportamentos e as condições do meio no qual está inserido. O desenvolvimento do psiquismo é um processo dinâmico e maleável, no qual a criança de forma gradual tem um desempenho ativo para adquirir independência e autonomia[7], isso favorece a formação de adultos com melhores condições de desempenhar sua cidadania e colaborar para avanços sociais.

APEGO (ATTACHMENT)

Desde os momentos após o nascimento se inicia a interação cuidador-bebê (afiliação), num processo de criação de sentimentos de maternidade e paternidade que estabelece uma proximidade entre os cuidadores e o bebê. Este sentimento é a base para o apego, um ingrediente crítico para sobrevivência, segurança e bem-estar dos mais jovens. O apego foi estudado intensamente sob várias vertentes e enfoques além do psicológico e psicanalítico, pela etologia e biologia. O apego é uma relação entre os bebês e seus pais, que cria interações diádicas duradouras e seletivas, que são a base para a promoção da competência do indivíduo para o seu funcionamento no nicho socioecológico, na sua capacidade de criar intimidade com outros pares e, eventualmente, ter uma segunda geração[8-10]. Este apego é central para a adaptação em mamíferos. O apego está relacionado com comportamentos específicos da espécie, que emergem e se intensificam imediatamente após o parto. A ligação é apoiada por circuitos cerebrais neuro-hormonais e únicos, permitindo o processo de maturação social[11-13].

Quanto mais saudável o vínculo precoce cuidador-bebê, mais saudável será o bebê quando este se tornar um adulto. Reguladores de biocomportamentos como o toque, o olfato, os movimentos e ritmos corporais determinam a qualidade dessa ligação, promovendo regulações e suportando sistemas fisiológicos específicos do bebê, como autonomia, termorregulação e atenção. Nos estudos científicos sobre o apego existem fortes evidências mostrando uma correlação positiva do desenvolvimento de sistemas saudáveis do eixo hipotálamo-pituitário-adrenal e da ocitocina associados a cuidados maternos também saudáveis. Existem também evidências de que estes cuidados maternos alteram mecanismos epigenéticos, e estes comportamentos de cuidado maternal são transmitidos transgeracionalmente[14-17].

O apego é fundamental ao ser humano, como organismo social. Para termos uma sensação de segurança e bem-estar precisamos ter sentimentos de pertencer a um grupo e termos um apoio social. Sentimo-nos angustiados quando esses sentimentos são interrompidos. A socialização também tem uma base biológica. A sincronicidade biocomportamental é um conceito elaborado por Feldman[18], que utilizou referências com modelos animais para descrever como indivíduos do mesmo grupo integram seus comportamentos e fisiologias para atingir um alvo comum. Um exemplo de biossincronicidade de comportamentos é a jornada migratória dos estorninhos para climas mais quentes. Para essa jornada, todos os indivíduos estão numa concordância temporal em relação aos seus padrões comportamentais e seus processos fisiológicos, como disparos neuronais e liberações hormonais. Tal sincronicidade entre a fisiologia e os comportamentos dos membros de um grupo criada num período de tempo restrito não apenas é fundamental para sua sobrevivência, mas também para sua adaptação social[18].

A sincronicidade biocomportamental está presente nas relações íntimas e recíprocas da díade cuidador-bebê, criadas através de vocalizações repetidas, assim como toques e comportamentos de ambas as partes. Esta sincronicidade caracteriza os vínculos através de seus ritmos, conteúdo e foco[19-22].

Logo após o parto, cuidador e bebê se envolvem numa série de comportamentos instintivos, através das trocas de olhares, vocalizações maternas universais, que são expressões de afetos positivos e toques afetuosos. Estas expressões são compartilhadas entre os mamíferos, que são estudadas como comportamentos chamados *licking-and-grooming*. Existem fortes evidências científicas de que todas estas interações são fundamentais para o desenvolvimento de competências sociais-emocionais e cognitivas, que se consolidam por meio de interações com o cuidador. A partir de 3 meses de idade, o bebê inicia ativamente seu engajamento social, participando mais ativamente na sincronização de trocas de olhares síncronos e covocalizações, em expressões mútuas de afeto positivo e carícias[23-26].

Assim, a primeira infância (0 a 6 anos) tem implicações importantes no aprendizado da criança, o qual é influenciado pelo meio que a criança vive, que por sua vez interfere no desenvolvimento e modo de interagir. Além do mais, cada aprendizado adquirido em uma fase do desenvolvimento torna-se a base para o aprendizado da fase seguinte, constituindo, gradualmente, conhecimento e habilidades complexas. Ou seja, como discutido anteriormente, após o desenvolvimento inicial, o cérebro ainda pode ser modificado (plasticidade cerebral- capacidade de remodelação na função e na estrutura), uma vez que responde a experiência e estímulos recebidos.[27]

As experiências do desenvolvimento infantil acontecem por meio do brincar, desde os primeiros meses de vida[27], a brincadeira oferece como oportunidade o desenvolvimento global da criança, constrói a partir das experiências formas de se relacionar com o mundo (relações socioemocionais) e consigo mesma, incentivando habilidades mais complexas que envolvem habilidades de colaboração, autocontrole, criatividade e negociação favorecendo tomadas de decisões. [27-28-29]

Portanto, o apego na infância envolve compreender a necessidade biológica e seu ambiente facilitador para o desenvolvimento socioemocional, envolvendo a sensação de segurança que irá influenciar suas capacidades cognitivas, linguísticas e afetivas, e consequentemente seu processo de autonomia e socialização.

ESTRESSE DURANTE A INFÂNCIA E PSICOPATOLOGIA

O estímulo ao desenvolvimento é necessário, principalmente na primeira infância, sendo responsabilidade do cuidador atender às necessidades da criança, depositar atenção e responder às iniciativas de interação infantil, tornando assim uma referência para a criança. Tais interações envolvem estimular a construção de vínculos afetivos, os quais impulsionam a sensação de segurança e encorajam a autonomia, para que de forma gradual a criança compreenda a si própria, a sua importância na vida social[27]. Entretanto, relações com baixo investimento afetivo, marcadas por negligência e situações de violência podem funcionar como fatores de risco ao desenvolvimento de transtornos mentais e disfunções no funcionamento psicossocial, quando este indivíduo se tornar um adulto[29].

Na primeira infância a estrutura cerebral é extremamente receptiva a estímulos, e a ausência dos mesmos e as experiências afetivas negativas com o meio podem marcar de forma nociva a psique, não somente pela elevada vulnerabilidade nesta fase de desenvolvimento, mas também pelo efeito cumulativo de estresse ao longo da vida[30].

Uma das evidências mais fortes na psiquiatria é a associação de maior risco para o desenvolvimento de transtornos mentais e histórico de maus-tratos durante a infância. Os maus tratos na infância, também chamados de traumas precoces são caracterizados pela presença de abuso (físico, psicológico e sexual) ou negligência (física ou psicológica) durante a infância[31].

Estudos experimentais com modelos animais mostraram que a qualidade do cuidado materno determina a presença ou ausência de comportamento ansioso e uma resposta alterada ao estresse quando os bebês animais se tornam adultos. Além disso, a qualidade do cuidado materno atua por meio da programação epigenética[17].

Estudos apontam que crianças de mães que tinham o diagnóstico de depressão apresentavam na primeira infância alterações na atividade cerebral[32], e havia maior ocorrência de distúrbios de comportamento, dentre eles a agressividade[33,34].

Michael Meaney e cols. revelaram que o cuidado materno sem qualidade está associado a diversas alterações no funcionamento corporal, evidenciadas por muitos biomarcadores: diminuição do hormônio tireoidiano (T3) em adolescentes, diminuição do volume e conectividade alterada de áreas límbicas, diminuição da plasticidade e excitabilidade do hipocampo e alteração do programa epigenético do eixo hipotalâmico-pituitário-adrenal (HPA)[35-38].

Além disso, Suomi e cols.[39,40] publicaram achados de estudos feitos com macacos mostrando que a privação materna precoce tinha um impacto na anatomia do córtex de macacos adultos, e que estas estavam relacionadas a alterações epigenéticas. Eles encontraram alterações de hidroximetilação de DNA de promotores de genes relacionados a funções neurológicas e distúrbios psicológicos.

Após o período de intenso apego dos bebês com suas cuidadoras, os macacos *Rhesus* a partir dos 3 meses de idade (comparáveis aos humanos de 2 a 5 anos) iniciam o desenvolvimento das relações sociais com pares com a mesma idade e estágio de desenvolvimento. Do desmamar à puberdade, brincar com seus pares é a atividade social mais frequente[41]. A partir dos 3 anos de idade, jogos e interações aumentam em complexidade. Quando os macacos iniciam a puberdade, há uma ampla oportunidade de desenvolver, praticar e melhorar sua rotina social, que é crucial para seu desenvolvimento como adultos saudáveis, especialmente no que diz respeito à reprodução e dominação agressiva[30].

Na puberdade, modificações comportamentais e físicas resultantes de uma cascata de alterações hormonais levam à interação social e à busca de comportamentos inovadores durante a adolescência. Durante esse período ocorre um intenso processo de maturação cerebral, com mielinização, sinaptogênese, arborização dendrítica, apoptose e expressão de novos receptores. A diminuição da substância cinzenta e mielinização em áreas pré-frontais, área crucial para processos organizacionais e inibitórios, continua até a fase adulta[40]. Podemos concluir que as características emocionais e comportamentais de adolescentes, como a impulsividade, podem ser um reflexo de sua imaturidade cerebral, que com o desenvolvimento atingem maior autocontrole e clareza de julgamento.

O estado da arte da neurociência nos permite supor que muitos transtornos psiquiátricos (além dos transtornos incluídos no capítulo de distúrbios do desenvolvimento das classificações psiquiátricas) são, na verdade, distúrbios do neurodesenvolvimento. O trauma precoce, como discutido anteriormente, está associado a vários transtornos psiquiátricos[31].

O cuidado funciona como um escudo protetor, prevenindo danos causados pelo estresse relacionado à estimulação agressiva. Durante esse período inicial e fundamental do neurodesenvolvimento, os filhotes de mamíferos entram em um período chamado hiporresponsividade ao estresse (HRSP).

Aparentemente, o HRSP começa no primeiro ano de vida e dura até a infância em humanos. As crianças traumatizadas durante o HRSP têm uma resposta alterada do eixo HPA ao estresse, o que pode levar a uma desadaptação frente a situações estressantes quando se tornarem adultos[30].

Durante a infância, a interação precoce cuidador-bebê e as interações posteriores entre pares são fundamentais para o desenvolvimento psicológico, incluindo a capacidade de distinguir situações perigosas de situações sociais acolhedoras, essenciais para sua autonomia como adultos. Essa articulação social adquirida é essencial para os adolescentes quando entram em um período crítico de aceitação em um grupo social e buscam novos pares. Portanto, o vínculo patológico precoce, que não produz o escudo protetor necessário para o desenvolvimento saudável, leva a um indivíduo que apresenta uma resposta hiper-reativa do sistema de estresse (mediado pelos eixos HPA e sistema nervoso autônomo). Esta hiper-reatividade resulta em interferências duradouras nas experiências de interações futuras, quando os indivíduos se tornam adultos.

Como pontuado pela atelierista italiana Vea Vecchi, no documentário "O começo da vida" (https://ocomecodavida.com.br): "Cada criança que nasce é uma surpresa para a humanidade. Se mudarmos o começo da história mudamos a história toda".

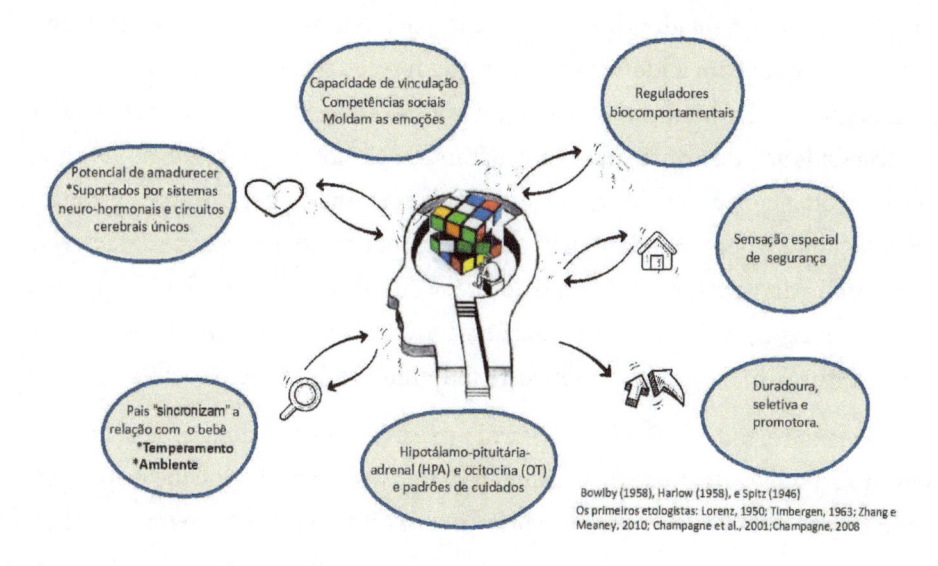

Figura 2.1.

O desenvolvimento psicológico dos bebês, que começa a partir das vinculações com o cuidador, irá moldar as reações emocionais deste bebê e futuro adulto em seus relacionamentos interpessoais. O bebê vai aprender a ler suas emoções e a dos outros, numa preparação para a vida adulta. Vínculos parentais saudáveis estão associados a pessoas com maior consciência de si mesmas e suas necessidades afetivas, com uma melhor percepção dos desejos e intenções dos outros. Do outro lado, vínculos parentais disfuncionais, como com falta de afeto, negligência ou controle excessivo, estão associados a sujeitos com dificuldades em reconhecer suas próprias necessidades e desejos, assim como as intenções e os desejos dos outros em relação a eles.

O desenvolvimento psicológico da criança do ponto de vista cognitivo, num processo contínuo de aquisições e com tempos específicos, muito influenciado pela estimulação e suporte, levará à formação da linguagem, do raciocínio, do discernimento entre real e imaginário, da criação da lógica e da crítica. O livre arbítrio, a capacidade de realizar escolhas pelo indivíduo, também se desenvolve neste processo de maturação.

As escolhas, ou o livre-arbítrio, não são processos exclusivamente racionais, estão sempre ligados as emoções, sentimentos e afetos, mas também a identidade, à noção de quem o indivíduo é dentro de sua rede social e cultural. Desde o nascimento começa um processo de identificação, quando se inicia esta separação entre "eu" e os outros e o mundo, com a identificação de quem sou dentro do contexto social. Qual o meu nome, minha história, meus significados. Tudo isto num processo contínuo com necessidades de confirmações constantes. No longo processo de desenvolvimento psicológico, apesar de ser fortemente determinado por questões genéticas, o ambiente tem um papel fundamental na determinação e expressão de características que um indivíduo apresentará como adulto. Podemos também afirmar que quanto mais saudáveis as primeiras vinculações afetivas, mas também o meio familiar, social e cultural, mais adaptado será este indivíduo em seu meio social.

Desse modo, todo indivíduo constrói um espaço íntimo dentro de si, entendido como subjetividade, trata-se da compreensão que este tem do que lhe é apresentado (a forma como o indivíduo percebe e interpreta as interações com o meio-realidade), ou seja, é o processo que o torna único e singular, mesmo compartilhando a mesma influência social. Aponta-se aqui a concepção de subjetividade como sistema de caráter singular, processual e promotor da psique, que envolve a interação das dimensões individual (biológicas, psicológicas e emocionais) e social (cultural, relacional e histórico) para a construção de seus modos e formas de compreender a realidade a partir de sua experiência[42,43].

Na sociologia e na psicologia social, o meio social tem um papel fundamental no desenvolvimento psíquico. Ao nascer numa família, que pertence ao grupo social e cultural, o bebê receberá influências que determinarão sua identidade e suas formas de se inserir e se relacionar com a comunidade. De acordo com Hall[44], as identidades culturais são moldadas a partir de múltiplos fatores da interação social do indivíduo. Desta forma os conceitos de classe, raça e gênero, imbricados pela pós-modernidade, criam dinâmicas no sentido de moldar as experiências do indivíduo. Essas interseções são vitais e condicionantes para o entendimento da formação da sua subjetividade.

Dentro disto, no campo antropológico, vale destacar a importância dos marcadores sociais, que podem apresentar ramificações, na formação psíquica social, pautadas em termos de classe, raça, religião, gênero e orientação sexual, entre outros. Assim, as questões de ordem biológica interagem com os sistemas de opressão e dominação presentes na sociedade contemporânea para a formação dos indivíduos.

Tais marcadores compõem um sistema classificatório de experiências, hierarquias e desigualdades entre os indivíduos, os quais marcam nossa subjetividade[45], que é construída pelas interações sociais, que nos condicionam e nos limitam diante das possibilidades já existentes no meio social[46].

CONCLUSÃO

O desenvolvimento do psiquismo nos seres humanos é um longo e complexo processo, que requer um ambiente saudável proporcionado por vínculos parentais saudáveis. Um processo lento e sofisticado, extremamente sensível ao ambiente.

Pode-se considerar a totalidade do indivíduo como um processo dinâmico que se dá em duas proporções de inter-relação, para formação da psique: 1- natureza biológica, atrelada a nossa natureza submetida à evolução do reino animal, genética e instintos. 2- A natureza existencial, experiência com o meio.

Quando os vínculos afetivos falham, situações traumáticas precoces e negligências podem levar a um prejuízo do desenvolvimento das habilidades socioemocionais. Essas experiências geram intensas emoções negativas, pois invalidam ou violam a necessidade biológica, cognitiva e afetiva da criança, dificultando o amadurecimento e a apropriação da expressão das experiências emocionais.

É importante, portanto, compreender como as forças maturacionais de origem biológica, no seu inevitável contato com a experiência, produzem comportamentos, habilidades e motivações.

A mente surge na evolução do ser humano por pressões da necessidade de um processo coletivo, entretanto a experiência humana possibilita a construção do psiquismo e também sua transformação: aquisição da linguagem, estruturação do pensamento/memória/imaginação, aparição da criatividade, o amadurecimento da consciência e das emoções de forma mais refinada e formas de se comportar socialmente.

Por fim, partilha-se a compreensão de que é no cotidiano das interações que cada indivíduo irá se "reapropriar" do seu próprio ser. É nas relações durante a vida que se reconstrói de forma contínua a percepção de si e do outro. Ao assumir como responsável na relação com o outro, impactam-se, por sua vez, questões de identidade. Na etnia Zulu, origem sul-africana, existe um provérbio que esclarece a processualidade e mutualidade no processo de formação da identidade: "Eu sou o que vejo de mim em sua face; eu sou porque você é"[i].

---

i   Citado na Sessão de Encerramento da XIII International Aids Conference, em Durban, África do Sul, julho de 2000.

Referências Bibliográficas

1. Rilling JK, Insel TR. *The primate neocortex in comparative perspective using magnetic resonance imaging.* J Hum Evol. 1999;37(2):191-223.

2. Budday S, Steinmann P, Kuhl E. *Physical biology of human brain development.* Front Cell Neurosci. 2015;9:257.

3. Harari YN. Sapiens: *A Brief History of Humankind.* New York: Harper; 2015. 464p.

4. Damásio AR. *O Erro de Descartes. Emoção, razão e o cérebro humano.* São Paulo: Companhia das Letras; 1996. 330p.

5. Jernigan TL, Baaré WFC, Stiles J, et al. *Postnatal brain development: structural imaging of dynamic neurodevelopmental processes.* Prog Brain Res. 2011;189:77-92.

6. Stiles J, Jernigan TL. *The basics of brain development.* Neuropsychol Rev. 2010;20(4):327-48.

7. Macedo L. *Psicologia: o aprendizado orientado para a criança,* in Viva com mais saúde: 51 especialistas da USP orientando você a viver mais e melhor. Ramires J, ed. São Paulo: Phorte; 2009. p. 427-432.

8. Bowlby J. Attachment and loss. Loss. Vol. 3. New York: Basic Books; 1980.

9. Harlow HF, Zimmermann RR. *Affectional responses in the infant monkey; orphaned baby monkeys develop a strong and persistent attachment to inanimate surrogate mothers.* Science. 1959;130(3373):421-32.

10. Spitz RA. *Anaclitic depression; an inquiry into the genesis of psychiatric conditions in early childhood.* Psychoanal Study Child. 1946;2:313-42.

11. Lorenz K. *The comparative method in studying innate behavior patterns.* Physiological Mechanisms in Animal Behavior. 1950;4:221-254.

12. Lorenz KZ. *The evolution of behavior.* Sci Am. 1958;199(6):67-74 passim.

13. Tinbergen N. *The study of instinct.* London: Clarendon Press; 1951.

14. Meaney MJ. *Maternal care, gene expression, and the transmission of individual differences in stress reactivity across generations.* Annu Rev Neurosci. 2001;24:1161-92.

15. Zhang TY, Meaney MJ. *Epigenetics and the environmental regulation of the genome and its function.* Annu Rev Psychol. 2010;61:439-66, C1-3.

16. Champagne FA. *Epigenetic mechanisms and the transgenerational effects of maternal care.* Front Neuroendocrinol. 2008;29(3):386-97.

17. Weaver IC, Cervoni N, Champagne FA, et al. *Epigenetic programming by maternal behavior.* Nat Neurosci. 2004;7(8):847-54.

18. Feldman R. *Bio-behavioral Synchrony: A Model for Integrating Biological and Microsocial Behavioral Processes in the Study of Parenting.* Parenting: Science and Practice, in The Arc of Parenting from Epigenomics to Ethics. New York: Psychology Press; 2006. p. 93-267.

19. Feldman R, Weller A, Zagoory-Sharon O, et al. *Evidence for a neuroendocrinological foundation of human affiliation: plasma oxytocin levels across pregnancy and the postpartum period predict mother-infant bonding.* Psychol Sci. 2007;18(11):965-70.

20. Feldman R. *Oxytocin and social affiliation in humans.* Horm Behav. 2012;61(3):380-91.

21. Schneirla TC. *Problems in the biopsychology of social organization.* J Abnorm Psychol. 1946;41(4):385-402.

22. Rosenblatt JS. *The basis of synchrony in the behavioral interaction between the mother and her offspring in the laboratory rat, in Determinants of infant behavior.* Foss BM, ed. London: Methuen; 1965. p. 3-45.

23. Gimpl G, Fahrenholz F. *The oxytocin receptor system: structure, function, and regulation.* Physiol Rev. 2001;81(2):629-83.

24. Insel TR. *A neurobiological basis of social attachment.* Am J Psychiatry. 1997;154(6):726-35.

25. Feldman R. Eidelman AI. *Parent-infant synchrony and the social-emotional development of triplets.* Dev Psychol. 2004;40(6):1133-47.

26. Feldman R, Eidelman AI. *Neonatal state organization, neuromaturation, mother-infant interaction, and cognitive development in small-for-gestational-age premature infants.* Pediatrics. 2006;118(3):e869-78.

27. Santos DD, Porto JA, Lerner R. *O impacto do Desenvolvimento na Primeira Infância sobre Aprendizagem.* Comitê Científico Núcleo Ciência pela Infância; 2014.

28. *Brincadeira e desenvolvimento infantil: um olhar sociocultural construtivista.* Norma Lucia Neris de Queiroz Diva Albuquerque Maciel1 Angela Uchôa Branco E Vygotsky, L. (1984). Pensamento e linguagem. São Paulo: Martins Fonte. Disponível em https://www.scielo.br/j/paideia/a/yWnWXkHcwfjcngKVp6rLnwQ/?lang=pt&format=pdf.

29. Brentani HPG. *Brazilian studies of pre and perinatal risk factors for childhood mental health.* 2013.

30. Suomi SJ. *Early experience and social development in the rhesus monkey.* Psychiatr Enfant. 1976;19(1):279-302.

31. Mello MF, Faria AA, Mello AF, et al. *Childhood maltreatment and adult psychopathology: pathways to hypothalamic-pituitary-adrenal axis dysfunction.* Rev Bras Psiquiatr. 2009;31(Suppl 2):S41-8.

32. Dawson G, Frey K, Panagiotides H, et al. *Infants of depressed mothers exhibit atypical frontal electrical brain activity during interactions with mother and with a familiar, nondepressed adult.* Child Dev. 1999;70(5):1058-66.

33. Shaw DS, Owens EB, Giovannelli J, et al. *Infant and toddler pathways leading to early externalizing disorders.* J Am Acad Child Adolesc Psychiatry. 2001;40(1):36-43.

34. Lahat A, Fox NA. *The Neural Correlates of Cognitive Control and the Development of Social Behavior, in Neural Circuit Development and Function.* In: Rubenstein

BJ and Rakic, eds. New York: Academic Press; 2013. p. 413-427.

35. Machado TD, Salum GA, Bosa VL, et al. *Early life trauma is associated with decreased peripheral levels of thyroid-hormone T3 in adolescents*. Int J Dev Neurosci. 2015;47(Pt B):304-8.

36. Meaney MJ. *Effects of the social environment and early life stress on neurodevelopment, cognition, behaviour and health*. Psychoneuroendocrinology. 2015;61:11.

37. Nguyen HB, Bagot RC, Diorio J, et al. *Maternal care differentially affects neuronal excitability and synaptic plasticity in the dorsal and ventral hippocampus*. Neuropsychopharmacology. 2015;40(7):1590-9.

38. Rifkin-Graboi A, Kong L, Sim LW, et al. *Maternal sensitivity, infant limbic structure volume and functional connectivity: a preliminary study*. Transl Psychiatry. 2015;5:e668.

39. Suomi SJ, Rasmussen KLR, Higley JD. *Primated models of behavioral and physiologic changes in adolescence*. In: Biology and Behavior. McAnarney PW, ed. New York: Academic Press; 1992.

40. Suomi SJ. *Risk, resilience, and gene x environment interactions in rhesus monkeys*. Ann N Y Acad Sci. 2006;1094:52-62.

41. Ruppenthal GC, Harlow MK, Eisele CD, et al. *Development of peer interactions of monkeys reared in a nuclear-family environment*. Child Dev. 1974;45(3):670-82.

42. Souza EC, Torres JFP. *A Teoria da Subjetividade e seus conceitos centrais*. In: Obutchénie: Revista de Didática e Psicologia Pedagógica. 2019;34-57.

43. Silva FG. *Subjetividade, individualidade, personalidade e identidade: concepções a partir da psicologia histórico-cultural*. Psicologia da Educação. 2009;169-195.

44. Hall S. *A identidade cultural na pós-modernidade*. Rio de Janeiro: DP & A; 2003.

45. Collins PH, Bilge S. *Intersectionality*. Toronto: Wiley; 2016.

46. Durkheim É. *As regras do método sociológico*. São Paulo: Martins Fontes; 2007.

CAPÍTULO 3

Filosofia e pensamento crítico

Tomás Troster
Arthur Heller Britto

FILOSOFAR É PRECISO?

Imagine que uma pessoa lhe dissesse que *ninguém precisa filosofar para viver*. Você concordaria com ela? Ou você perguntaria – como resposta – "o que você entende por *filosofar*?" ou "o que significa *ser preciso* filosofar?". Em tempos de polarizações, extremismos, divulgações massivas de notícias falsas e, consequentemente, de debates fervorosos provocados por reflexões empobrecidas de fundamento, não seria vão questionar: é possível afirmar com plena consciência que não é preciso refletir muito para opinar e tomar decisões neste momento da história?

Há mais de 23 séculos, um então jovem filósofo escreveu um diálogo que hoje é conhecido como *Protréptico* ou *Convite à filosofia*. Produzido na época em que Aristóteles ainda era um mero discípulo de Platão na Academia, o *Protréptico* foi conservado apenas parcialmente. Entre seus fragmentos, encontramos a seguinte passagem:

> Suponhamos que alguém diga que não é preciso filosofar. Ora, "filosofar" quer dizer tanto "refletir se é preciso filosofar ou não" quanto "empreender uma reflexão filosófica". Mostrando que essas

duas atividades são próprias do ser humano, destruiremos por completo a posição defendida pelo adversário[i].

Em outras palavras, se alguém quisesse negar a necessidade de se fazer filosofia, tal pessoa nunca poderia fazer isso baseando-se em argumentos sólidos e em definições claras. Ou seja, para aquelas e aqueles que buscam justificativas racionais e conceitos bem formulados para sustentar suas crenças, ações e decisões, até mesmo para responder satisfatoriamente à questão se é preciso fazer filosofia ou não, é preciso fazer filosofia.

O que é filosofia?

Assim como a culinária – entre as centenas de exemplos possíveis –, a prática da filosofia existe desde muito antes da existência de seu nome. No entanto, alguns séculos depois de inventada – e inúmeras vezes ressignificada – a palavra *filosofia* ainda suscita grandes controvérsias em meios acadêmicos e não acadêmicos. Há quem defenda que existem tantas concepções de filosofia quanto filósofos. Companheiro e interlocutor de Jean-Paul Sartre (1905-1980), o filósofo francês Paul Nizan (1905-1940) chegou a afirmar que:

> A *filosofia-em-si* não existe mais do que o *cavalo-em-si*: existem apenas filosofias, como existem cavalos árabes, percherões, mangas-largas, anglo-normandos. As filosofias são produzidas por filósofos – e isso não é tão vão quanto poderíamos acreditar. Do mesmo modo que existem 36 mil filósofos, existe a mesma quantidade de filosofias[ii].

---

i   Aristóteles. *Convite à filosofia*. Tradução Renata Maria Parreira Cordeiro. São Paulo: Landy; 2001. p. 150-151. Adaptado.

ii Paul Nizan, *Les chiens de garde* [*Os cães de guarda*]. Paris: François Maspero, 1965 [1932], p. 13. Tradução própria.

Sendo uma atividade constantemente reinventada por aqueles que a praticam, a filosofia possui uma singularidade em relação às outras disciplinas ou áreas do saber: *ela própria é objeto de si mesma*. Quer dizer, se as questões "o que é a medicina?" ou "o que é a física?" não são problemas rigorosamente médicos ou físicos, definir o que significa *filosofar* e *filosofia* constitui, sim, uma atividade genuinamente filosófica – como é possível vislumbrar na citação do jovem Aristóteles. Entre filósofos e não filósofos, uma miríade de respostas para a questão "o que é filosofia?" encontram até hoje inúmeros adeptos e defensores.

A definição mais difundida e presente em manuais e obras introdutórias de filosofia provavelmente é aquela que apresenta o sentido etimológico da palavra: a filosofia é o *amor à sabedoria* – do grego antigo *philein*, amar, ser amigo de; e *sophia*, sabedoria. Porém, considerando que os próprios conceitos de "amor" e "sabedoria" não são unívocos – já que possuem várias interpretações –, é possível extrair deles múltiplas noções do que representa esse amor à sabedoria. A filosofia seria um *conjunto de saberes* que são *estimados*? Nesse caso, também é possível perguntar, quem seria(m) o(s) sujeito(s) que ama(m) tais saberes? Seria a filosofia caracterizada por uma *atitude* em relação ao *saber*? Ou ela consistiria em um *modo de vida*? Investiguemos algumas possibilidades.

A filosofia entre conceitos e métodos

Em uma entrevista concedida anos atrás[i], o filósofo brasileiro Franklin Leopoldo e Silva destacou que o surgimento da filosofia se caracterizou por uma mudança de *comportamento* das pessoas em relação ao conhecimento. Segundo ele, antes do surgimento da filosofia, o mais comum era a prática de um comportamento de *aceitação* do pensamento – quer dizer, de aceitação daquilo que é dito e transmitido pelos outros. Com a filosofia, instaurou-se uma prática de *busca pelo pensamento*, isto é, de um *exercício de compreensão do mundo*, de não aceitação e não passividade em relação àquilo que é dito e reproduzido. Mais do que um conjunto de saberes ou conhecimentos,

---

i   Em entrevista concedida para o vídeo "Admiração e *Episteme* – O nascimento da filosofia", a partir de 5'55": Disponível em: https://www.youtube.com/watch?v=dpVwa3QIgsM (Acesso em: 07 jul. 2021).

então, a filosofia (ou as várias práticas reunidas sob seu nome) se caracterizaria por uma forma ativa de *comportamento em relação ao conhecimento e às ações* (que se fundam naquilo que se acredita conhecer), buscando incessantemente respostas para os problemas e situações com os quais nos deparamos e, assim, proporcionando uma maior *autonomia de pensamento* para aqueles que a praticam.

Já para outros pensadores – como Gilles Deleuze (1925-1995) e Félix Guattari (1930-1992) – a filosofia poderia ser definida como "a arte de formar, de inventar, de fabricar conceitos", sendo o filósofo justamente aquele que "é bom em conceitos e, em falta de conceitos, sabe quais são inviáveis, arbitrários ou inconsistentes, não resistem um instante – e quais, ao contrário, são bem construídos e testemunham uma criação, mesmo que ela seja inquietante ou perigosa"[i]. Com efeito, nas obras dos autores da tradição filosófica, não é raro encontrar novas definições para conceitos até então ordinários – ou mesmo conceitos novos para ações e objetos do saber que antes não haviam sido nomeados.

Filosofia e linguagem

Se existe algo certo em relação à filosofia é que ela é inseparável do conceito de *linguagem*. De fato, a atividade filosófica ocorre sempre acompanhada de alguma forma de linguagem, seja ela escrita ou falada (e, por isso, o conhecimento das línguas nas quais os filósofos escrevem originalmente é tão relevante para o estudo de filosofia). No entanto, a noção de linguagem é extremamente ampla e contempla as mais diversas manifestações, como interjeições, metáforas, ordens, insinuações, poesia, humor – sendo que todos esses constituem casos particulares de usos da linguagem.

Enquanto objetos de estudo, todas essas manifestações linguísticas podem chamar a atenção do olhar filosófico. No entanto, um instrumento de trabalho bastante valioso da atividade filosófica consiste na parte estritamente *lógica* da linguagem. Entre outras coisas, essa atividade lança mão de *argumentos, pressupostos, conclusões* e *inferências* – e se diferencia radicalmente, por exemplo, de um poema lírico ou uma interjeição de dor.

---

i   Gilles Deleuze & Félix Guattari. *O que é a filosofia?* Tradução Bento Prado Jr. e Alberto Alonso Muñoz. São Paulo: Editora 34; 2010. p. 8-9. Adaptado.

FILOSOFIA E PENSAMENTO CRÍTICO

Não é raro associar a prática filosófica ao pensamento crítico. Para citar um exemplo emblemático no Brasil, os *Parâmetros Curriculares Nacionais*, fazendo menção a uma passagem da *Lei de Diretrizes e Bases* (LDB), destacam que uma das finalidades do ensino de filosofia na educação básica é justamente o "desenvolvimento da autonomia intelectual e do pensamento crítico"[i]. Mas o que significa *ser crítico* ou *pensar de modo crítico*?

Em grego clássico, o termo *kritikós* designa aquele que é *capaz de julgar, de discernir*, e provém do verbo *krinein* que, entre seus significados, tem os sentidos de *separar, distinguir, escolher, julgar, interpretar, decidir*. Se fôssemos considerar as várias interpretações que cada um desses verbos possui, obviamente, a polissemia do termo "crítico" se expandiria indefinidamente – assim como falamos antes a respeito da concepção de filosofia. Dentro da filosofia, porém, há uma área de estudo que se propõe a fazer uma espécie de *anatomia do pensamento*, dissecando todo e qualquer discurso argumentativo em suas partes menores e desenredando os laços que compõem os argumentos, a fim de desvendar a sua estrutura lógica e verificar se os seus pressupostos de fato garantem as conclusões que eles pretendem alcançar. É justamente esse tipo de reflexão que chamaremos aqui de "pensamento crítico".

O que é um argumento válido?

Como dissemos, a noção de *pensamento crítico* que usamos aqui corresponde a uma atividade de desconstrução lógica de discursos argumentativos, que ocorre através do desmembramento e da identificação de seus elementos – bem como das relações que existem entre eles –, a fim de avaliar a razoabilidade e a validade de determinados argumentos. Para entender e realizar tal desconstrução, é fundamental estabelecer algumas noções preliminares. A primeira delas é a definição de *proposição*.

---

i   Brasil, *Parâmetros Curriculares Nacionais – Ensino Médio – Parte IV: Ciência Humanas e suas Tecnologias*. Brasília: MEC, 1999, p. 44. Disponível em: http://basenacionalcomum.mec.gov.br/images/pcn/cienciah.pdf (Acesso em: 07 jul. 2021).

Uma proposição é uma sentença dotada de *valor de verdade*. Em outra palavras, uma proposição é uma unidade linguística que pode ser uma afirmação ou uma negação e que tem como atributo ser verdadeira ou falsa (mas não ambas ao mesmo tempo). Dito de outro modo, uma proposição descreve um estado de coisas, uma situação ou um fato – como, por exemplo, "a neve é branca", "Ramiro não é poliglota" ou "2 + 2 = 5" (que, evidentemente, é uma proposição falsa). As proposições se distinguem de outros tipos de sentenças (ou frases) – como perguntas, ordens ou interjeições – que não veiculam verdade nem falsidade (considere, por exemplo, as sentenças: "que horas são?", "me passe a salada, por favor" e "eita!"). Dentro de um argumento, uma proposição pode desempenhar basicamente dois papéis: ser *premissa* ou *conclusão*.

Tendo estabelecido o que é uma proposição, passemos ao conceito de *argumento*. Em termos técnicos, um argumento é uma sequência de proposições das quais a última – a *conclusão* – pretende ser uma *consequência* das primeiras – as *premissas*. Em outras palavras, um argumento é composto de algumas proposições que são tomadas como pressupostos – as premissas – e, com base nas relações que são explicitadas entre tais proposições, procura-se mostrar que uma outra proposição – a conclusão – decorre de tais premissas e da relação entre elas. Ainda que eles tenham diferentes propósitos – como *convencer, provar, explicar* ou *justificar* uma determinada conclusão –, os argumentos procuram explicitar uma relação de *consequência* entre certas premissas e uma conclusão. Aqui também é importante destacar que, diferentemente das proposições que o compõem, um argumento não é verdadeiro nem falso – como podem ser as suas premissas e a sua conclusão –, mas sim *válido* ou *inválido*. Para entender essa diferença conceitual, consideremos o seguinte argumento:

1. Todos os cachorros são mamíferos;
2. Todos os mamíferos se alimentam de leite ao nascer;
3. Portanto, todos os cachorros se alimentam de leite ao nascer.

Esse é um exemplo conspícuo do que chamamos de *argumento válido*, porque, de fato, a última proposição é uma *consequência lógica* das proposições anteriores, isto é, das premissas. Isso significa que *não existe possibilidade de que as premissas sejam verdadeiras e a conclusão seja falsa*. Do ponto de vista lógico – independentemente do real valor de verdade das proposições em questão, ou seja, se elas são efetivamente verdadeiras ou falsas –, há uma relação formal entre as premissas e a conclusão que faz com que, caso as premissas sejam verdadeiras, é impossível que a conclusão seja falsa. Consideremos também o seguinte argumento, que é formalmente equivalente ao anterior:

1. Todos os cachorros são pássaros;
2. Todos os pássaros são ovíparos;
3. Portanto, todos os cachorros são ovíparos.

Nesse segundo argumento, diferentemente do primeiro, dificilmente aceitaríamos a conclusão, pois ela é conhecidamente falsa. O que ocorre, no entanto, é que esse segundo argumento possui uma estrutura idêntica à do primeiro argumento, que pode ser compreendida abstratamente pelo seguinte esquema:

1. Todo A é B;
2. Todo B é C;
3. Portanto, todo A é C.

A lógica tem como objeto de estudo essas formas abstratas (que podem ser preenchidas ou substituídas pelas proposições e termos os mais diversos e mundanos) e, quando aplicada à análise de argumentos, ela opera como uma espécie de *anatomia do pensamento*, procurando avaliar quando – e em quais circunstâncias – a estrutura formal de um argumento faz com que sua conclusão seja logicamente implicada pelas premissas, independentemente do conteúdo de tais proposições. Ao realizar esse tipo de análise, então, não estamos necessariamente preocupados se a conclusão é verdadeira ou falsa, mas sim se ela decorre logicamente das premissas ou não. Se uma forma argumentativa é formalmente válida, então, a verdade de sua conclusão está assegurada nos casos em que suas premissas sejam efetivamente verdadeiras. Como vimos, também é possível que um argumento seja válido e tenha uma conclusão falsa, mas apenas nos casos em que uma ou mais de suas premissas sejam falsas. Ou seja, se um argumento for logicamente válido e tiver premissas falsas, a verdade de sua conclusão não estará garantida.

Os riscos da polissemia

Feita essa breve apresentação, então, passemos a um sucinto exame de discursos sob o ponto de vista formal, que, eventualmente, possa evidenciar pontos falhos em sua estrutura lógica, produzindo a constatação de que tais discursos sejam inválidos – ou o contrário. Uma primeira linha de análise tem a ver com a dimensão *significativa* do discurso. Palavras não são meros desenhos numa tela ou papel, ou sons proferidos por um indivíduo, mas verdadeiros veículos para a transmissão de pensamentos ou ideias, que estão além dos próprios símbolos, na medida em que são passíveis de emissão e recepção em diversas linguagens existentes. As sentenças "a bola é azul" e "the ball is blue", por exemplo, embora sejam completamente diferentes em sua representação gráfica e fonética, contêm um sentido que é o mesmo em ambos os casos. E esse fato ilustra a possibilidade de tradução entre línguas (e linguagens) distintas. Por outro lado, uma única sentença – ou mesmo uma única palavra – pode veicular sentidos completamente diferentes. A polissêmica palavra "banco" – para citar um caso trivial – pode designar tanto um móvel quanto uma instituição financeira. Pensemos, então, em conceitos mais relevantes e ainda mais polissêmicos, como *liberdade* e *corrupção*. Quantas de nossas conversas e interlocuções cotidianas não se baseiam em palavras que são interpretadas de modos substancialmente divergentes daqueles com os quais pretendemos nos expressar? Em nossos diálogos corriqueiros, qual é a frequência com a qual procuramos definir nossos conceitos comuns? Em uma análise crítica, uma questão fundamental é justamente delimitar o escopo significativo dos termos e proposições com os quais nos expressamos.

Discursos vagos permitem interpretações diversas e, frequentemente, podem ser utilizados como uma forma de "blindagem". Ora, se um discurso pode significar muitas coisas, é difícil criticá-lo, já que uma crítica contundente requer uma delimitação precisa daquilo que foi dito. Se se deixa aberta a porta para a polissemia, deixa-se igualmente aberta a possibilidade para que alguém alegue outro sentido para seu discurso, diferente daquele que foi criticado.

Do ponto de vista formal, os riscos da polissemia nos discursos argumentativos podem ser ilustrados com o seguinte exemplo:

1. Minha camiseta é laranja;

2. Todas as laranjas são frutas cítricas;

3. Portanto, minha camiseta é uma fruta cítrica.

Este exemplo pode até parecer ter algum aspecto de validade, como se ele fosse formalmente equivalente a:

1. c é L;

2. Todo L é F;

3. Portanto, c é F.

Porém, como o termo "laranja" é usado com diferentes sentidos nas premissas 1 e 2, ele equivale à seguinte forma:

1. c é L1;

2. Todo L2 é F;

3. Portanto, todo c é F.

Ora, não havendo qualquer relação entre L1 e L2 – ou seja, entre os sentidos de "laranja" na primeira e na segunda premissas –, é evidente que o argumento apresentado acima é inválido.

Para evitar essa pluralidade de sentidos que gera tantas confusões e até argumentos falaciosos, há uma ferramenta que é extremamente valiosa para o pensamento crítico: as *definições*. As definições são utilizadas para determinar o sentido de certas palavras ou expressões. Por meio delas, podemos estabelecer com precisão aquilo que é designado pelos termos e expressões que usamos em um determinado discurso, de modo que todas as partes envolvidas em um diálogo possam entender a mesma coisa por meio das expressões utilizadas e possam, portanto, ter um diálogo pleno – e não uma sucessão de monólogos que ocorrem como um arremedo de diálogo, já que divergem em pontos fundamentais. Usar as mesmas palavras com sentidos distintos não é apenas possível, mas também é bastante frequente.

Embora possam assumir a forma de proposições – como, por exemplo, "o ser humano é um animal bípede implume" e "triângulos são polígonos de três lados" –, as definições são interessantes para a lógica não no que diz respeito à sua verdade ou falsidade, mas sim em relação à sua pertinência ou impertinência em um determinado contexto ou debate. Para citar um exemplo banal, a definição "triângulos são instrumentos musicais feitos de metal" não é uma proposição falsa, mas é completamente inadequada e irrelevante para discursos relacionados ao teorema de Pitágoras (que podem se servir com muito mais propriedade da definição "triângulos são polígonos de três lados"). Nesse sentido, então, ao estabelecer como são usadas as palavras e expressões, as definições não devem ser consideradas apenas como verdadeiras ou falsas, mas sobretudo como *boas* ou *ruins*, *apropriadas* ou *inapropriadas*.

Na prática, para dissolver ambiguidades e solucionar problemas de polissemia, às vezes uma única pergunta é suficiente, por exemplo: "o que você entende por *laranja*?". Se a definição fornecida puder substituir adequadamente o termo ou a expressão em questão – por exemplo, "pessoa que serve de testa de ferro para atos ilícitos e/ou fraudulentos de terceiros" no lugar de "laranja" – e todos os interlocutores de um diálogo estiverem de acordo, então, é sinal de que se trata de uma boa definição e que, portanto, não existem mais razões para divergências em relação ao significado de tal palavra ou expressão.

Análises e refutações de argumentos

Como acabamos de mostrar, a polissemia é um dos riscos que os discursos argumentativos correm e que o pensamento crítico procura explicitar e evitar. Além de examinar os sentidos com os quais as palavras são utilizadas, a lógica também nos fornece outras ferramentas para avaliar se uma determinada tese ou conclusão possui de fato a sustentação que o seu autor supõe. Uma maneira de iniciar a análise crítica de um argumento consiste em considerar e procurar responder a duas questões cruciais:

1. Quais de suas partes correspondem a premissas (ou pressupostos) e quais correspondem à sua conclusão? Em outras palavras, de onde o argumento parte e aonde ele pretende chegar?

2. A forma lógica pela qual tais proposições (premissas e conclusão) se relacionam garante que a verdade das premissas seja preservada na conclusão?

Dito de outro modo, existe algum argumento imaginável com essa mesma forma que tenha premissas verdadeiras e conclusão falsa?

Para ilustrar tal procedimento, tomemos o seguinte argumento: "sendo que todo candidato a deputado quer ganhar uma eleição, portanto, todo mundo que quer ganhar uma eleição tem intenções egoístas, porque todo candidato a deputado tem intenções egoístas". Ao analisar esse argumento, constatamos a presença da palavra "portanto", que indica algo que se quer concluir – no caso, "todo mundo que quer ganhar uma eleição tem intenções egoístas". Apesar de aparecer no meio do argumento, essa proposição corresponde à sua conclusão. O argumento também começa com a expressão "sendo que", indicando que a proposição "todo candidato a deputado quer ganhar uma eleição" é tida como um pressuposto e que, como tal, não está em discussão, ou seja, é uma das premissas do argumento. Já a outra premissa é enunciada após a conclusão e imediatamente depois de "porque" – um termo que marca a apresentação de causa(s) –: "todo candidato a deputado tem intenções egoístas". Apresentado de maneira ordenada, o argumento seria:

1. Todo candidato a deputado quer ganhar uma eleição;
2. Todo candidato a deputado tem intenções egoístas;
3. Portanto, todo mundo que quer ganhar uma eleição tem intenções egoístas.

De um modo mais abstrato e lógico, o mesmo argumento pode ser representado assim:

1. Todo B é A;
2. Todo B é C;
3. Portanto, todo A é C.

Ora, se tomarmos como verdadeiras as proposições "todo cavalo é mamífero" e "todo cavalo é quadrúpede", então, aceitando a mesma forma argumentativa que acabamos de apresentar, poderíamos concluir que "todo mamífero é quadrúpede" – o que é conhecidamente falso e tem como contraexemplo os seres humanos, que são mamíferos, mas não são quadrúpedes. Portanto, podemos concluir que o argumento apresentado não é um argumento válido, já que a verdade de sua conclusão não decorre da verdade de suas premissas. Um ótimo modo de revelar que um argumento é formalmente inválido, então, é apresentar uma analogia que possua a mesma forma de tal argumento, mas que leve a uma conclusão que seja evidentemente falsa ou absurda.

Dito isso, é preciso destacar também que nós nem sempre enunciamos todas as premissas de nossos argumentos, pois muitas vezes tomamos como pressupostos algumas premissas que não são enunciadas. Por exemplo, se alguém diz que: "Nadir é contra vacinas, então, é lógico que Nadir é pouco inteligente", tacitamente, tal pessoa também parte da premissa que "todas as pessoas contrárias às vacinas são pouco inteligentes".

Nos exemplos de argumentos que apresentamos e examinamos até aqui, as proposições estão constituídas de elementos menores do que elas próprias e que podem ser analisados separadamente, a saber, os termos que compõem as proposições – como "cachorros", "quadrúpedes" e "laranjas". Uma das possibilidades da análise lógica de argumentos consiste em avaliar as relações entre os termos distribuídos em proposições dos tipos: "todo X é Y", "nenhum X é Y", "algum X é Y" e "algum X não é Y" – bem como de proposições que tratam de seres singulares, como "minha camiseta é laranja" ("x é Y") e "Sócrates não é sanfoneiro" ("x não é Y"). Quando duas premissas de alguns desses tipos estabelecem relações entre três termos que necessariamente implicam uma terceira proposição, então, tem-se um argumento válido, conhecido como *silogismo*.

Também existem maneiras de analisar argumentos que não se concentram em termos e sim em proposições, que podem ser *simples* – como "Petrônio surfa" (em linguagem simbólica, "p") – ou *compostas* – como a implicação "se há ondas no mar, então Petrônio surfa" ("$q \rightarrow p$"). Examinaremos aqui quatro formas argumentativas que, com apenas uma proposição do tipo "$p \rightarrow q$" e uma proposição simples (como "p" ou "$\neg p$"), permitem criar milhões de argumentos em linguagem natural e com casos concretos.

A primeira dessas formas é conhecida como *modus ponens*. Basicamente, um argumento desse tipo tem como premissas uma implicação simples – como "$p \rightarrow q$" (ou "se p, então q" ou "p implica q") – e a afirmação simples do antecedente (isto é, da primeira parte) de tal implicação – ou seja, "p" –, conduzindo à conclusão válida do consequente (isto é, da segunda parte) de tal implicação – ou seja, "q". Formalmente, temos:

1. $p \rightarrow q$;
2. p;
3. Portanto, q.

Exemplificando:

1. *Se uma pessoa é submetida a uma cirurgia de transplante de órgãos, então ela é tratada com medicamentos imunossupressores*;
2. *Eduardo recebeu um transplante de coração*;
3. Portanto, *Eduardo foi tratado com medicamentos imunossupressores*.

Ora, se é verdade que quando uma pessoa é submetida a um transplante de órgãos ela *sempre* é tratada com medicamentos imunossupressores, logo, dado o fato de que uma pessoa tenha passado por um transplante, *necessariamente* podemos inferir que ela recebeu essa medicação. Em outras palavras, se – por motivos que estão para além da lógica e que devem se basear em observações criteriosas dos fenômenos – chegamos a conhecer que um determinado evento *sempre* implica um outro evento (traduzindo em linguagem lógica, se uma certa proposição *sempre* implica uma outra proposição), é perfeitamente razoável e logicamente válido inferir que, dada aquela primeira proposição, a segunda proposição também ocorrerá[i].

O grande perigo desse tipo de argumento é que ele se assemelha bastante a outro argumento que, apesar de ser inválido, é frequentemente utilizado em textos e discussões cotidianas. Trata-se da chamada falácia de *afirmação do consequente* que, em linhas gerais, funciona como uma espécie (errônea) de *modus ponens* que, como segunda premissa, afirma o consequente da implicação (em vez de seu antecedente),

---

i   É certo que a ciência também lida com implicações que não ocorrem em *todos* os casos, mas apenas em uma parte deles – e, para isso, as estatísticas e probabilidades são de enorme serventia. Porém, dada a brevidade deste capítulo, deixaremos de lado os argumentos probabilísticos e trataremos apenas de implicações que correspondem à totalidade dos casos.

pretendendo concluir o antecedente. Em termos formais, a falácia da afirmação do consequente opera assim:

1. $p \to q$;
2. q;
3. Portanto, p.

Exemplificando:

1. *Se uma pessoa é submetida a uma cirurgia de transplante de órgãos, então ela é tratada com medicamentos imunossupressores*;
2. *Eduardo foi tratado com medicamentos imunossupressores*;
3. Portanto, *Eduardo recebeu algum transplante*.

Ora, ainda que as duas premissas sejam verdadeiras e por mais provável que seja a conclusão, ela não é uma derivação necessária das premissas. Mesmo que o tratamento utilizado para *todas* as pessoas que recebem um transplante seja o dos medicamentos imunossupressores, o que a primeira premissa afirma não é que *apenas* as pessoas que passam por um transplante recebem tal tratamento. Neste caso especificamente, poderíamos citar alguns pacientes que sofrem de doenças autoimunes e de doenças inflamatórias crônicas – e que também recebem a mesma medicação. Outro exemplo da mesma falácia – que demonstra que a conclusão dessa forma argumentativa não pode ser uma consequência lógica necessária de suas premissas – é:

1. *Se uma pessoa é mãe, então ela tem um filho (ou uma filha)*;
2. *Dermeval tem um filho*;
3. Portanto, *Dermeval é mãe*.

A segunda forma válida desse tipo de argumentos é conhecida como *modus tollens*. Um argumento desse tipo tem como premissas uma implicação simples – como "$p \to q$" – e a negação do consequente (isto é, da segunda parte) de tal implicação – em linguagem simbólica, "$\neg q$" (ou "não q") –, conduzindo à conclusão válida da negação do antecedente (isto é, da primeira parte) de tal implicação – ou seja, "$\neg p$" ("não p"). Formalmente, temos:

1. $p \to q$;
2. $\neg q$;
3. Portanto, $\neg p$.

Exemplificando:

1. *Se uma pessoa tem um avião, então ela é rica*;
2. *Sandra* não é rica;
3. Portanto, *Sandra não tem um avião*.

Assim como nos argumentos do tipo *modus ponens* (e em todos os argumentos logicamente válidos), se estabelecermos que as duas premissas são verdadeiras, é impossível que a conclusão seja falsa. Porém, novamente, há uma forma argumentativa similar que pode nos levar (e amiúde leva) a conclusões enganosas. Trata-se da falácia de *negação do antecedente*, que possui a seguinte forma:

1. $p \to q$;
2. $\neg p$;
3. Portanto, $\neg q$.

Exemplificando:

1. *Se uma pessoa tem um avião, então ela é rica*;
2. *Sandra* não tem um avião;
3. Portanto, *Sandra não é rica*.

Um único exemplo de uma pessoa rica que não possui um avião é suficiente para mostrar que a conclusão de tal argumento é falsa, apesar das premissas serem verdadeiras, o que demonstra que esse tipo de argumento é inválido.

Por mais simples e evidentes que tais formas argumentativas pareçam, procure observar em suas conversas do cotidiano e em textos que você lê o quão frequentes são esses tipos de argumentos. Se tiver a oportunidade de identificar alguma das falácias apresentadas acima, procure expor para o seu interlocutor um argumento que demonstre o quão falho é o seu encadeamento lógico e, se possível, mostre algum absurdo que esse tipo de argumento pode produzir, mesmo partindo de premissas verdadeiras.

Argumentos e falácias de autoridade

Dado o avançadíssimo nível atual das ciências, por mais instruída que uma pessoa seja, é humanamente impossível que ela argumente com conhecimento de causa sobre todos os assuntos. Por isso, os artigos de divulgação científica e a opinião de especialistas em determinadas áreas podem nos servir de fundamento para produzir argumentos sobre temas em relação aos quais não somos capazes de nos aprofundar com propriedade. Entretanto, é preciso ter uma série de cuidados para utilizar o que foi dito por uma suposta "autoridade" como fundamento ou premissa de um argumento que nós mesmos criamos. Listamos a seguir cinco aspectos que devem ser considerados para produzir bons argumentos de autoridade.

1. Para que um argumento de autoridade seja considerado um bom argumento, é preciso que ele deixe claro quais são as autoridades ou estudos nos quais se ampara. Ou seja, se lemos ou ouvimos que "especialistas dizem..." ou "nove entre dez nutricionistas defendem que...", mas não chegamos a conhecer nenhuma fonte ou nome, tais argumentos não podem ser considerados bons, uma vez que eles não fazem referência a nenhuma autoridade específica.

2. A autoridade em questão deve ser especialista precisamente no tema sobre o qual queremos argumentar. Quer dizer, se estamos falando sobre educação, podemos procurar amparo nas opiniões de professores experientes e teóricos da educação, se queremos falar sobre o tratamento de uma certa doença, devemos buscar a opinião de médicos ou cientistas que lidam diretamente com aquela doença e que estão a par dos estudos mais recentes e relevantes sobre ela. Portanto, a opinião de um *youtuber* supostamente especialista em *games* é absolutamente nula para defender uma reforma no sistema de ensino ou o uso de um certo medicamento para resolver a calvície.

3. É fundamental que a autoridade na qual nos amparamos não esteja envolvida em nenhum conflito de interesses em relação ao tema em debate.

Exemplificando, por mais que um dentista seja especialista em certo problema odontológico, se ele estiver recebendo alguma espécie de patrocínio de uma marca de pasta de dente, sua opinião nunca poderá ser considerada imparcial e, consequentemente, será uma fonte bastante questionável sobre o assunto.

4. Se o tema em questão ainda é objeto de grandes divergências entre os principais teóricos de uma área do conhecimento, a menção de uma opinião poderá ser facilmente rebatida com a opinião de outro especialista reputado que discorde dela.

5. Não menos importante, se estamos debatendo com interlocutores que possuem argumentos consistentes sobre um tema e que não se limitam a citações de outras pessoas – ou seja, se dialogamos com pessoas que são especialistas na própria área em discussão –, então, os argumentos de autoridade se tornarão secundários, a menos que nós também sejamos especialistas naquele mesmo assunto.

Em síntese, as opiniões dos outros podem ser de enorme valia para a construção de nossas próprias opiniões e de nossos argumentos em diálogos rotineiros. Porém, é preciso ter muito cuidado para não acabar assumindo e defendendo fervorosamente algumas ideias que – até para outras pessoas – não passam de preconceitos ou meras especulações.

Como acabamos de ver, se aceitarmos as opiniões de certos especialistas como indiscutíveis – e, então, verdadeiras –, do ponto de vista formal, podemos produzir uma infinidade de bons argumentos de autoridade. Por outro lado, dadas as restrições do uso de opiniões alheias para a construção de argumentos válidos, é evidente que os recursos à autoridade também podem produzir argumentos falhos. As chamadas *falácias de apelo à autoridade*, com efeito, estão entre os argumentos inválidos mais comuns e frequentemente utilizados. Entre os muitos exemplos possíveis, podemos citar propagandas de produtos capilares que usam a imagem de esportistas como supostos "selos de qualidade". Por melhor que seja um jogador de futebol, ele muito dificilmente será um especialista no que se refere às propriedades químicas de produtos que pretendem combater a caspa. Portanto, se um ícone do esporte se associar a uma marca de xampu, isso não garante que esse produto seja de fato eficiente (ainda que esse possa ser o caso, mas não como consequência lógica da imagem ou opinião de tal esportista).

Outras falácias comuns

Uma falácia bastante parecida a essa é a chamada *falácia de apelo à maioria* ou *apelo à popularidade*. Em vez de sustentar – como ocorre em argumentos de autoridade – que "tal autoridade (ou pessoa ilustre) diz que p, portanto, p", uma falácia de apelo à popularidade pretende concluir que, se muitas pessoas ou a maioria das pessoas acreditam ou defendem uma tese ou proposição, então essa tese ou proposição deve ser verdadeira. Formalmente: "se muita gente acredita que p, portanto, p". Por exemplo, "milhares de pessoas acham que o consumo de gengibre evita resfriados, logo, o consumo de gengibre evita resfriados" ou "se um bilhão de pessoas assistiram a um vídeo na internet que mostra que a Terra é plana, portanto, a Terra é plana". Obviamente, a opinião de seres humanos sobre os efeitos do gengibre e sobre a forma da Terra é completamente irrelevante para determinar as propriedades do planeta e dos rizomas. Portanto, tais argumentos são descaradamente falaciosos. Vale notar, no entanto, que existem argumentos de popularidade que não são falaciosos, mas apenas nos casos em que a popularidade de uma determinada tese tem uma relação direta com a sua conclusão – por exemplo: "milhões de pessoas comem diariamente arroz com feijão no Brasil, portanto, arroz com feijão é uma refeição popular brasileira".

Outras falácias que se concentram em pessoas – e não propriamente no que é dito por elas –, são as chamadas falácias *ad hominem* – em latim, que se dirigem "*ao ser humano* (ou à pessoa)". Diferentemente de argumentos ou falácias de apelo à autoridade, que procuram dar suporte a uma tese com base na reputação de alguém que a defende, as falácias *ad hominem* tratam de desqualificar uma determinada pessoa e, como consequência, refutar aquilo que ela defende. Por exemplo: "Machado de Assis é um escritor que nasceu no Brasil, portanto, o que ele escreve não tem valor", ou então "Amadeu é um reles turiferário, então, obviamente, ele está enganado ao dizer que a casa precisa de reparos". Ora, por mais ignorante ou desprezível que uma pessoa pareça, isso não implica logicamente que tudo o que ela diz seja falso. Como diz um ditado, até um relógio quebrado acerta a hora duas vezes por dia.

Uma outra falácia de desqualificação – que é mais sutil do que as falácias *ad hominem* – é a chamada *falácia de envenenamento do poço*. Metaforicamente, esse tipo de falácia começa por envenenar uma fonte da qual a "água" que depois será consumida estará contaminada. Dito de outro modo, palavras negativas são usadas para descrever logo no início de um argumento ou narrativa um certo objeto que será tratado no discurso, fazendo com que, imperceptivelmente, tomemos uma posição em relação ao assunto, mesmo antes de saber do que se trata. Imagine, por exemplo, que uma manifestação pacífica contra uma ditadura tenha recebido uma repressão violenta das forças do governo e apenas uma parte dos manifestantes tenha reagido com novos ataques. Imagine também que, antes de se informar sobre os fatos ocorridos, você lesse a seguinte manchete: "baderneiros provocam quebra-quebra na avenida". A menos que um leitor de tal chamada tenha um espírito crítico muito aguçado e/ou uma desconfiança sistemática, ele certamente se deixaria contaminar pelos juízos que estão tentando lhe incutir já no próprio título do texto. Se assumirmos de antemão que uma notícia descreverá ações de "baderneiros" e "quebra-quebra", estaremos irremediavelmente destinados a aceitar quaisquer conclusões que se façam a respeito dos personagens em questão. Muitas vezes, as versões que conhecemos dos acontecimentos valem mais do que os próprios fatos. Contra esse tipo de falácia – e para formar uma opinião menos parcial (ou multiparcial) sobre os acontecimentos –, é imprescindível consultar diferentes fontes de informações, de diferentes orientações políticas e, se possível, de diferentes países. O fato é que é praticamente impossível conhecer fatos e refutar afirmações por intermédio de uma única fonte.

Mais um tipo de falácia de desqualificação é a que se chama usualmente de *falácia do espantalho*. Muitas vezes, quando uma pessoa quer atacar um determinado argumento, em vez de se concentrar diretamente nele, ela cria uma versão distorcida de tal argumento, como se fosse um "espantalho" do original – e que, como tal, contém uma série de defeitos e imperfeições que tornam o argumento muito mais vulnerável do que o original. Por exemplo, se uma pessoa quer argumentar (falaciosamente) contra a legalização das drogas, ela pode alegar que é um absurdo permitir que crianças fumem *crack* em sala de aula. Evidentemente, essa suposta preocupação não tem nenhuma relação direta com a legalização das drogas. Basta observar que – assim como nas leis relacionadas ao álcool – existem inúmeras regras estabelecidas para a liberação do consumo de certas substâncias, que jamais permitiriam que crianças usassem *crack* – muito menos dentro da escola. Ou seja, nada mais fácil do que refutar um cenário fantasioso e absurdo como é um espantalho grotesco de um argumento originalmente sério.

Muito próximo à falácia do espantalho, há um tipo de argumento que pretende nos colocar em uma encruzilhada, da qual só poderíamos sair por dois caminhos (sendo um deles muito ruim). Trata-se da chamada *falácia da falsa dicotomia*, na qual seríamos forçados a escolher entre duas supostas possibilidades mutuamente excludentes. Reaproveitando o exemplo anterior: "ou você é contra a legalização das drogas, ou você é favor da *overdose* infantil"; "ou você é a favor de menos direitos, ou você defende o desemprego"; "ou você vota em Saruê, ou você é a favor da corrupção". Não raramente, esse tipo de argumento aparece em questões políticas nas quais um grupo pretende criar uma rivalidade artificial, como uma espécie de mentalidade "nós contra eles". Assim, apontam-se como inimigos todos aqueles que não concordam cegamente com a ideologia do grupo em questão, inviabilizando qualquer posição intermediária. Para citar um caso histórico, após os atentados de 11 de setembro de 2001, o então presidente dos Estados Unidos, George W. Bush, enunciou um exemplo emblemático desse tipo de falácia, ao declarar: "ou você está junto ou você está contra nós na luta contra o terror"[i]. Ao que a escritora Susan Sontag respondeu, mostrando a imbecilidade dessa forma de pensar: "Vamos, por todos os meios, viver o luto juntos. Mas não sejamos estúpidos conjuntamente"[ii].

CONSIDERAÇÕES FINAIS

Do ponto de vista formal, se um argumento é *válido*, é impossível que ele tenha premissas verdadeiras e conclusão falsa. Ou seja, se um argumento é válido e sabemos que suas premissas são de fato verdadeiras, podemos ter certeza sobre a verdade

---

i   Em inglês: "You're either with us or against us in the fight against terror". Cf. https://edition.cnn.com/2001/US/11/06/gen.attack.on.terror/ (acesso em 27 jul. 2021).

ii Em inglês: "Let's by all means grieve together. But let's not be stupid together". Cf. https://www.newyorker.com/magazine/2001/09/24/tuesday-and-after-talk-of-the-town (acesso em 27 jul. 2021).

de sua conclusão. Por outro lado, um argumento é dito *inválido* ou *falacioso* quando, mesmo tendo premissas verdadeiras, ele pode ter uma conclusão falsa. Em outras palavras, se uma forma argumentativa não *garante* que sua conclusão seja verdadeira, mesmo não tendo nenhum pressuposto falso, então ela é considerada inválida. Muitas vezes nós cometemos falácias por ignorância ou distração. Mas, frequentemente, alguns se utilizam de argumentos inválidos com o único objetivo de obter benefícios, persuadindo outras pessoas a respeito de ideias que às vezes nem seus próprios defensores acreditam. Nesses casos, quando os argumentos inválidos são proferidos com uma intenção deliberada de iludir os demais, eles podem ser chamados de *sofismas*. São argumentos concebidos e planejados para induzir ao erro.

Costuma-se dizer que a filosofia surgiu como instituição social precisamente na disputa entre Sócrates e os sofistas de sua época (que eram grandes produtores de sofismas). E foi ali que o termo *filosofia* passou a designar a atividade daqueles que eram *amigos da sabedoria*, em oposição àqueles que buscavam apenas convencer, sem se preocupar com a verdade ou o bem comum. Passados mais de 2 milênios, ainda podemos testemunhar essa batalha entre a busca da verdade – por mais efêmera ou limitada que ela seja – contra tentativas mal intencionadas de persuadir e iludir.

Independentemente da definição que se adote hoje para o conceito de *filosofia*, é certo que as atividades que continuam sendo chamadas de *filosóficas* oferecem uma série de ferramentas e instrumentos que propiciam o desenvolvimento de um pensamento mais crítico e consciente sobre o mundo em que vivemos, ajudando-nos a procurar os sentidos das coisas e a encontrar razões bem fundamentadas para as nossas escolhas e ações. Se, há mais de 2 milênios, Sócrates afirmava que uma "vida sem exame não é digna de um ser humano"[i], séculos depois, o dramaturgo francês Molière colocou na fala de uma de suas personagens uma máxima ainda mais perturbadora: *"nam sine doctrina vita est quasi mortis imago"* – "pois sem instrução a vida é como a imagem da morte"[ii]. Esperamos que este breve capítulo e as ferramentas que apresentamos aqui sejam um estímulo para o exercício da filosofia e que, em

---

i   Platão. *Defesa de Sócrates*. 38ª ed., tradução Jaime Bruna. São Paulo: Abril Cultural; 1972, p. 28. (Coleção Os Pensadores, v. II: Sócrates.)

ii   Molière. *Le Bourgeois gentilhomme*, ato II, cena 4. *Apud* Paulo Rónai, *Não perca seu latim*. Rio de Janeiro: Nova Fronteira; 1980. p. 115.

decorrência, a ignorância e a falta de questionamento deixem de ser a causa de tantas mortes e eventos nefastos.

SUGESTÕES DE LEITURA

O conteúdo apresentado neste capítulo corresponde apenas a uma pequena introdução sobre a importância da filosofia e da lógica para o desenvolvimento do pensamento crítico. Se quiser se aprofundar, sugerimos quatro livros cuja leitura é bastante acessível:

- ▸ Carnielli WA, Epstein RL. *Pensamento crítico*: o poder da lógica e da argumentação. São Paulo: Rideel; 2011.

- ▸ Savian Filho J. *Argumentação*: a ferramenta do filosofar. São Paulo: Martins Fontes; 2010.

- ▸ Velasco PN. *Educando para a argumentação*: contribuições do ensino da lógica. Belo Horizonte: Autêntica; 2010.

- ▸ Walton D. *Lógica informal – Manual de argumentação crítica*. Tradução Ana Lúcia R. Franco e Carlos A. L. Salum. São Paulo: Martins Fontes; 2006.

Referências Bibliográficas

1. Aristóteles. *Convite à filosofia*. Tradução Renata Maria Parreira Cordeiro. São Paulo: Landy; 2001. p. 150-151. Adaptado.

2. Nizan P. *Les chiens de garde* [Os cães de guarda]. Paris: François Maspero; 1965 [1932]. p. 13. Tradução própria.

3. Entrevista concedida para o vídeo "Admiração e Episteme – O nascimento da filosofia", a partir de 5'55": Disponível em: https://www.youtube.com/watch?v=dpVwa3QIgsM (Acesso em: 07 jul. 2021).

4. Deleuze G, Guattari F. *O que é a filosofia?* Tradução Bento Prado Jr. e Alberto Alonso Muñoz. São Paulo: Editora 34; 2010. p. 8-9. Adaptado.

5. Brasil. *Parâmetros Curriculares Nacionais – Ensino Médio – Parte IV: Ciência Humanas e suas Tecnologias*. Brasília: MEC; 1999. p. 44. Disponível em: http://basenacionalcomum.mec.gov.br/images/pcn/cienciah.pdf. Acesso em: 07 jul. 2021.

6. Em inglês: "You're either with us or against us in the fight against terror". Citação disponível em: https://edition.cnn.com/2001/US/11/06/gen.attack.on.terror/ Acesso em: 27 jul. 2021.

7. Em inglês: "Let's by all means grieve together. But let's not be stupid together". Citação disponível em: https://www.newyorker.com/magazine/2001/09/24/tuesday-and-after-talk-of-the-town Acesso em: 27 jul. 2021.

8. Platão. *Defesa de Sócrates*. 38ª ed. tradução Jaime Bruna. São Paulo: Abril Cultural; 1972, p. 28. (Coleção Os Pensadores, v. II: Sócrates.)

9. Molière. *Le Bourgeois gentilhomme*, ato II, cena 4. Apud Paulo Rónai, Não perca seu latim. Rio de Janeiro: Nova Fronteira; 1980. p. 115.

CAPÍTULO 4

Comunicação Clínica Efetiva: Comunicação não Violenta

Grace Patricia Close Deckers
Rogério Malveira Barreto

"A linguagem é muito poderosa. A linguagem não descreve apenas a realidade. A linguagem cria a realidade que descreve."

DESMOND TUTU

Neste capítulo, veremos o que é Comunicação não Violenta e como ela pode promover interações humanizadas entre os profissionais de saúde e seus pacientes, incluindo a sua rede socioafetiva[i].

Apesar de o cuidado com a saúde envolver profissões multidisciplinares e as combinações de interações entre elas, o foco deste capítulo é a comunicação do profissional de saúde clínico consigo mesmo e com o paciente e sua rede socioafetiva.

---

i   A rede socioafetiva do paciente pode ser composta por familiares, cuidadores, parceiros, amigos. São as pessoas que interagem com os profissionais de saúde para acompanhar a evolução do paciente e para contribuir com os cuidados e decisões relativos à sua saúde.

Destacamos que a comunicação entre profissionais de saúde tem grande impacto no cuidado em saúde ofertado. Muito do que abordaremos aqui pode ser adotado para a comunicação entre profissionais de saúde.

POR QUE FALAR DE COMUNICAÇÃO EM UM LIVRO DE HUMANIDADES?

> *"É muito mais importante saber que tipo de paciente tem uma doença do que o tipo de doença que um paciente tem."*
> Sir William Osler

O capítulo 1 deste livro discorre sobre a história dos modelos assistenciais em saúde, mostrando o predomínio do saber biológico e a redução do ser humano à dimensão física. Isso acarreta a crise de desumanização que vivemos e o surgimento do movimento de humanização, que resgata a subjetividade das pessoas que produzem e recebem o cuidado em saúde. Ao considerarmos a Ontologia da Linguagem e sua percepção que o ser humano é um ser linguístico, comunicativo, percebemos que a linguagem ocupa papel central na experiência humana.

Encarar o cuidado em saúde como um encontro de humanidades é considerar a comunicação produzida por essas humanidades. Honrar a humanidade da pessoa que recebe o cuidado em saúde é fazer uso de tecnologias leves que considerem essa pessoa, que lhe dizem: "eu te vejo, eu te considero e eu te apoio".

Um encontro de duas pessoas com suas "humanidades" em foco é um encontro que vocaciona as pessoas a "serem mais", a buscarem sua superação e serem "cada vez mais humanas". Essa perspectiva se ancora em Paulo Freire, pela qual podemos enxergar mais além do binarismo fixo da relação profissional e paciente buscando uma relação profissional-paciente e paciente-profissional, com "seres humanos sendo em liberdade". A humanização clama por esse resgate subjetivo. A melhor – e talvez única – forma de expressar isso é pela comunicação produzida no cuidado em saúde. E afinal, o que é comunicação?

O QUE É COMUNICAÇÃO?

> *"A prática de comunicação não tem a ver com o que dizemos. Ela tem a ver com nossa motivação interna e com o jeito de expressá-la."*
> (Oren Jay Sofer, 2018, p. 98)[1]

Comunicação vem do latim *communicare*, que significa partilhar, tornar comum. A partir disso, podemos supor que a comunicação ocorre quando alguém partilha com outra(s) pessoa(s) uma informação ou mensagem. Essa mensagem é transmitida por um canal (ar, telefone, papel...) por meio de um código (língua portuguesa, LIBRAS...). Ela pode conter aspectos verbais, que usam o verbo, como a fala e a escrita; e aspectos não verbais, como gestos, movimentos corporais, roupa, adereços e por aí vai. Mais do que partilhar uma informação, estaremos interessados aqui em tornar esse entendimento em algo comum e significativo às duas ou mais pessoas que interagem.

Neste capítulo expandiremos o conceito convencional de comunicação, integrando a ele o diálogo interno: a prática do que pensamos e falamos a nós mesmos.

A comunicação não verbal é responsável por mais de 90% das informações na comunicação presencial, sendo a maior parte delas fornecida por meio da linguagem corporal – Pygall (2018) citado por Gusso (2021, p. 210)[2]. Na comunicação por voz (por telefone ou por áudio) prevalece o tom da voz. A comunicação por mensagem se restringe ao aspecto verbal, podendo ser complementada com *emojis* e outros artifícios visuais para transmitir emoções.

Há dois grandes processos na comunicação: a fala ou expressão e a escuta ou recepção. Na fala, para além do conteúdo do que é dito ("o quê"), a comunicação envolve o "como" falamos – o tom de voz, volume, velocidade e outros aspectos não verbais –, e o "porquê". Dessa forma, são transmitidas informações sobre como nos sentimos, o que pensamos do outro, quanto poder temos, o que desejamos e assim por diante. Em relação à escuta, podemos considerar que ela inclui os mesmos elementos: o quê, como e por que ouvimos.

Quando pensamos em uma comunicação que sirva ao processo de humanização no atendimento, estamos falando de uma comunicação clínica efetiva, conceito que expandiremos a seguir.

O QUE É COMUNICAÇÃO CLÍNICA EFETIVA?

"Todos os indicadores de qualidade e de humanização que podemos discutir passam pela necessidade de decodificação dos aspectos e dimensões da comunicação humana, pois estes ancoram, na prática, o que é essa qualidade e essa humanização."

(Maria Júlia Paes da Silva, 2002, p. 84)[3]

A comunicação é a formal pela qual o profissional de saúde e o paciente trocam informações que os ajudam a compreender suas necessidades e alinhar expectativas. A comunicação é a ponte pela qual o conhecimento científico do profissional se materializa em cuidado.

Quando o profissional consegue aliar a humanização no atendimento à sua competência técnica, acaba se comunicando de maneira mais efetiva com o paciente.

Iremos encarar a comunicação clínica efetiva em três dimensões: o que fazer, como fazer e por que fazer. O porquê já está descrito no que falamos até agora no capítulo.

Em relação ao que fazer, há várias construções teórico-práticas que evocam a humanização da medicina. Dentre elas, podemos citar a Abordagem Centrada na Pessoa, a Medicina Narrativa, a Entrevista Motivacional, bem como modelos e *checklists* de comunicação – Kalamazoo, Calgary-Cambridge, Protocolo SPIKES etc.

Segundo estudo de Patel e cols. (2019, p. 16)[4], cinco comportamentos foram listados como potencializadores da percepção da empatia e compaixão: "1. sentar (*versus* ficar em pé) durante a entrevista; 2. detectar as expressões faciais dos pacientes e pistas não verbais de emoção; 3. reconhecer e responder às oportunidades de compaixão; 4. comunicação não verbal de cuidado (p. ex., ficar de frente para o paciente, contato visual); e 5. declarações verbais de reconhecimento, validação e apoio".

Essas ações não se restringem à adoção de determinadas frases ou estilos de comunicação. Elas se tornam humanas e efetivas quando consideram os aspectos relacionais e acolhem as emoções e os valores das subjetividades.

E como fazer isso na prática? Explicaremos aqui como a empatia pode representar esse caminho que nos ajuda a realizar uma comunicação efetiva.

A EMPATIA COMO CAMINHO

> *"A empatia reside em nossa capacidade de estarmos presentes sem opinião."*
>
> MARSHALL ROSENBERG

Não há um consenso sobre os conceitos de empatia e compaixão. Alguns pesquisadores definem empatia como "compaixão em ação". Outros entendem o contrário: compaixão é "empatia em ação". Também não existe unanimidade em relação a que tipo de ação esses construtos se referem. É comum ver esses termos sendo usados de forma intercambiável.

Para Mercer e Reynolds (2002, p. S11)[5], "a empatia clínica é a capacidade de: (a) compreender a situação, a perspectiva e os sentimentos dos pacientes, bem como seus significados; (b) comunicar essa compreensão e verificar sua precisão; e (c) a partir dessa compreensão, atuar de forma terapêutica em relação ao paciente".

Como veremos mais adiante, para a Comunicação não Violenta, também chamada de Comunicação Empática, o processo empático consiste não só em detectar e evidenciar as emoções como também em investigar as necessidades subjacentes a elas. Esse processo é chamado de autoempatia quando ocorre no nível intrapessoal.

Os sentimentos e necessidades constituem uma poderosa base de conexão entre os seres humanos, pois são inerentes e comuns a toda a humanidade.

E como fazer essa empatia na prática? Acreditamos que o processo empático acontece quando há uma demonstração genuína da existência e importância de uma pessoa. Considerando o contexto de saúde, isso acontece quando as emoções[i] e necessidades do profissional e paciente são reconhecidas e consideradas, assim como o processo de compreensão das informações em saúde pelo paciente é levado em conta.

Quando mencionamos emoções e necessidades, estamos nos referindo ao processo da Comunicação não Violenta. E quando falamos em cuidar que o paciente receba as informações em saúde de forma compreensível, referimo-nos a Letramento em Saúde (LS). O LS, de forma resumida, é a habilidade de uma pessoa acessar, compreender e aplicar as informações em saúde para tomar decisões que melhorem ou mantenham a qualidade de vida. O LS foi considerado pela Organização Mundial de Saúde como um dos principais fatores para a promoção de saúde no século XXI. Para aprofundamento no tema, sugerimos a leitura dos materiais listados ao final do capítulo. Portanto, a Comunicação não Violenta e o Letramento em Saúde podem ser vistos como estradas que compõem o caminho empático. O processo empático tem muitos benefícios, conforme veremos a seguir.

BENEFÍCIOS DA EMPATIA E DA AUTOEMPATIA

"Quando a compaixão é usada em conjunto com um cuidado clínico de excelência, ela pode ser incrivelmente poderosa."

(Stephen Trzeciak e Anthony Mazzarelli, 2019, p. 68)[6]

---

i   Neste capítulo, emoções e sentimentos serão considerados conceitos genéricos e intercambiáveis.

> *"São muitos os problemas de comunicação que acompanham as interações entre pacientes e profissionais de saúde. É frequente ouvir pacientes dizendo que o médico não os olhou ou não os deixou falar, bem como médicos dizendo que o paciente não prestou atenção ao que foi orientado ou que não conseguia dizer o que tinha. Este é um dos problemas mais comuns: a falta de conexão."*
>
> (CAMPOS, LEÃO, DOHMS, 2021, P. 27)[2].

Stephen Trzeciak, médico intensivista e Anthony Mazzarelli, médico emergencista, fizeram uma revisão completa e sistemática de todos os estudos de pesquisa científica sobre compaixão no cuidado com a saúde.

Depois de analisar mais de 1.000 resumos científicos e 250 artigos dos últimos 50 anos, demonstram em seu livro *Compassionomics: The Revolutionary Scientific Evidence that Caring Makes a Difference*[i] (2019)[6] que a compaixão pode contribuir muito para um cuidado com a saúde de excelência e que isso pode ser mensurado.

O termo compaixão adotado no livro é explicado da seguinte maneira: "compaixão é a resposta emocional à dor ou ao sofrimento de outra pessoa, envolvendo um desejo autêntico de ajudar". Para os autores, compaixão também envolve fazer algo. Por exemplo, em um estudo na Universidade Johns Hopkins para avaliar o efeito de uma atitude compassiva, os médicos comunicavam a pacientes com câncer a seguinte mensagem: "Sei que esta é uma experiência difícil e quero que saiba que estou aqui com você. Estamos aqui juntos e vamos passar por isto juntos. Eu estarei com você a cada passo do caminho".

Independentemente do tipo de ação adotada, o que foi investigado e mensurado foi quanto uma ação compassiva do médico favorecia a conexão dele com o paciente. E por que a conexão é importante? Porque a conclusão de um estudo realizado pela

---

i   Em tradução livre: *Compassionomics*: a evidência científica revolucionária de que o cuidado compassivo faz a diferença.

Universidade de Harvard (*Harvard Study of Adult Development*[i] – de 1938 aos dias atuais) foi que "Bons relacionamentos nos mantêm mais felizes e saudáveis [...] e a solidão mata".

Na avaliação dos autores, se a conexão humana está tão fortemente associada à saúde, fortalecer essa conexão por meio de interações compassivas pode resultar em mudanças significativas. Veremos a seguir as mudanças significativas apontadas pelos estudos científicos.

BENEFÍCIOS DA COMPAIXÃO
FISIOLÓGICOS
• Acalma a resposta ao estresse
• Ajuda feridas a cicatrizarem mais rápido
• Aumenta a função imunológica
• Melhora a qualidade de vida em cuidados paliativos
• Melhora os sintomas do resfriado comum
• Promove a cura de traumas
• Reduz a dor nas costas, dor de cabeça e a dor da síndrome do intestino irritável
• Reduz a percepção de dor
• Reduz a pressão arterial
• Reduz as complicações graves do diabetes
PSICOLÓGICOS
• Pode aliviar o sofrimento e a ansiedade
• Pode ajudar a tratar e prevenir o transtorno de estresse pós-traumático
• Quando a pessoa médica é compassiva, sua depressão pode ser aliviada
AUTOCUIDADO DO PACIENTE
• Promove a adesão ao tratamento
• Os pacientes se sentem capacitados para compreender e gerenciar sua doença

---

i   Estudo de Harvard sobre o desenvolvimento do adulto.

QUALIDADE DO ATENDIMENTO

- Motiva profissionais a ajudarem os pacientes a compreenderem a sua doença
- Melhor alinhamento terapêutico
- Mais abertura do paciente para revelar informações mais claras, resultando em melhores diagnósticos
- Pacientes mais propensos a acreditar que o profissional sabe o que está fazendo
- Diminui as chances de haver erro médico grave

FATURAMENTO

- Os pacientes escolhem e recomendam o profissional de saúde com base na satisfação com o relacionamento
- Os pacientes têm a percepção de que os profissionais compassivos são mais competentes
- Os pacientes estão dispostos a pagar mais por um atendimento compassivo

CUSTOS

- Menos encaminhamentos e menos exames
- Melhor adesão dos pacientes às recomendações clínicas
- Redução das ausências dos funcionários, faltas por doença e licenças médicas
- Redução dos custos com litígios por erro médico

Alguns profissionais de saúde podem pensar que não têm tempo para incluir empatia ao atendimento. No entanto, ser empático não requer mais tempo (Weiss et al., 2017, p. 808)[7]. A empatia pode até economizar tempo dos profissionais e torná-los mais satisfeitos e bem-sucedidos em sua prática.

Segundo Riess no artigo sobre a ciência da empatia, "a autoempatia é uma área muito negligenciada e é necessária para garantir que os profissionais de saúde tenham os recursos necessários para permanecerem empáticos com as outras pessoas. Os seres humanos têm circuitos neurais intrincados e compartilhados nas áreas motoras, sensoriais e emocionais (límbicas) do cérebro para ajudá-los a compreender a experiência dos outros, levando a comportamentos de ajuda. No entanto, quando emocionalmente sobrecarregados, oprimidos, explorados ou esgotados (*burnout*), a capacidade de empatia diminui como resultado do grau de trabalho emocional despendido. É fundamental que, como profissionais médicos e cuidadores, exerçamos o autocuidado para mantermos níveis saudáveis de empatia." (Riess, 2017, p. 76)[8].

Benzo, Kirsch e Nelson (2017)[9] constataram que os profissionais de saúde que têm autocompaixão durante os momentos de imperfeição diminuem seu isolamento e aumentam o bem-estar, a felicidade, a conexão e a qualidade de vida.

A COMUNICAÇÃO CLÍNICA EFETIVA PODE SER APRENDIDA! EMPATIA TAMBÉM!

A comunicação e a empatia não são necessariamente um dom, e sim uma prática de aprendizado e treino. O reconhecimento da importância da comunicação como habilidade a ser continuamente treinada está contribuindo para que ela integre cada vez mais a grade curricular de cursos da saúde.

A partir de agora veremos o que é a Comunicação não Violenta e como esse conhecimento pode se integrar à prática clínica.

MARSHALL ROSENBERG E O INÍCIO DA CNV

"O que eu quero em minha vida é compaixão, um fluxo entre mim mesmo e os outros com base numa entrega mútua, do fundo do coração."

(MARSHALL ROSENBERG, 2003, P. 23)[10]

Marshall B. Rosenberg (1934–2015) foi um psicólogo de abordagem humanista que concebeu a Comunicação Não Violenta (CNV) na década de 1960, a partir de vários saberes e inspirações.

Marshall acabou abandonando a prática de psicologia clínica e passou a ensinar e a divulgar a CNV por todo o mundo. Sua motivação para fazer isso pode ser inferida nesta sua frase: "Ao adotarmos as habilidades e a consciência da CNV, podemos aconselhar os outros em encontros que são genuínos, abertos e mútuos, em vez de recorrermos a relações profissionais caracterizadas pelo distanciamento emocional, diagnósticos e hierarquia" (2003, p. 46)[10].

Desde antes de cursar psicologia, Marshall tinha interesse em compreender o que ajudava ou dificultava os seres humanos a manifestarem sua capacidade compassiva, que, para ele, é uma qualidade humana inata. Em suas pesquisas, identificou que a comunicação tem um papel crucial nisso. Assim, desenvolveu uma abordagem específica de falar e ouvir que favorece a conexão com nós mesmos e com os outros, possibilitando o florescimento de nossa compaixão natural.

O QUE É COMUNICAÇÃO NÃO VIOLENTA?

> *"A Comunicação não Violenta se baseia em habilidades de linguagem e comunicação que fortalecem a capacidade de continuarmos humanos, mesmo em condições adversas."*
>
> (MARSHALL ROSENBERG, 2003, P. 21)[10]

A expressão "não violenta" vem da palavra "ahimsa", cuja tradução simplificada do sânscrito significa "não cometer violência contra outros seres". Por extensão, a Comunicação Não Violenta (CNV) pode ser entendida como a intenção de que nossas palavras e ações evitem causar dor, em nós mesmos e nos outros, em suas várias nuances – desconforto, mágoa, sofrimento etc. Esse cuidado integra a intenção principal da CNV que é a de criar uma qualidade de conexão em que as pessoas apreciem contribuir para o bem-estar mútuo a partir de motivações intrínsecas.

A CNV pode ser vista como uma filosofia que nos ajuda a ver nossa humanidade compartilhada e a descobrir a profundidade de nossa natureza compassiva. Ao mesmo tempo, ela nos oferece ferramentas concretas que nos habilitam a honrar nossos valores e necessidades. Com isso, podemos dizer que a CNV nutre a possibilidade de criarmos um mundo que funcione para todos.

Vamos agora nos basear no caso clínico a seguir para explorar a CNV:

Caso clínico

Marcos, 10 anos, chega à emergência pediátrica acompanhado de seu pai, Rui, e são atendidos por Ana, médica de plantão. Rui diz que Marcos acordou cansado e com o peito chiando. Também diz que quando Marcos era menor tinha episódios similares, já tendo sido diagnosticado com asma. Afirma que há muito tempo não apresentava mais episódios, já "tendo se curado da asma". Porém nos últimos 5 meses teve dois episódios parecidos com o atual e Rui decidiu voltar a usar a "bombinha", não sabendo dizer seu nome e a frequência com que é utilizada.

Ao exame, Marcos aparenta cansaço e tem sibilos na ausculta pulmonar. Ana diagnostica Marcos com uma crise moderada de asma e opta por tratar com corticoide oral e um beta-agonista de curta duração inalatório pelo espaçador. Marcos se mostra inquieto e não aceita inicialmente as medicações. Ana está praticando as habilidades de CNV que aprendeu em um curso.

A COMUNICAÇÃO ALIENANTE DA VIDA

"Sempre que rotulamos alguém de maneira estática, limitamos a sua humanidade plena e, então, tendemos a interagir com ele a partir dessa ideia reduzida de quem ele é."
(Ike Lasater, 2020, p. 153)[11]

Em suas pesquisas para identificar o que nos afasta de nosso estado compassivo natural, Marshall concluiu que algumas formas de linguagem e comunicação, intra e interpessoal, interferem na nossa habilidade de contribuir para o bem-estar nosso e dos outros e para a resolução efetiva de conflitos. A essas formas, ele denominou "comunicação alienante da vida". Vamos ver alguns exemplos de comunicação alienante da vida que poderiam ser ditos por uma pessoa médica ao Marcos:

Julgamento moralizador: culpa, insulto, depreciação, rotulação ("Nossa, que menino manhoso!"); crítica, comparação ("Tem uma menina de 5 anos que não reclama quando eu ponho o espaçador nela"); diagnósticos ("Você não é do tipo que colabora"); interpretação. Aqui também entram as expressões "deveria" ("Você deveria colaborar mais"); "tem que" etc., que supõem haver um jeito "certo" e uma crítica ao que for diferente.

Exigência/ameaça: "Se você não parar de chorar, eu vou ficar triste".

Negação de responsabilidade: "Vou ter que segurar a sua cabeça com força porque você não está colaborando".

CNV QUANDO NOS EXPRESSAMOS

> *"Para além das ideias de certo e errado, existe um campo. Eu me encontrarei com você lá."*
> RUMI

Para nos comunicarmos de uma forma que aumente a chance de o interlocutor nos ouvir sem querer recuar, defender-se ou contra-atacar, ou seja, para chegarmos ao desejo mútuo de nos entregarmos de coração, a CNV propõe um processo composto por quatro componentes. Nesse processo, expressamos o fato observado relativo à situação vivenciada, nossos sentimentos e necessidades, e, por último, nosso pedido.

A seguir, veremos a definição dos quatro componentes e como eles poderiam ser expressados em uma proposta de abertura de diálogo feita pela Dra. Ana ao Marcos e ao Rui, na situação descrita no caso clínico. Os quadros de diálogo mostram primeiramente uma comunicação alienante da vida e depois a abordagem proposta pela CNV.

Os diálogos, sentimentos e necessidades propostos são meramente exemplificativos, não havendo intenção de taxar ou exaurir as possibilidades desses elementos.

1. **Observação** – O fato observado na situação, livre de avaliações, interpretações, rótulos, generalizações, julgamentos etc. A observação espelha uma realidade compartilhada e procura ser pontual, como se pudéssemos filmar a situação.

	OBSERVAÇÃO COM AVALIAÇÃO	**OBSERVAÇÃO SEM AVALIAÇÃO (ABORDAGEM CNV)**
Diálogo da Dra. Ana com Marcos	"Você não está colaborando."	"Você está se movimentando e isso, para mim, dificulta colocar o espaçador."
Diálogo da Dra. Ana com Rui	"Você não acredita que o Marcos ainda tem asma e não está cuidando dele como deveria."	"Você disse que o Marcos já se curou da asma e não sabe dizer o nome da bombinha que ele usa."

2. **Sentimentos** – Os sentimentos que surgem na situação observada. Eles vêm geralmente acompanhados de sensações corporais – um "nó na garganta", "estômago embrulhado". Algumas expressões que parecem transmitir a ideia de sentimentos, na verdade são pensamentos. É o caso de "Sinto que você..." ou dos pseudossentimentos – o Apêndice 1 traz uma lista de Sentimentos e de Pseudossentimentos.

	PENSAMENTO(S)	**SENTIMENTO(S) (ABORDAGEM CNV)**
Diálogo da Dra. Ana com Marcos	"Sinto (Penso) que você não quer colaborar."	"Sinto-me frustrada / impotente."
Diálogo da Dra. Ana com Rui	"Sinto-me desvalorizada." ("desvalorizada" é um pseudossentimento que pode equivaler a "Penso que você não valoriza o que eu falo".)	"Estou preocupada / receosa."

3. **Necessidades** – As necessidades – também chamadas de valores – que sustentam e enriquecem nossas vidas. As necessidades são universalmente compartilhadas pelos seres humanos. (Veja Lista de Necessidades no Apêndice 2).

Para a CNV, tudo o que fazemos é para atender a nossas necessidades. A CNV nos convida a investigar que necessidades estão precisando ser cuidadas a cada momento. Essa prática nos ajuda a entrar em contato com nossa humanidade compartilhada e a desenvolver uma consciência compassiva. Assim, por exemplo, mesmo sem nunca termos passado por qualquer privação de alimentos, podemos compreender por que uma pessoa sem recursos financeiros furta comida (necessidade de nutrição), independentemente do juízo que possamos ter sobre a estratégia adotada.

Podemos ter diferentes graus de valorização em relação às necessidades que estão vivas em cada momento. Por exemplo, quando o isolamento social é uma medida sanitária recomendada, uma pessoa em um dado momento adere a ela para atender à sua necessidade de segurança física e, em outro momento, pode optar por ter contato presencial para cuidar da necessidade de companhia.

Vimos no Capítulo 1 que: "É forte a razão para a humanização e a bioética caminharem de mãos dadas". Podemos dizer que os princípios da Autonomia, Beneficência, não Maleficência e Justiça propostos por Beauchamp e Childress cuidam de necessidades. Ao adotar tais princípios, a pessoa médica pode estar atendendo às suas necessidades de integridade, propósito, conexão, efetividade, bem como a de contribuir para o paciente atender às necessidades de segurança, bem-estar físico e emocional, confiança, autonomia, equidade etc. Marshall dizia que as necessidades que valorizamos para nós mesmos, valorizamos para os outros também e apreciamos contribuir para que as necessidades dos outros sejam atendidas.

Quando nossas necessidades estão atendidas, temos sentimentos agradáveis como os de satisfação e alívio, e quando não estão atendidas vivenciamos sentimentos desconfortáveis como os de preocupação e medo. Por isso, o que os outros fazem pode ser o estímulo, mas não é a causa de nossos sentimentos. Por exemplo, uma pessoa médica pode ficar chateada ao ser chamada para cobrir um plantão, porque está cansada (necessidade de descanso). Ou pode ficar feliz, porque o plantão lhe trará uma renda extra para fazer uma viagem (necessidade de relaxamento). Isso fundamenta a proposta da CNV de nos responsabilizarmos por nossos sentimentos. Assim, em vez de a pessoa médica dizer a quem fez o chamado pedindo para cobrir o plantão: "O seu chamado me deixou chateada...", ela poderia se autorresponsabilizar dizendo: "Fiquei chateada porque eu estava precisando descansar".

Quando entramos em contato com nossas necessidades, podemos identificar qual necessidade está mais viva no momento e podemos fazer uma escolha consciente da estratégia que utilizaremos para atendê-la. As estratégias são as ações que podem ou não atender às nossas necessidades. No exemplo dado, a pessoa médica poderia obter recursos para fazer a viagem recorrendo a outras estratégias, caso decidisse priorizar atender à necessidade de descanso. E, mesmo que decidisse cobrir o plantão a contragosto, ainda assim estaria priorizando atender, consciente ou inconscientemente, a uma ou mais necessidades: apreciação, contribuição etc.

Uma das causas frequentes de conflito é o fato de nos apegarmos a uma estratégia que não atende às necessidades de todos os envolvidos em uma situação. Nosso condicionamento normalmente nos leva a jogar o "jogo do quem tem razão". O jogo funciona assim: "Eu tenho razão, o outro (a estratégia) está errado e tem que mudar". Focamos o "erro" do outro em vez de nos concentrarmos no que necessitamos e não estamos obtendo. Por isso, ao nos expressarmos, é importante observar a diferença entre estratégia e necessidade. A estratégia é a resposta a perguntas do tipo (com) quem, quando, onde, como, o quê. Exemplo de estratégia: "Quero discutir o caso (o que) com a equipe (com quem), na hora do almoço (quando)". Já a necessidade responde à pergunta por quê. Exemplo: "Porque estou precisando de clareza e apoio". Supondo que, no exemplo dado, um membro da equipe não pudesse participar porque iria ter uma aula (necessidade de aprendizagem), a estratégia poderia ser mudada para cuidar das necessidades de todos. Quando enxergamos nossa humanidade compartilhada no nível das necessidades, não há certo ou errado.

	ESTRATÉGIA	NECESSIDADE(S) (ABORDAGEM CNV)
Diálogo da Dra. Ana com Marcos	"Você tem que ficar quieto."	"Preciso de ajuda porque desejo cuidar da sua saúde." (necessidades: apoio /contribuir com o bem-estar e saúde / harmonia)
Diálogo da Dra. Ana com Rui	"Você precisa seguir o tratamento do Marcos."	"Gostaria de contar com apoio para cuidar da saúde do Marcos." (necessidades: apoio / parceria / confiança / contribuir com a saúde e bem-estar / efetividade)

4. **Pedido** – Ações ou estratégias que ajudam a atender às necessidades. A CNV propõe que os pedidos de ação (em que se pede que alguém faça algo) sejam concretos, específicos, factíveis e em linguagem de ação positiva. Existem também os pedidos de composição (em que os envolvidos compõem uma solução) e os pedidos de conexão (em que se investiga como nossa fala chegou na pessoa – seja para entendermos o que está vivo nela, seja para checarmos seu entendimento do conteúdo). A checagem do entendimento é um aspecto essencial no cuidado à saúde. Ela é explorada pelo Letramento em Saúde através da técnica do *teach-back*. Resumidamente, o *teach-back* consiste em pedir que o paciente fale com suas palavras o que entendeu do que foi conversado. O pedido passa a ser uma exigência se não estivermos abertos a receber uma negativa como resposta. Também deixa de ser percebido como um pedido se o interlocutor o atender motivado por culpa, vergonha, obrigação, medo de punição ou pela promessa de uma recompensa. Uma negativa do receptor do pedido significa que ele está querendo cuidar de necessidades dele. Ao investigarmos que necessidades o estão motivando a dizer não, podemos tentar encontrar estratégias que atendam às necessidades de todos.

PEDIDO/EXIGÊNCIA		PEDIDO (ABORDAGEM CNV)
Diálogo da Dra. Ana com Marcos	"Você poderia se acalmar?" (Pedido abstrato) ou "Dá para você não cobrir o rosto com as mãos?" (Pedido de ação negativa. Marcos pode descobrir o rosto, mas continuar se movimentando)	"Você poderia ficar com o seu rosto bem quietinho, só agora, para eu poder colocar o espaçador?" (Pedido de ação: concreto, específico, factível e de ação positiva.)
Diálogo da Dra. Ana com Rui	"Você tem que aderir ao tratamento. Caso contrário, não adianta continuar trazendo seu filho ao nosso serviço." (Exigência que pode levar Rui a aquiescer por receio das consequências e não por motivação intrínseca)	"Vamos conversar sobre como podemos ajudar a melhorar a saúde do Marcos?" (Pedido de composição) ou "Como chega em você o que eu estou falando?" (Pedido de conexão)

Reunindo os quatro componentes, o convite ao diálogo da Dra. Ana para Marcos, por exemplo, ficaria assim: "Você está se movimentando e isso, para mim, dificulta a colocação do espaçador. Fico frustrada porque preciso de ajuda e quero cuidar da sua saúde. Você poderia ficar com o seu rosto bem quietinho, para eu poder colocar o espaçador?".

Os quatro componentes não configuram um "roteiro" engessado que nos leva por um caminho linear e de mão única. A ideia é criar um espaço de expressão e de escuta. Esses componentes trazem à luz as seguintes diferenciações conceituais:

Observação *versus* Avaliação;

Sentimento *versus* Pensamento;

Necessidade *versus* Estratégia;

Pedido *versus* Exigência.

A essência da CNV está na conscientização desses conceitos e não nas palavras expressadas.

Embora o processo dos quatro componentes possa parecer simples, pode ser desafiador integrá-lo ao nosso modo de pensar e agir, por causa do enraizamento do paradigma dualista (bom/mau, certo/errado) e do "jogo do quem tem razão" em nosso condicionamento cultural. Também é desafiador porque requer uma constante conexão com a energia de vida – nossos sentimentos e necessidades – que está presente em nós e nos outros. Não estamos acostumados a entrar em contato com essa energia para ir checando se nossas ações e o impacto delas nos outros estão alinhados com nossa intenção. Essa checagem nos possibilita que substituamos o automatismo de nossas reações pela escolha consciente de nossas ações.

Vimos como os quatro componentes da CNV podem nos ajudar a expressar o que está vivo em nós de forma autêntica e com uma chance de evitarmos reações de recuo, defesa ou contra-ataque. Agora vamos ver como eles nos auxiliam a receber de maneira empática o que os outros expressam, mesmo quando o fazem de uma forma que julgamos ser violenta, dado que "toda violência é uma expressão trágica de necessidades não atendidas" (Marshall Rosenberg).

A CNV QUANDO ESCUTAMOS

"Com frequência, as pessoas transcendem os efeitos paralisantes da dor psicológica quando têm suficiente contato com alguém que pode ouvi-las com empatia."
Marshall Rosenberg

Nas palavras de Arnina Kashtan, autora e facilitadora de CNV, "Empatia é a manifestação da compaixão. É compaixão em ação. Significa que estamos decidindo deixar nosso coração aberto para a outra pessoa e que vamos encontrá-la onde ela está. Não significa que vamos concordar com o que ela está pensando ou fazendo, ou que vamos consentir com o que ela está pedindo. A empatia cria um espaço onde o outro pode ser quem é integralmente. Nesse espaço, a outra pessoa não está sozinha porque estamos, juntos, acolhendo a experiência dela".

Quando uma pessoa está nos dizendo algo, podemos tentar adivinhar o que está vivo nela, fazendo perguntas que expressem nossa compreensão da essência – sentimentos e necessidades – do que ela está transmitindo. Voltando ao nosso estudo de caso, imaginemos que Marcos foi medicado e está aguardando uma nova avaliação de seu quadro. Rui começa a ficar impaciente com a espera e, quando a Dra. Ana aparece, acontece o seguinte diálogo:

> **Rui:** "Nossa, como demorou para a senhora aparecer! Parece que vocês não se preocupam com o estado do meu filho!". (Necessidades de confiança e cuidado com a saúde do filho.)
>
> **Dra. Ana:** "Vejo que você está angustiado porque gostaria de ter certeza que, mesmo eu não estando aqui, a saúde de seu filho não estaria correndo nenhum risco. É isso?".
>
> **Rui:** "É. E também a gente fica aqui esperando e não recebe nenhuma satisfação! Fica parecendo que vocês esqueceram da gente".
>
> **Dra. Ana:** "Você ficou inseguro e gostaria de ser informado sobre o que está acontecendo, né?". (Necessidade de consideração, clareza.)
>
> **Rui:** "Inseguro, não – fiquei bem irritado! Eu estou vivendo de favor e tinha me programado para ir atrás de um emprego. Já vi que hoje o dia foi perdido".
>
> **Dra. Ana:** "Parece que você está agoniado para ter independência financeira. É por aí?". (Necessidade de independência.)
>
> **Rui:** "Não só isso. Eu quero ter um cantinho para o Marcos e eu morarmos. Lá onde estamos o pessoal fuma e tem um gato. A senhora disse que isso não é bom pra ele, né?".

Dra. Ana: "Isso mesmo. Vou torcer para que vocês consigam logo ter um cantinho em que você fique tranquilo em relação à saúde do Marcos" (Necessidade de cuidar da saúde.)

Depois de fazer uma pausa, a Dra. Ana avalia a expressão de Rui, e continua: "Normalmente leva um tempo para a medicação fazer efeito e, por isso, estou passando só agora para reavaliar o Marcos. Lamento não ter falado para você quanto tempo isso levaria. Vou examinar o Marcos e, se ele estiver bem, em meia hora vocês estarão liberados. Nesse tempo também quero conversar com você sobre como dá pra cuidar dele até vocês mudarem de casa. Pode ser?".

Rui: "Pode sim".

Por serem adivinhações – ou "palpites empáticos" no jargão da CNV –, elas nem sempre correspondem ao que a pessoa realmente está sentindo e necessitando. O importante é ter um desejo genuíno de compreender e acolher a experiência do outro. Os palpites empáticos terminam com um ponto de interrogação (afirmações podem ser interpretadas como diagnósticos), pois estamos checando o nosso entendimento e abrindo um espaço para a pessoa se sentir incluída e continuar se expressando.

No diálogo, em um primeiro momento a Dra. Ana ofereceu sua presença empática com foco exclusivo no que Rui estava vivenciando. Estar presente significa não desviar o assunto para dar explicações, contar uma experiência pessoal relacionada ao tema, aconselhar etc.

Vamos imaginar que Rui acabou de dizer: "Eu quero ter um cantinho para o Marcos e eu morarmos". A seguir estão algumas respostas que bloqueariam a presença empática:

Questionar/entrevistar: "Em que bairro você vai querer morar?".

Analisar: "Você está se precipitando".

Aconselhar: "Você deveria ir com calma e esquecer isso por enquanto".

Corrigir: "Tem outras medidas mais importantes que isso no momento".

Consolar: "Fique tranquilo, tudo vai dar certo".

Educar: "Esta é uma boa oportunidade para você revisar a forma como você toma decisões".

Somente quando sentiu que Rui estava mais tranquilo, a Dra. Ana passou o foco para outros assuntos: a explicação da demora, o lamento pela falta de informação e o convite para conversarem sobre os cuidados com Marcos. Marshall dizia: "Deixe o resultado ou a solução para depois; é através da conexão que as soluções se materializam – empatia antes de instrução".

Os quatro componentes estiveram presentes, implícita ou explicitamente, na comunicação da Dra. Ana com Rui. Ela apurou o que Rui estava observando (a percepção de falta de informações sobre a demora), investigou seus sentimentos e necessidades, e subentendeu seu pedido de receber informações sobre a duração dos procedimentos.

Existem alguns indícios que nos ajudam a perceber quando nossa escuta empática foi efetiva:

▸ A pessoa que recebe a escuta empática vivencia uma sensação de alívio. Podemos perceber esse fenômeno ao observar no outro e em nós mesmos um relaxamento no nosso corpo;

▸ A pessoa para de falar.

Se não temos certeza se ficamos tempo suficiente no processo, podemos perguntar: "Tem alguma coisa que você gostaria de dizer?".

Voltando ao nosso caso, suponhamos que a Dra. Ana quisesse aplicar uma medicação injetável no Marcos e que ele estivesse chorando e se posicionando atrás do pai. Uma forma empática de interagir com ele seria fazer perguntas como: "Você está com medo que a injeção possa doer? Você quer saber se vai doer?". Se ele disser que sim, uma resposta honesta pode construir um vínculo de confiança. Supondo que seja um procedimento doloroso, a Dra. Ana poderia explicar o motivo da medicação e depois checar o entendimento do Marcos sobre a explicação que foi dada. Em seguida, poderia dizer: "Eu quero cuidar da sua saúde e fazer isso de uma forma tranquila para você. Tem um jeito de aplicar a injeção que dói menos. Você quer saber como é?". A Dra. Ana pode dizer o que ajudaria (deixar o braço quietinho, por exemplo), a duração – "Quando você contar até 3, eu já terei terminado. Vamos contar até 3 para você ver quanto vai durar?" – e assim por diante. É importante acolher o sentimento da criança (medo) e atender às possíveis necessidades dela – empatia, validação, clareza, honestidade, conforto físico, confiança, autonomia.

Mas o que fazer quando, após inúmeras tentativas, a criança continuar se movimentando e inviabilizando o procedimento? Nessa hora, podemos pedir que um adulto segure a criança firmemente, recorrendo ao que a CNV chama de uso protetivo da força. A intenção que motiva essa ação é a de oferecer os cuidados necessários para proteger a saúde da criança. Podemos explicar à criança qual foi a nossa intenção para que fique claro que não a estamos punindo por seu comportamento. Uma forma possível de a Dra. Ana validar a experiência do Marcos e, ao mesmo tempo, expressar seu pesar seria: "Sei que fiz algo contra a sua vontade e imagino que isso tenha sido muito ruim para você. Foi?". Depois de oferecer empatia nos moldes já demonstrados, finalizar: "Estou triste por não ter encontrado um jeito que fosse bom para você".

Pode ser que em determinadas situações não estejamos em condições de oferecer empatia. Marshall dizia que "Quando nos sentimos na defensiva ou incapazes de oferecer empatia, precisamos (a) parar, respirar, dar empatia a nós mesmos, (b) gritar de forma não violenta, ou (c) dar um tempo." "Gritar de forma não violenta" seria expressar, de forma enfática, o que está vivo em nós, tendo na mente e no coração a consciência dos quatro componentes. Exemplo: "Estou com sono e preciso dormir! Você poderia abaixar o volume da tv?" A seguir veremos como "dar empatia a nós mesmos".

AUTOEMPATIA E O OLHAR PARA O PROFISSIONAL

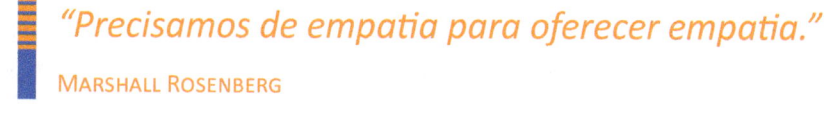

"Precisamos de empatia para oferecer empatia."
MARSHALL ROSENBERG

Para todo esse processo que falamos até aqui, é muito importante que as necessidades e sentimentos da Dra. Ana sejam considerados. Ela deseja oferecer os cuidados com o máximo de conforto físico, efetividade, fluidez, harmonia e consideração por todas as necessidades dos pacientes. Além disso, quer atender aos outros pacientes no tempo alocado para isso em sua agenda. Tudo isso contribui para criar um vínculo de confiança e conexão com seus pacientes. No atendimento ao Marcos alguns desses valores ficaram desatendidos (conexão, confiança, autonomia) e isso pode representar um desgaste emocional para a Dra. Ana. Saber que escolhas podem implicar que algumas necessidades serão atendidas e outras não, pode ajudar a Dra. Ana a optar conscientemente, com mais conforto e clareza, por estratégias que atendam às necessidades que ela julga serem prioritárias no momento.

A CNV nos convida a lamentar os impactos indesejados de nossas escolhas com o conceito de "luto". Em vez de nos julgarmos ou julgarmos o que há "errado" com algo ou alguém, passamos simplesmente a "enlutar" as necessidades que deixaram de ser atendidas. Também podemos enlutar quando não é possível atender a uma necessidade com nossa estratégia favorita.

Ao nos conectarmos com as necessidades subjacentes a nossos sentimentos, ações, gatilhos e julgamentos, abrimos um espaço para realizarmos a autoempatia.

Essa conversa interna pode ocorrer no momento em que se percebe um desconforto emocional, ou depois. Também pode acontecer quando temos sentimentos agradáveis e queremos celebrar as necessidades que estão satisfeitas.

Na autoempatia, investigamos que sentimentos e necessidades estão vivos em um determinado momento. Elaborar nosso processo e nomear o que está vivo nos traz um entendimento do que é importante para nós e por que estamos sentindo o que estamos sentindo. Entramos em contato com a beleza de nossas necessidades, com nossa humanidade – e isso nos traz alívio e relaxamento. A autoempatia nos ajuda a procurar alternativas à reação habitual e a acolher nossas limitações. Nossas limitações nos sinalizam que algumas necessidades estão vivas e requerem nosso cuidado. No caso da Dra. Ana, seu limite de tempo e de energia para conversar com Marcos era uma forma de dizer: "Você tem outros pacientes para ver, você quer honrar o tempo e a saúde deles, você já tentou o que sabia, guarde seu tempo e energia para os atendimentos seguintes". Resumidamente, era uma voz que dizia: "seu autocuidado (menos atraso, menos correria, menos reclamações, menos estresse) e o cuidado com os outros pacientes (mais presença, melhor qualidade de atendimento) também são importantes". Ao acolhermos nossas limitações, podemos reconhecer quais objetivos não estão funcionando para nós e quando é hora de adotarmos uma nova abordagem.

Quantas vezes, sensações tão básicas como as de frio ou fome são ignoradas e sequer percebemos que nosso mau humor e dor de cabeça têm uma razão de ser? Quando identificamos nossas necessidades, podemos tentar atendê-las, ou, pelo menos, legitimá-las e enlutar as que optamos por deixar desatendidas.

Ter uma rede de amigos ou pares empáticos a quem possamos recorrer para pedir uma escuta empática é muito útil nesse processo. Um amigo empático nos oferece palpites empáticos que podem nos ajudar a ter clareza sobre os sentimentos e necessidades que estão ou estavam vivos em uma determinada situação.

OUTRAS APLICAÇÕES DA CNV

A CNV é uma poderosa abordagem para poder criar e reparar conexões nas esferas pessoal, profissional e sistêmica.

Ela pode fornecer estratégias para promover interações que cuidem das relações no ambiente de saúde e que proporcionem maior efetividade nos cuidados com a saúde dos pacientes.

Para Rosenberg e Molho (1998, p. 340)[12], podemos usar a CNV também para:

- Resolver conflitos intra e inter equipes;
- Prevenir *burnout*;
- Comunicar notícias técnicas alarmantes de maneira compassiva;
- Melhorar as relações com clientes;
- Solicitar o apoio necessário para servir a outros;
- Aumentar a produtividade de reuniões;

- Oferecer oportunidades que ajudem os familiares a apoiarem, compassivamente, um parente com doença grave;
- Avaliar desempenho de forma a maximizar o aprendizado e o moral;
- Permanecer humano quando forças institucionais encorajam a competição, coerção e desumanização;
- Manter-se conectado com o ser humano por trás dos títulos;
- Lembrar o que é importante quando há pressão de tempo.

EXPERIÊNCIA PESSOAL DOS AUTORES

Grace: Nos *workshops* em que atuo como facilitadora de CNV, é comum ouvir: "Quem realmente precisava estar neste *workshop* não está aqui". Esse comentário, que pode significar "O outro é que é violento e precisa mudar", para mim, é a expressão trágica de um anseio de vivenciar relações harmoniosas, bem como de ter apoio e parceria para incorporar a consciência proposta pela CNV. Também acho que seria mais fácil integrar uma nova linguagem quando os outros também estão motivados a praticá-la. É desafiador estar sozinha nessa empreitada porque, além dos desafios já mencionados no capítulo, existem as dinâmicas peculiares a cada relacionamento. Nem sempre a intenção de minhas ações está alinhada com o impacto delas. Um "simples" (para mim) comentário como "Pensei que você já tivesse saído" pode ter como resposta: "Você não precisa me dizer que estou atrasada". Desafios à parte, a CNV trouxe luz a uma consciência com potencialidade de mudar algo que não estava funcionando em meus relacionamentos intra e interpessoais. Ela me ajudou e ainda ajuda a transformar um estado de sofrimento em um estado de esperança. Mesmo que as pessoas ao meu redor desconheçam a CNV, acredito que a minha intenção de só dar e receber a partir de uma escolha consciente do que pode contribuir para enriquecer a vida, já influenciou e continuará influenciando o meu entorno. Ainda tenho um longo percurso para que todas as minhas escolhas sejam conscientes e alinhadas com meus valores. Mas é esse o caminho que almejo trilhar.

Rogério: A CNV me ajuda a praticar a Medicina que acredito ao mesmo tempo que me cuido. A CNV me lembra que além das necessidades e sentimentos meus e do paciente estarem em evidência no atendimento, as necessidades do sistema de saúde em que atuo também estão sendo consideradas: Como esse sistema está sendo cuidado? Quem cuida de mim e do sistema de saúde para que eu possa ofertar cuidado? Por experiência própria, atender sob a ótica da CNV é uma forma de resistir ao fazer saúde hegemônico, onde a onipotência médica de "saber tudo e resolver" reina junto da meta de indicadores por vezes elevada. A CNV é uma lanterna que ajuda a sair do escuro isolado das minhas expectativas e estar presente para lembrar: "O que é possível ser feito? Como posso cuidar dessa pessoa na minha frente, de mim e do sistema de saúde?". Quanto mais nutrido estou, mais ofereço atenção, mais acolho antes de resolver, mais admito com sinceridade: "não sei o que fazer". E mais do que usar CNV na prática, acredito que é deixar que a CNV me guie. Quando estou ancorado em uma atenção presente e cuidado compassivo, o acolhimento tende a fluir. É um processo de aprendizagem constante, e cada relação traz um ponto a considerar. Também acredito na diferença que Marshall já pontuava: praticar CNV num sistema violento/desigual para continuar existindo nesse sistema x praticar CNV para mudar o sistema em que atuo. A mudança do mundo acontece em velocidade diferente da velocidade em que muitas vezes gostaríamos, e isso pode gerar angústia. Que possamos nos acolher para seguir rumo ao horizonte, pois horizonte serve para caminhar.

CONSIDERAÇÕES FINAIS

- Quando utilizamos a CNV em nossas interações, nós nos colocamos em nosso estado compassivo natural.

- A CNV nos propõe um caminho para responder a duas perguntas: "O que está vivo em nós?" e "Como podemos cuidar do que está vivo em nós?". A resposta a essas perguntas extrapola o escopo de qualquer técnica ou linguagem. A resposta está na nossa intenção de nos conectarmos compassivamente com os outros seres humanos e com nós mesmos.

- Para integrar a CNV à prática, é essencial ampliar e aprofundar os conhecimentos do conteúdo aqui abordado com leituras, cursos, *workshops*, grupos de estudo e de prática etc. A melhora da comunicação é um processo contínuo de auto-observação e observação que se faz na prática.

- Quando falamos e escutamos, podemos identificar os quatro componentes da CNV: Observações, Sentimentos, Necessidades e Pedidos. Reconhecer sentimentos e necessidades é uma forma de ofertar e receber empatia.

- Primeiro nos conectamos compassivamente com os outros para depois resolver a situação.

- Ter uma rede de apoio é fundamental para a prática da comunicação empática.

- Fazer essas ações na prática pode ser desafiador pela rotina dos serviços de saúde. Podemos começar escolhendo um ponto a melhorar na comunicação e integrando-o à rotina. Outra ação que ajuda é dedicar alguns minutos depois de uma interação com pacientes ou familiares para revisar o que aconteceu. O que funcionou? O que não funcionou? O que pode melhorar?

- Nutrir o cuidado pessoal é fundamental para a prática da empatia no cuidado em saúde. Podemos ter crenças sobre medidas de autocuidado como: "não importam" ou "não preciso". Questionar essas crenças é um passo importante para permitir que nos cuidemos. Quando nos desconectamos de nós ou não nos cuidamos, também nos desconectamos das outras pessoas.

- Quanto mais o serviço e sistema de saúde em que trabalhamos considerarem o cuidado aos profissionais de saúde, mais fácil será replicar o processo empático com pacientes e com nós mesmos.

APÊNDICES

APÊNDICE 1

Lista de Alguns Sentimentos

SENTIMENTOS QUANDO AS NECESSIDADES ESTÃO ATENDIDAS:			
admirado	confortável	estimulado	realizado
agradecido	curioso	feliz	revigorado
aliviado	emocionado	inspirado	satisfeito
comovido	empolgado	orgulhoso	surpreso
confiante	esperançoso	otimista	tranquilo

SENTIMENTOS QUANDO AS NECESSIDADES NÃO ESTÃO ATENDIDAS:			
aborrecido	desanimado	impaciente	preocupado
aflito	desconfortável	inseguro	relutante
com medo	desesperado	intrigado	solitário
confuso	desesperançado	irritado	triste
constrangido	frustrado	nervoso	zangado

Lista de Alguns Pseudossentimentos

abandonado	desprezado	intimidado	pressionado
ameaçado	diminuído	invalidado	rebaixado
assediado	encurralado	invisível	rejeitado
atacado	enganado	isolado	rotulado
coagido	ignorado	julgado	subestimado
controlado	incompreendido	mal amado	sufocado
criticado	indesejado	manipulado	traído
culpado	insultado	negligenciado	usado
decepcionado	interrompido	pisoteado	violado

APÊNDICE 2

Lista de Algumas Necessidades Humanas Universais(*)

AUTONOMIA
- escolher seus próprios sonhos, objetivos e valores
- escolher seu próprio plano para realizar esses sonhos, objetivos e valores

CELEBRAÇÃO
- celebrar a criação da vida e os sonhos realizados
- elaborar as perdas: entes queridos, sonhos etc. (luto)

INTEGRIDADE
- autenticidade
- autovalorização
- criatividade
- significado

INTERDEPENDÊNCIA
- aceitação
- amor
- apoio
- apreciação
- calor humano
- compreensão
- comunhão
- confiança
- consideração
- contribuição para o enriquecimento da vida (exercitar o poder de cada um, doando aquilo que contribui para a vida)
- empatia
- encorajamento
- honestidade (a honestidade que nos fortalece, capacitando-nos a aprender com nossas limitações)
- proximidade
- respeito
- segurança emocional

LAZER
- diversão
- riso

COMUNHÃO ESPIRITUAL
• beleza
• harmonia
• inspiração
• ordem
• paz

NECESSIDADES FÍSICAS
• abrigo
• água
• alimento
• ar
• descanso
• expressão sexual

(*) extraída do livro *Comunicação não Violenta* de Marshall Rosenberg[10].

Sugestões de leitura em Letramento em Saúde

▸ Barreto RM. O Sexto Sinal Vital da Saúde: Health Literacy/Letramento em Saúde [internet]. Florianópolis: Publicação Independente; 2019. Disponível para download em: http://bit.ly/LivroLetramento. Acesso em: 15 dez. 2020.

▸ Passamai MPB, Sampaio HAC, Dias AMI, Cabral LA. Letramento funcional em saúde: reflexões e conceitos sobre seu impacto na interação entre usuários, profissionais e sistema de saúde. Interface (Botucatu) [Internet]. 2012;16(41):301-14.

▸ Teach-back, ©2018. Teach-back on-line learning module. Disponível em: http://teachback.org/. Acesso em: 15 dez. 2021.Capítulo 5

Referências Bibliográficas

1. Sofer OJ. *Say what you mean: a mindful approach to nonviolent communication.* Boulder, Colorado: Shambhala Pub.; 2018.

2. Dohms M, Gusso G, orgs. *Comunicação clínica: aperfeiçoando os encontros em saúde.* Porto Alegre: Artmed; 2021.

3. Silva MJP. *O papel da comunicação na humanização da atenção à saúde.* Rev Bioética Conselho Federal de Medicina. 2002;10:2.

4. Patel S, Pelletier-Bui A, Smith S, Roberts MB, Kilgannon H, Trzeciak S, et al. *Curricula for empathy and compassion training in medical education: A systematic review.* PLoS ONE. 2019;14(8):e0221412. Disponível em: https://www.ncbi.nlm.nih.gov/pmc/articles/PMC6705835/.

5. Mercer SW, Reynolds WJ. *Empathy and quality of care.* Br J Gen Pract. 2002;52:S9-S13.

6. Trzeciak S, Mazzarelli A. *Compassionomics: The revolutionary scientific evidence that caring makes a difference.* Pensacola, FL: Studer Group; 2019.

7. Weiss R, Vittinghoff E, Fang MC, Cimino JEW, Chasteen KA, Arnold RM, et al. *Associations of physician empathy with patient anxiety and ratings of communication in hospital admission encounters.* Journal of Hospital Medicine. 2017;12(10):805-810. doi-org.erl.lib.byu.edu/10.12788/jhm.2828.

8. Riess H. *The science of empathy.* Journal of Patient Experience. 2017;74-77. doi: 10.1177/2374373517699267.

9. Benzo RP, Kirsch JL, Nelson C. *Compassion, mindfulness and happiness of health care workers.* Explore The Journal of Science and Healing. 2017;13(3):201-206. doi: http://dx.doi.org/10.1016/j.explore.2017.02.001.

10. Rosenberg MB. *Comunicação não-violenta: técnicas para aprimorar relacionamentos pessoais e profissionais.* 4ª ed. São Paulo: Editora Ágora; 2006.

11. Lasater I, Stiles J. *Comunicação não violenta no trabalho: um guia prático para se comunicar com eficácia e empatia.* São José dos Campos: Colibri; 2020.

12. Rosenberg MB, Molho P. *Nonviolent (empathic) communication for health care providers.* Haemophilia. 1998;4(4):335-40. doi: 10.1046/j.1365-2516.1998.440335.x. PMID: 9873751.

CAPÍTULO 5

Espiritualidade

Claudio Reingenheim
Rabino Michel Schlesinger
Padre Ricardo Geraldo de Carvalho

A experiência da doença é muitas vezes transformadora a todos os influenciados. Escancara a falta de controle que temos nos acontecimentos de nossa vida e como nossos planos podem ser alterados a qualquer momento. Condições de saúde de maior gravidade e a proximidade da morte podem alterar nossa percepção de vulnerabilidade e nos leva a questionamentos existenciais, espirituais.

Estes efeitos atingem pacientes, familiares e profissionais de saúde. A medicina, revestida nas últimas décadas com a mais avançada tecnologia, deve manter no seu centro a pessoa, o ser humano. A cada encontro entre o profissional de saúde e o paciente são suscitadas questões existenciais.

A espiritualidade, que pode ter muitas definições, aparece como uma forma de reflexão sobre a transcendência da humanidade, uma busca do significado e do propósito da vida (a). Existem várias evidências que demonstram a importância da abordagem da espiritualidade, acompanhada ou não de uma religião determinada, no encontro entre profissionais de saúde e pacientes (d,e). O conhecimento de conceitos e o treinamento são essenciais para que a abordagem tenha um resultado benéfico para o paciente, diminuindo possíveis mal-entendidos e sentimentos negativos.[a,d,e]

Neste capítulo convidamos dois religiosos para nos presentar com um texto sobre **Religiosidade e religião**

Religiosidade e religião não são a mesma coisa. Existe uma relação entre essas duas manifestações, mas elas não são iguais. Embora se complementem e se enriqueçam algumas vezes, em outras ocasiões irão entrar em atrito e se chocar.

Religiosidade é a urgência humana de entrar em contato com uma dimensão mais sagrada da vida. Este impulso é absolutamente pessoal e individual. Cada ser humano possui sua própria espiritualidade e a expressará de maneira única.

A religiosidade não tem templos ou datas sagradas, o que permite que todo lugar e toda hora possam ser sacralizados. Não existem objetos ou pessoas intrinsecamente santos, o que faz com que cada utensílio ou indivíduo possuam o potencial de adquirir santidade.

A religiosidade não estabelece idioma e nem tem livro de orações. O permitido e o proibido não fazem parte de sua linguagem. A norma é não ter regras. Quanto mais livre for a pessoa, mais autêntica será sua manifestação espiritual.

A religião, por outro lado, é o oposto de tudo isto. Aqui, a norma é ter regra para tudo. Religiões possuem templos e datas sagrados. A liderança é exercida por sacerdotes. Todos rezam no mesmo idioma e seguem o mesmo livro de orações. Existem objetos sagrados e rituais coreografados para cada circunstância da vida.

Religiosidade e religião têm, cada uma, sua vantagem.

Se a religiosidade nos permite a expressão fiel de nossa espiritualidade, é a religião que garante a formação de uma comunidade. Sem regras, dificilmente conseguiríamos cooperar entre nós e atuar como grupo.

O luto é uma ocasião em que podemos observar a relação de complementariedade e tensão entre religiosidade e religião.

No judaísmo, o luto é estruturado por um grande manual daquilo que deve ser feito ou evitado desde a notícia do falecimento de um familiar até o final da vida dos enlutados.

Em meus dezesseis anos de rabinato, tenho observado que este conjunto de rituais ajudam as pessoas a enfrentar o desafio do luto. Justamente quando ficamos totalmente desorientados em razão da perda de alguém muito querido, é tranquilizador encontrar um guia de comportamento. Temos uma tradição que nos abraça em um momento quando é difícil fazer escolhas e a maioria das pessoas prefere não precisar fazê-las. Traz orientação em uma etapa que estamos absolutamente desorientados.

Além disto, o luto judaico nos possibilita sermos acompanhados pela comunidade que nos garante o abraço que precisamos em momentos de crise. Desde os voluntários que aparecem para cuidar do corpo de nosso familiar, até o mínían de nossas rezas, a tradição judaica faz com que os primeiros dias depois da perda sejam vividos em grupo, para evitar o isolamento e a solidão.

Todas essas regras costumam ajudar muito as pessoas. Costumo escutar muitos elogios à sabedoria que existe em cada um desses rituais e normas, estabelecidos por nossa religião.

No entanto, o manual parece não funcionar para todos. O que fazer quando os rituais entram em atrito com o desejo do enlutado? Em algumas circunstâncias, as regras ditadas pela religião apontarão para uma direção diferente daquela indicada pela religiosidade do enlutado. O que deveria ser feito nessas circunstâncias?

Já acompanhei enlutados que não quiseram rezar o kadish (reza dos enlutados) num mínián (quórum mínimo de dez judeus para uma oração pública), mas sim na solidão da sua dor; lidei com famílias que se negaram a ter suas roupas rasgadas no ritual da keriá; vi pessoas que decidiram participar de festas durante o período do luto por considerarem que, assim, a pessoa falecida seria mais homenageada.

Nestas e noutras circunstâncias, a religiosidade, ou seja, a manifestação espontânea de quem vive o luto, pode se chocar com a religião e suas determinações.

O fato de existirem diversas visões sobre a morte na teologia judaica, traz uma oportunidade de conciliação entre religião e religiosidade. As diversas teorias sobre o pós-morte nos encorajam a estabelecer um diálogo pluralista entre as normas coletivas e os desejos individuais dos enlutados.

O judaísmo não estabeleceu uma visão única sobre o que acontece conosco depois do final desta vida. Não existe uma descrição uníssona sobre os estágios que nossa alma passa depois de deixar a existência física. As características do lugar onde essas almas passariam a habitar, também foram descritas de maneira distinta por diferentes pensadores judeus.

Duas correntes prevaleceram ao longo da história. Existem pensadores, como Nachmanides, Hasdai Crescas e Joseph Albo, que defenderam a profecia de que haveria uma ressureição física na era messiânica. Outros, como Maimônides e Moses Meldelssohn, defenderam a noção da imortalidade da alma. As duas teorias são contraditórias, uma vez que podemos crer em ressureição apenas se admitirmos que a vida terminou. Se a vida continua em outro formato, é incoerente defender a noção de renascimento de algo que nunca morreu.

Acredito que a riqueza de visões que coexistem no campo da filosofia judaica a respeito da morte, vem nos ensinar algo sobre a resolução de eventual conflito entre religião e religiosidade neste mesmo campo.

Penso que as normas devam ser compreendidas como um grande manual de experiências que podem orientar, amparar e enriquecer a vivência da despedida. No entanto, este cardápio não precisa ser necessariamente compreendido como tudo ou nada. A religião e suas regras não podem inibir a espiritualidade individual. Nada nem ninguém pode determinar como o outro viverá sua dor.

Ao mesmo tempo, caso o indivíduo esteja aberto para aceitar as recomendações de uma tradição milenar, ele encontrará no judaísmo uma gama de possibilidades para viver este momento acompanhado de sua comunidade.

Certa vez, meu professor e rabino israelense, Michael Graetz, disse o seguinte: "Mesmo que eu não acreditasse em vida após a morte, diria para os enlutados que existe, porque percebo o quanto isto traz alívio. Acreditar que a vida segue de alguma maneira é tranquilizador no momento da despedida". "Por acaso", complementou o rabino, "acredito nisto também".

Para mim, esta história ilustra o desafio de ser fiel à tradição, sem perder o olhar para a individualidade da pessoa que está à nossa frente. E, quando o conflito existir, acompanhar com empatia o enlutado será sempre a coisa certa a se fazer.

Assim como a teologia judaica comporta muitas visões sobre a morte, a prática religiosa deve ser flexível o suficiente para se adaptar a diferentes pessoas com necessidades de religiosidade distintas.

Que a lembrança das pessoas que marcaram nossas vidas nos auxilie na busca de um equilíbrio entre nossa vontade de viver em comunidade e nossa lealdade ao que há de único em cada saudade, no singular.

ESPIRITUALIDADE CUIDADOSA À SAÚDE: A VIDA QUE SE MANIFESTA NA POTENCIALIDADE DO SER HUMANO

Este capítulo aborda a importância da espiritualidade no cuidado à saúde e na formação do profissional de saúde. Nada obstante, não pretende emitir uma noção completa e final sobre espiritualidade e saúde, mas busca contribuir numa reflexão capaz de apresentar bases que podem auxiliar na prática do cuidado integrador do ser humano. Para tanto, a finitude é o que nos define como sujeitos autônomos, eclodindo a nossa vulnerabilidade, seja na condição de paciente ou profissional de saúde. Todavia, através da nossa finitude, podemos avançar em atitudes humanizadoras, as quais fomentam o sentido para a nossa existência. Na simbiose da nossa biografia com a Teografia, transcende-se a finitude na infinitude do Ser humano. Logo, o cuidado torna-se potente, com possibilidade de gerar a cura do sujeito, por meio da harmonização entre todas as dimensões inerentes à pessoa.

Pela própria natureza do ser humano, somos portadores de um certo nível de insciência e debilidade. Quase que na totalidade do tempo, sofremos com diferentes graduações de intensidade. Aflige-nos o sofrimento que pode advir das ameaças permanentes, que anseiam por submergir nossa beatitude. Normalmente, as pessoas são apavoradas com três situações das quais podem evocar o sofrimento: do poder superior da natureza, da fragilidade de nossos corpos e dos outros indivíduos (BAUMAN, 2014, p. 119).

Na condição de seres finitos, vulneráveis, em sã consciência, o ser humano tem ciência de sua mortalidade, denotando, pois, a incerteza existencial. Importa propriamente interpretar o inteiro âmbito dos pensamentos, sentimentos, desejos, crenças, ações e estados de uma pessoa – mas também de um povo, de uma cultura – como sintoma e transfiguração de impulsos e afetos gerados no espaço vital, por sua vez, sujeitos a uma permanente elevação ou desfalecimento de sua potência, de tonificação e enfraquecimento (GIACOIA JUNIOR, 2013, p.177-179).

O respeito do inter-indivíduo pela vida manifesta-se, principalmente, no apreço pela vida humana. O sujeito autônomo evita o que prejudica a sua existência: frio, calor, humidade, enfim, realidades vulnerabilizadoras. Contudo, a ciência médica aperfeiçoa tratamentos capazes de prolongar a finitude humana, podendo gerar um melhor bem viver.

Cuidar-se de um exterior mais gracioso possível, alimentar-se razoavelmente, vestir-se de modo apurado, habitar-se condignamente, garantir-se a higiene corporal e psíquica: tudo isso faz parte da solicitude pela vida. Mas, em tudo isso, é preciso atender-se ao principal: a própria vida. Jesus de Nazaré assevera sem ambiguidade: "Não vale a vida mais do que o alimento, e o corpo mais do que as vestes?" (Mt 6, 25). De outra sorte, as coisas escravizariam as pessoas.

O cuidado da vida está profundamente gravado na identidade humana. Precisamente como o Deus da Vida, o ser humano, ou o que há de melhor no ser humano, ama a tudo o que vive. Nesta perspectiva, o mandamento "não matarás" não contém apenas a proibição de matar a alguém. Inclui toda a amorosidade pela vida.

Do dever normal de respeito pela vida, faz igualmente parte do tratamento médico. No entanto, é absolutamente humano que continue existindo a autonomia de se submeter ou não a determinados tratamentos. Tampouco, deve prolongar-se com a obstinação terapêutica uma vida desenganada. Sobretudo se a vida que assim se mantém for mero vegetar, sem sinais de vida propriamente humana; aqui, podem eliminar-se os meios extraordinários e deixar agir o processo de morte.

Por outro lado, não é lícito interromper-se, voluntariamente, uma vida: matar os doentes, física ou psiquicamente incuráveis, a citar a eutanásia, ou cometer suicídio. Recebemos a vida de Deus e não podemos tirá-la livremente. No entanto, pode haver situações de exceção em que o inter-indivíduo, em consciência, não tenha uma alternativa senão acabar com a própria a própria vida. Que pensar, por exemplo, de alguém, submetido a torturas, que conhece nomes de muitas pessoas, as quais não pode comprometer ou trair, e sente que não irá resistir à dor? Sempre há casos em que o mandamento "não mataras" deve ser verificado, e até em sua maior profundeza, pela decisão da consciência pessoal.

Cada um tem em sua biografia as circunstâncias inerentes, as dificuldades e as alegrias, capazes de desenvolver a consciência da pessoa, para que ela compreenda a sua importância social, a sua responsabilidade, o cuidar do espaço vital, convergente das subjetividades em atitudes dialógicas, fomentadoras das relações interpessoais. Logo, Deus não criou o mundo, Ele o está criando e o faz também através do ser humano. Face à complexidade da Aliança entre a transcendência e a imanência, o amor é a sentinela avançada da justiça, revelando-se em um ato de extraordinária importância: o que os olhos do amor descobrem, torna-se, mais tarde, objeto de lei e de justiça.

O ser humano não possui apenas exterioridade, que é sua expressão corporal. Nem só interiorizadade, que é seu universo psíquico interior. Ele vem dotado também de profundidade, que é sua dimensão espiritual.

Assim, o que distingue o ser humano, na medida que promove atitudes humanizadoras, dos demais seres animados e inanimados, é o fato de ser o único capaz de ter responsabilidade por outrem. Esta postura significa a igualdade que um indivíduo deverá ter para com seus semelhantes. Sofrimento, dor e morte são contingentes na finitude humana, segundo as quais manifestam a vulnerabilidade humana em seus diferentes níveis. A pessoa, ao se conscientizar que é ser-para-a-morte, adquirirá maturidade na compreensão da existência humana, no que concerne ao cuidado e à responsabilidade perante toda a vida. Assim, a pessoa pode nutrir a liberdade interior, transformando-a em verdadeiro sujeito das suas atitudes, sentindo a finitude humana como uma existência de possibilidades (SOUZA, in SIQUEIRA et al, 2016, p.140-141).

Ao reconhecer o vastíssimo horizonte da finitude humana, somos convidados a nos relacionar com o transcendente. Nessa simbiose com a espiritualidade, Souza fundamenta-se em Hans Jonas:

> A espiritualidade aponta um "além" ou um "trans" em relação aos níveis de realidade e de percepção, mas um além ligado a eles. Portanto, é transcendente e imanente, permitindo o movimento

ascendente e descendente entre os níveis de realidade (informação) e percepção (consciência). Esse encontro com o sagrado na transrealidade e na transpercepção é a condição da liberdade e da responsabilidade humana. (JONAS apud SOUZA in SIQUEIRA et al, 2016, p. 142).

O espírito não é uma parte do ser humano ao lado de outras. É o ser humano inteiro que por sua consciência se percebe partencendo ao Todo e como porção integrante dele. Pelo espírito temos a capacidade de ir além das meras aparências, do que vemos, escutamos, pensamos e amamos. Pode-se assimilar mentalmente o outro lado das coisas, o seu profundo. O espírito capta símbolos e metáforas de uma outra realidade, presente nas coisas – que, por sua vez, não são apenas "coisas" – mas que não está circunscrita a elas, pois as transborda por todos os lados. Essa atitude integradora da corporeidade do inter-indivíduo recorda, aponta e remete à dimensão chamada de profundidade.

É próprio do ser humano, portador de espírito, perceber valores e significados e não apenas elencar fatos e ações. Com efeito, o que realmente conta para as pessoas, não são tanto as coisas que lhes acontecem mas o que elas significam para suas vidas e que tipo de experiências marcantes lhes proporcionaram.

Absolutamente todas as situações carregam, existencialmente, um caráter simbólico. O escritor alemão Johann Wolfgang von Goethe, que viveu entre os anos de 1749 e 1832, observava com perspicácia: "Tudo o que é passageiro não é senão um sinal" (Alles Vergängliche ist nur ein Zeichen). É da natureza do sinal – sinais vitais – tornar presente um sentido maior, transcendente, realizá-lo na pessoa e fazê-lo objeto de experiência. Neste sentido, todo evento relembra aquilo que o ente vivencia, nutrindo a sua profundidade. Em síntese, o sujeito autônomo assume, proativamente, a espiritualidade em sua finitude.

O espírito permite ao ser humano fazer uma experiência de não-dualidade: "Os Princípios Guias do Todo estão dentro de vós" proclamou Jesus. Esta afirmação remete a uma experiência viva; a experiência de base, pois os inter-indivíduos estão ligados e religados – segundo a raiz da palavra "religião" – uns aos outros e todos com a Fonte Originária. Um fio de energia, de vida e de sentido passa por todos os seres tornando-os um cosmos ao invés de caos, uma sinfonia ao invés de cacofonia. Blaise Pascal – matemático, escritor, físico, inventor, filósofo e teólogo católico francês –, além da sua genialidade, fomentava a mística pessoal e disse incisivamente: "é o coração que sente Deus, não a razão". Este tipo de experiência transfigura tudo. Tudo se torna permeado de veneração.

As religiões vivem desta experiência espiritual. Elas são posteriores a ela. Articulam-na em doutrinas, ritos, celebrações e caminhos éticos e espirituais. Sua função primordial é criar e oferecer as condições necessárias para permitir a todas as pessoas e comunidades de mergulharem na realidade divina e atingir uma experiência pessoal do Espírito Criador. Infelizmente muitas delas se tornaram doentes de fundamentalismo e de doutrinalismo que dificultam a experiência espiritual.

Esta experiência, precisamente por ser experiência e não doutrina, irradia serenidade e profunda paz, acompanhada pela ausência do medo. A pessoa sente-se amada, abraçada e acolhida pelo Seio Divino. O que acontece ao inter-indivíduo, acontece no seu amor. Neste cenário, mesmo a morte não acarreta medo na pessoa em situação de vulnerabilidade; é assumida como parte da vida, como o grande momento alquímico da transformação que permite para o ente estar verdadeiramente no Todo, no coração de Deus.

Face à inquietude criativa que forja o processo humanizador, a teologia pode contribuir para a bioética em três âmbitos: na especificidade da reflexão ética, na concepção de ser humano subjacente às intervenções biotecnológicas – antropologia –, no modo do ser humano relacionar-se com a natureza – ecologia.

O poderio técnico pode criar no ser humano uma sensação de onipotência que nega os limites pela busca de soluções de prótese, dificultando sua verdadeira superação pela trans-significação ao nível da simbólica. O desejo narcísico de onipotência não consegue aceitar a vulnerabilidade, uma dimensão fundamental do ser humano para a constituição do sujeito e para o despertar da alteridade.

No livro *O uso dos corpos*, o jusfilósofo Giorgio Agamben investiga o pensamento do apóstolo Paulo detendo-se, fundamentalmente, aos escritos paulinos destinados à Comunidade de Corinto e à Comunidade de Roma (AGAMBEN, 2017). Neste ínterim, em uma das cartas escritas para um grupo de coríntios, na qual revela sua conversão ao Projeto de Vida anunciado por Jesus de Nazaré, o apóstolo assevera: "Eis por que sinto alegria nas fraquezas, nos insultos, nas necessidades, nas perseguições, no profundo desgosto sofrido por amor de Cristo. Pois quando me sinto fraco, então é que sou forte" (2Cor 12,10).

Para tanto, ao analisar-se o conceito de "poder" nos evangelhos, abre-se uma interessante perspectiva que vai nesta direção. Em um estudo feito pelo teólogo e bioeticista Márcio Fabri dos Anjos a este respeito identificou-se, nos textos originais em grego do Novo Testamento, quatro diferentes termos correspondentes a "poder". Três deles têm um sentido comunicativo e dinâmico. São os conceitos que exatamente expressam o poder de Deus em Jesus, enquanto o quarto conceito, que vai na linha do poder-dominação, nunca é aplicado a Jesus (ANJOS, 2005, p. 144-146). Os conceitos, brevemente explicados, dizem o seguinte:

- *Eksousía* – Este conceito se traduz por um correspondente de raiz latina como *autoridade*, cuja etimologia remete a *augere*, que significa alargar, ampliar. Trata-se de um poder que se exerce em favor das pessoas, alargando suas possibilidades de ser e de atuar.

- *Dýnamis* – Este conceito é mais facilmente compreensível exatamente por termos o derivado em nossa língua, no termo *dinâmica* e seus derivados. Significa o poder *dinâmico*, provocativo, impulsionador. Aparece mais frequentemente como adjetivo ao lado do conceito *eksousía*.

- *Sêmeion* – Este conceito pode ser traduzido literalmente por "sinal", e teria um sentido polivalente. Mas seu uso no Novo Testamento é especificamente dirigido para mostrar a grandeza do poder de Deus que se realiza em favor das pessoas necessitadas. Por isto, é traduzido mais adequadamente pelo termo "milagre". Uma análise mais acurada sobre o sentido dos milagres na Bíblia verifica que eles são símbolos, "sinais" de uma ação transformadora de Deus. Significam menos uma interferência externa e quase mágica nos processos históricos e naturais. Mostram antes a força de um espírito novo com que as pessoas e a comunidade são potencializadas para superar suas necessidades.

- *Krátos* – Este conceito remete basicamente ao poder exercido por força, seja no sentido físico, seja no sentido de imposições morais. É menos empregado no Novo Testamento e nunca é atribuído a Jesus. Ao contrário,

Jesus aparece chamando a atenção dos discípulos contra seu uso. Diante da atitude dos que buscam o poder como dominação, ele contrapõe sua proposta de fazer do poder um serviço (*eksousía*) em favor dos semelhantes (cf. Mc. 10,41-45 e paralelos).

Abordagem semelhante tem a sua validade para a espiritualidade ao ser definida como uma propensão humana a buscar significado à vida através de conceitos que transcendem o tangível, à busca de um sentido superior a si mesmo. Etimologicamente, espiritualidade é derivada de Espírito. Diferentes concepções de Espírito determinam-lhe a compreensão. Em uma vertente grega e estoica, o espírito se contrapõe à matéria ou se mostra soberano a ela, controlando-a, dominando-a. E a espiritualidade conduz a pessoa, portanto, a afirmar a dimensão da alma em oposição ao mundo do corpo, da matéria. Esta afirmação lança o inter-indivíduo diante do espiritualismo platônico e estoico. Embora em constante recesso, hodiernamente existem traços dessa espiritualidade em circulação.

Na tradição semita, que inspira sobretudo o Antigo Testamento, onde a influência grega não existia ou apenas principiava, o Espírito afetava o ser humano totalmente – corporeidade, sexualidade, sensibilidade, espiritualidade –, envolvendo-o pelo mundo divino. Fala-se, então de espiritualidade unitária, criatural.

No Novo Testamento continua, em parte, tal compreensão. Assim, Paulo fala dos frutos da carne e do espírito, não no sentido corporal, material, mas aludindo à sua fonte originária: do Espírito divino ou do egoísmo humano (Gl 5, 19-23). Ambos os frutos afetam o lado espiritual e corporal do ser humano.

A tradição cristã explicita ainda mais a pessoa do Espírito Santo. "O Defensor, o Espírito Santo que o Pai enviará em meu nome, ele vos ensinará tudo e vos recordará tudo o que eu vos tenho dito" (Jo 14, 26), nos "guiará a toda verdade" (Jo 16, 13). Está na origem da Igreja e na relação com ela. Ele também nos alimenta na caridade fraterna, habitando em nós (Jo 14, 17). Essa espiritualidade cristã da inabitação – o Pai gera constantemente o Filho e, de ambos, procede ao Espírito Santo. Essa circularidade de amor, realidade maravilhosa, acontece no íntimo do ser humano, lugar preferido da presença amorosa e da ternura de Deus – até agora percorria os caminhos tradicionais.

Com o advento da pós-modernidade situa-se, a priori, a espiritualidade teocósmica, segundo a qual matéria e espírito não se distinguem. Esta perspectiva funda-se cientificamente na teoria quântica, no princípio de Einstein da convertibilidade de matéria em energia e vice-versa. Soma-se a ela a influência monista oriental, de que a Nova Era se fez expressão em muitos pontos. Ela responde à sede de espiritualidade que a sociedade consumista, materialista, violenta, competitiva, hedonista, destruidora da natureza tem provocado. Apresenta o lado oposto da sobriedade, do espiritual, do suave, da harmonia, de prazer diferente, do culto à natureza que vem da contemplação, da presença do sagrado, de cenários extasiantes. Sonha com "um novo mundo possível", afinado, harmonioso, integrador, repousante, reconstituinte, eco-amigo, super-religioso, sem conflitos. Impera o lado melhor do ser humano: solidariedade, ausência de medos, liberdade, alegria, comunhão com o todo.

André Comte-Sponville – filósofo materialista francês – desenvolveu com grande originalidade uma espiritualidade para ateus (COMTE-SPONVILLE, 2007). Esse autor entende por espiritualidade a fidelidade diante dos valores absolutos, incondicionados, elaborados, transmitidos na tradição e reinterpretados ao longo da história. Não é condição sine qua non crer na existência de Deus para aceitá-los e ser fiel a eles. Apela-se à razão humana, à civilização ocidental, ao valor da comunhão na Sociedade. Em suma, essa forma de espiritualidade não vive sem os valores da comunhão e da fidelidade.

A mente humana é a geradora da promessa, na medida em que o devir humano fixa de alguma maneira o animal não fixado e estabiliza de algum modo o animal não estabilizado. Ela emerge no campo antropológico, quando a estabilização se dá na dialética entre memória e esquecimento, fomentando a incondicional aceitação do amor fati pelo indivíduo, a aceitação integral da vida. Nietzsche habilmente explicita o espírito livre, ao afirmar:

> Sempre que alguém fala sem amargura do homem, como de um
> ventre que tem duas classes de necessidades e de uma cabeça que
> tem uma; sempre que alguém não busque e não queira ver outra
> coisa que a fome, o instinto sexual e a vaidade, como se estas fossem
> as tendências essenciais e únicas no fundo das ações humanas; em

> suma, sempre que alguém fala mal dos homens e não com malícia, o que ama o conhecimento deve escutar com atenção e diligência, deve ter o ouvido alerta, onde se fala sem despeito. Já que o homem despeitado e que sempre lacera a si mesmo com os próprios dentes (ou em seu lugar o mundo, Deus ou a sociedade) poderá talvez, falando segundo o critério da moral, estar à maior altura que o sátiro risonho e autossatisfeito, mas em todos os outros sentidos se nos apresenta como o caso mais comum, mas indiferente e menos instrutivo. Ninguém mente tanto quanto o despeitado (NIETZSCHE, 2014, p. 39).

No múnus profético, o inter-indivíduo defronta-se com a problemática da ecologia sob a perspectiva da denúncia da fúria destrutiva atual e do anúncio de novo mundo de respeito e cuidado. Ela tem provocado também tentativas de integrar as suas demandas na espiritualidade e na própria maneira de pensar o múnus como sinal. A natureza oferece abundantes aspectos simbólicos e permite desenvolver a seiva vital em sentido amplo.

O pluralismo cultural dotado de inúmeras nuances é conflitante com a identidade, pois questiona-a radicalmente. As grandes narrativas, que vinham de longas tradições, desfazem-se sob o impacto de uma razão cética, decepcionada e desconfiada. Em um tempo não muito distante a humanidade vivenciou narrativas poderosas, como as do nazismo, do fascismo e do comunismo, que conduziram a guerras, a destruições e ao sacrifício de milhões de vidas.

Entretanto, a identidade se alimenta da tradição, das narrativas. Se elas se perdem, ela padece de anemia por falta de alimento. Os sintomas logo aparecem. Agarra-se facilmente a qualquer proposta cultural.

Neste contexto, essa mudança, se realmente se operar, significa algo profundo e fundamental. A cultura ocidental se pensou a partir de dualidade: sujeito e objeto, espírito e matéria, Deus e ser humano, esta vida e vida além da morte, pessoa e natureza entre outras. Predominam a análise, a diferenciação, o aspecto objetivo, a razão instrumental, o legal, o poder, a ordem e assim por diante. Nossas identidades sofrem influência dessa concepção. A orientalização nos conduziria ao polo da unidade, da síntese, da indiferenciação, do místico, do englobante, da totalidade, da integração, do subjetivo, do imaginativo.

O apóstolo Paulo interpreta uma combinação de influências judaicas e helenísticas com intensidade adequada ao contexto em que evangelizava. Com isso, a ideia de sarx enquanto corpo físico abarca o sentido hebraico de basar, embora a ideia de sarx no que concerne um antagonismo a Deus resultasse da tradição helênica. Paulo peregrina por uma reflexão bastante tênue ao considerar a carne – corporeidade – absolutamente falha e interpretá-la como ativamente divergente e hostil a Deus. No bojo do seu discurso, constata-se que suas palavras se sustentam sobre a fraqueza e a corruptividade da carne, porque a vida experienciada nesse nível ou por ele delineada está fadada à morte (cf. Rm 8, 6.13). Por outro lado, ao aproximar-se do conceito hebraico de basar, o Apóstolo confere também uma conotação libertadora à carne, entendida, aqui, enquanto potência. Ao associar sarx a basar, Paulo assume, portanto, outras dimensões no que concerne à condição humana (DUNN, 2003, p. 93-99).

A própria física quântica tem-se avizinhado de tal vertente. A pós-modernidade caminha nessa direção. E nossas identidades, entendidas no horizonte ocidental, se chocam com tal vertente cultural. Assim, as distâncias entre o lado material e espiritual, terrestre e além-morte, subjetivo e objetivo se encurtam até desaparecer em unidade fusional. Então, a identidade ocidental somente se conservará, se tomar consciência crítica desse processo. Apesar de seus limites, ela forjou durante milênios uma consciência de unidade radical, profunda e inegociável.

Nesse *status quaestionis* – o estado da investigação – cresce na vida do sujeito autônomo a tensão entre vocação e profissão. Etimologicamente, vocação apresenta em sua raiz a palavra latina *vox-vocis*, a qual, em português, significa voz. No nível psicológico, define-se como realização. No plano teológico ela se identifica com a ação do Espírito que move o ser humano à entrega de si mesmo aos outros. Na dupla dimensão, vocação não se mede por realidades de fora, haja vista que é algo que brota de dentro. Não se prende a normas ou regras de tempo e espaço. Empenha a vida em sua integralidade, mesmo que a pessoa se sinta dividida.

A profissão, por sua vez, transita em outro departamento. A etimologia nos fala de pro+fateor, confessar, mostrar diante. O inter-indivíduo exibe um ofício, um trabalho, uma capacitação diante da sociedade pela qual é reconhecido. O olhar de fora faz-se fundamental. As sociedades criam instituições para regulamentarem, reconhecerem as profissões e não as vocações. Estas, submetem-se ao tribunal da interioridade, da consciência e, no máximo, de alguma instituição que revalidam as profissões, mas não confere tal movimento interior. Destarte, do jogo misterioso da graça divina e da disposição da natureza psíquica nasce a vocação.

Na atual cultura da competência, da competitividade, da eficiência, da produtividade, do resultado, aparece ainda mais clara a ruptura entre vocação e profissão. Esta pede cada vez mais capacidade de realização. Daí a multiplicação de exigências profissionais e acadêmicas: graduação, mestrado, doutorado, pós-doutorado, cursos de especialização, de pós-graduação, cursos técnicos entre outros.

Em contrapartida a vocação aprimora as vivências à medida que ela se articula com os aspectos profissionais, mas o lado realmente vocacional se nutre de outro alimento: espiritual, psicológico, humano. Mesmo quando as competências falham, a vocação permanece, enquanto a profissão naufraga.

Se é antes profissão, então entram em questão deslocamentos e mudanças nas suas obrigações internas. Exercem-se as funções com o máximo de zelo, de competência, de dedicação, mas sem a dimensão de definitividade e de entrega afetiva da vocação. Tem sentido distinguir cada vez mais as horas dedicadas ao cuidado e esmero de outros momentos, tanto no que se refere ao tempo como no que diz respeito ao espaço.

Ao analisar a mudança que está a acontecer no mundo da medicina, tem como mote a técnica. Os médicos mais humanizados, mesmo sendo excelentes profissionais, mostram realmente possuir vocação, dedicam com amorosidade a sua corporeidade no cuidado de outrem. Haja vista que o paciente frágil e aquele enfermo que se encontra em estado grave necessita, em absoluto, do cuidado e de tratamentos não agressivos. Deve-se construir junto aos profissionais de saúde a ideia basal de que a humanização precede a técnica, inspirando, pois, atitudes mais cuidadosas com os seres humanos que se defrontam visceralmente com a vulnerabilidade da sua finitude. Logo, quando os profissionais de saúde vivenciam o aforisma hipocrático "curar quando possível; aliviar quando necessário; consolar sempre" assumirão vitalmente que vocação implica envolvimento de vida, afetivo, existencial. E, na perspectiva teológica, há um compromisso de graça com Deus, ao assumir a vocação.

Neste cenário, o neuropsiquiatra austríaco Viktor Frankl, reitera que existem situações segundo as quais se fica impedido de trabalhar ou de gozar a vida, de modo que o sofrimento jamais pode ser excluído tendo em vista sua inevitabilidade. Quando a pessoa aceita o desafio de sofrer com audácia, a vida assume um significado transcendental inclusive no seu derradeiro instante. Em suma, o sentido da vida é a essência incondicional, por compreender também a significação potencial do sofrimento inevitável (FRANKL, 1991, p. 100-102).

Assim, o pai da logoterapia e Análise Existencial defende a tese de que a amorosidade é a única forma de compreender o outro ser humano no íntimo da sua personalidade. Nenhuma pessoa conseguirá ter consciência plena da essência última de outrem sem amá-lo. Pela amorosidade, o sujeito autônomo transforma-se, sendo capaz de sentir compassivamente a identidade do outro ser humano. A pessoa que experiencia a transformação amorosa atinge um nível elevado de percepção segundo a qual ela vê o que está potencialmente contido no amado, aquilo que ainda não está presentificado, mas deveria ser realizado. Neste âmbito, por meio do seu amor, a pessoa que ama capacita a pessoa amada a realizar as potencialidades da vida. A pessoa que se deixa conduzir pela amorosidade é capaz de conscientizar a outrem do que ele pode ser e do que deveria vir a ser. O ser humano que vivencia o amor faz com que as potencialidades do seu semelhante venham a se realizar.

A comunhão se constrói no serviço e não pela imposição da autoridade. E o serviço significa expressão de amor. De novo, o Mestre nos ensina: "Ninguém tem amor maior do que aquele que dá a vida por seus amigos" (Jo 15,13). Amar significa sentir falta do outro, alegrar-se com sua presença e ser capaz de perdoar e pedir perdão.

A comunhão não se faz em força de uma autoridade, seja ela qual for. Ela se constrói com todos os envolvidos. Todos criam laços entre si, permitindo que se sonhe, que se sinta bem, que se superem as dificuldades, que se programe e se projete o futuro, que se vençam as angústias e solidão, que se busque alcançar objetivos, numa palavra, que todos se amem em uníssono.

A valorização da identidade, que remonta à tríplice origem do pensamento ocidental no logos grego, na palavra semita e no direito romano, manteve-se firme até os primeiros embates da modernidade. Esta, ao valorizar a liberdade, a autonomia do sujeito em oposição ao império da verdade objetiva, do poder da instituição, da injunção das autoridades em nome de tradições sagradas, ao criar uma consciência histórica, ao pregar a relevância da práxis transformadora da realidade, iniciou um processo de quebra da clássica concepção de identidade ocidental. Ainda, manteve muito de um sujeito conquistador, transformador da realidade, criador de utopias. A pós-modernidade avançou no processo de esfacelamento e fragmentação da identidade.

A espiritualidade sofre impacto idêntico. Da clareza tradicional, passou pela modernidade subjetiva até a estonteante pluralidade pós-moderna.

No momento, portanto, o inter-indivíduo encontra-se numa trajetória em que três caminhos se cruzam. Reafirma-se, de maneira fundamentalista, ortodoxa até as raias do fanatismo, uma rígida identidade e um retorno à espiritualidade compacta em atitude contra cultural. O caminho oposto desemboca em outra paragem. A identidade e a espiritualidade se fazem e refazem com rapidez. A preocupação não se concentra no compromisso nem na permanência das relações estáveis, mas no prazeroso da vivência. E a partir desse critério básico se organizam os outros elementos pessoais, sociais e religiosos.

Há uma terceira via, capaz de evitar os dois extremos. Aposta em relações estáveis para estruturar a identidade e a espiritualidade. No entanto, não se prende a nenhuma rigidez. Aceita que o lado duro da identidade e das tradições espirituais se modifique, se aperfeiçoe ou mesmo se defraude nos riscos da vida. Isso acontece no confronto entre a consciência aberta da própria identidade e da espiritualidade em face da diferença de outras identidades e espiritualidades. Entende-se que de ambas as partes brotam riquezas.

Em termos cristãos, a fé na Trindade oferece luzes para entender que na unidade de uma natureza três pessoas subsistem. s diferenças das pessoas trinitárias não rompem a unidade substancial, modelo perfeito de que somos longínqua sombra. Em nós, a Trindade deixou sua marca e ela fala alto até que consigamos, na escatologia final, entender como sem perder nossa identidade "Deus será tudo em todos" (1Cor 15,28).

A manifestação integral da vida eclode com aquilo que chamo de a liberdade interior ativa, ou seja, uma atitude basal que advém do cerne divino da alma para exultar esta realidade interior. Para que a liberdade interior ativa se potencialize, o ser humano deverá retornar ao seu "eu profundo" para poder desbloquear e ativar todas as ricas possibilidades, ainda latentes.

O indivíduo renuncia a viver quando se reduz ao pequeno e limitado mundo do seu ego, fechando-se nele e, por conseguinte, em seus interesses mesquinhos, ignorando a verdade de quem verdadeiramente é. Esta ignorância gera o não reconhecimento de sua humanidade e de outrem, fazendo até mesmo esquecer a dádiva de sua identidade. Logo, o sentido da vida de ser humano, com liberdade interior ativa, significa ter consciência para amar mais e cuidar mais compassivamente de si mesmo e do outro.

Afinal, a pessoa é um "ser de caminho", um ser em marcha, em contínua peregrinação. Viver a amorosidade da liberdade interior significa ter identidade e viver em contato com as raízes que sustentam a existência humana no percurso para dentro de si mesmo, iluminando a visão sobre quem é, sobre sua originalidade e o que pode ser criado como sua própria dignidade.

Ciente da complexidade hodierna, o teólogo Walter Kasper inspira-nos, com inquietude criativa, na esperança geradora de serenidade, que brota do hino de louvor Te Deum: "Tende piedade de nós, Senhor, tende piedade de nós. Desça sobre nós a vossa misericórdia, porque em Vós esperamos. Em Vós espero, meu Deus, não serei confundido eternamente":

> Eis aqui afirmações de esperança que só na fé são convincentes
> e que não podem deixar de ser estranhas para os não crentes.
> Tampouco para os cristãos que atravessam situações difíceis é
> fácil pronunciá-las. Não aparecem no princípio, mas sim no fim
> de um caminho de fé que é muitas vezes longo e difícil. Para ele
> necessitamos do apoio, do acompanhamento e da intercessão
> de outros cristãos. E por maioria de razão em situações difíceis

aqueles que não compartilham a fé cristã necessitam de compaixão, proximidade e ajuda humana. Devemos praticar a misericórdia. É essa a única resposta convincente que podemos dar. Um tal testemunho prático de misericórdia é também esperança injusta vicária, esperança em nome de outros. Através dela podem irromper na obscuridade de uma determinada situação um raio de luz e o calor da misericórdia divina. Só assim é possível fazer com que a mensagem da misericórdia de Deus seja credível e convincente, só assim podemos torná-la uma verdadeira mensagem de esperança.

A esperança na chegada da salvação, embora pendente, não é um anseio vazio nem uma promessa vã. Essa esperança lança luz e confere força já, aqui e agora. Neste mundo não estamos sentados, por assim dizer, na sala de espera para a eternidade, aguardando unicamente que se abra a porta à vida. A esperança é uma força ativa e ativadora. A experiência da misericórdia de Deus alerta-nos e compromete-nos a convertermo-nos em testemunhas da misericórdia, e a advogar a misericórdia no nosso mundo. (KASPER, 2015, p. 164).

Após a leitura destes dois textos fica claro a importância da espiritualidade nos cuidados de saúde. Sua abordagem é importante tanto para uma melhor passagem pelo processo doença/tratamento por parte do paciente como também para uma melhor experiência e consequente melhor qualidade de vida do cuidador e saúde.

Assim, podemos deduzir, que este tema deve ser abordado durante a formação do profissional de saúde. Deve ser abordado de diversas perspectivas, por exemplo: treinamento de habilidades de comunicação e em como obter uma história espiritual, delineando diferenças entre espiritualidade e religião, acompanhamento de de capelães interagindo com pacientes, autorreflexão, e construção de relacionamento. (b,c).

Bibliografia Consultada

(a) oliveira J A, Castro filho E D, Schwalm FD. *Comunicação Clínica e Espirutualidade* . *Comunicação Clínica* Marcela Dohms Gustavo Gusso. pag 185-205

(b) Crozier D, Greene A, Schleicher M, Goldfarb J. *Teaching spirituality to medical students: a systematic review.* J Health Care Chaplain. 2021 Jun 17:1-22. doi: 10.1080/08854726.2021.1916332

(c) Wenham J, Best M, Kissane Ac DW. *Systematic Review of Medical Education on Spirituality.* Intern Med J. 2021 Jun 17. doi: 10.1111/imj.15421.

(d) Weber SR, Pargament KI. *The role of religion and spirituality in mental health.* Curr Opin Psychiatry. 2014 Sep;27(5):358-63. doi: 10.1097/YCO.0000000000000080. PMID: 25046080.

(e) Saad M, de Medeiros R. *Programs of religious/spiritual support in hospitals - five "Whies" and five "Hows".* Philos Ethics Humanit Med. 2016 Aug 22;11(1):5. doi: 10.1186/s13010-016-0039-z

A Bíblia de Jerusalém. 3ª ed. São Paulo: Paulus; 2004.

Agamben G. *O uso dos corpos:* Homo sacer, IV, 2. São Paulo: Boitempo; 2017.

Anjos MF. *Power and Vulnerability: A Contribution of Developing Countries to the Ethical Debate on Genetics.* In: Cahill LS. Genetics, Theology, and Ethics: an interdisciplinary conversation. New York: A Herder & Herder Book; 2005.

Bauman Z. *Cegueira Moral: a perda da sensibilidade na modernidade líquida.* Rio de Janeiro: Zahar; 2014.

Comte-Sponville A. *O espírito do ateísmo: Introdução a uma espiritualidade sem Deus.* São Paulo: WMF/Martins Fontes; 2007.

Dunn JDG. *A teologia do apóstolo Paulo.* São Paulo: Paulus; 2003.

Frankl VE. *Em busca de sentido: um psicólogo no campo de concentração.* 2ª ed. São Leopoldo: Sinodal; Petrópolis: Vozes; 1991.

Giacoia Jr O. *Nietzsche: o humano como memória e como promessa.* Petrópolis: Vozes; 2013.

Kasper W. *A misericórdia: condição fundamental do Evangelho e chave da vida cristã.* 2ª ed. São Paulo: Loyola; 2015.

Nietzsche F. *Além do bem e do mal: prelúdio de uma filosofia do futuro.* Petrópolis: Vozes; 2014.

Souza W. *Bioética e espiritualidade.* In: Siqueira JE, et al. Bioética clínica: memórias do XI Congresso Brasileiro de Bioética, do III Congresso Brasileiro de Bioética Clínica e da III Conferência Internacional sobre o Ensino da Ética. Brasília: CFM/SBB; 2016.

CAPÍTULO 6

Determinismo e livre-arbítrio

Arthur Heller Britto
Eduardo Juan Troster

No contexto da sociedade ocidental contemporânea, percebemos dois princípios cuja importância é indiscutível para a própria fundamentação ideológica dessa sociedade, a saber, por um lado a noção de ciência e, por outro, a noção de indivíduo, tomada sempre em conjunção com a noção de liberdade individual. No entanto, como pretendemos explicitar neste capítulo, essas duas noções de liberdade e determinismo científico, por mais que ambas sejam encontradas na base da ideologia ocidental, são dificilmente harmonizadas. De fato, historicamente essas duas noções foram sempre concebidas, em um grau maior ou menor, como contraditórias.

O objetivo deste capítulo, então, é introduzir essas duas noções no contexto histórico em que elas foram concebidas, assim como apresentar, em linhas gerais, algumas posições interessantes propostas por autores durante o decorrer da história desses conceitos. Veremos que, desde a sua formulação mais básica, essas noções parecem ir de encontro uma à outra, de forma que se precisou de muito esforço para se formular concepções de mundo que abarcariam ambas as noções de forma consistente. Não obstante, essas tentativas de se harmonizar ambas noções de forma alguma afastam por completo a possibilidade de que essas noções sejam de fato excludentes.

LIBERDADE E DETERMINISMO

A noção de determinismo é essencial para a construção moderna que chamamos de *ciência natural*. De fato, todas as teorias científicas desenvolvidas e utilizadas na revolução tecnológica que vivenciamos nos últimos séculos são fundamentalmente baseadas na noção de determinismo, com exceção talvez da mecânica quântica, no contexto da qual há uma intensa discussão em torno de sua interpretação tradicional como uma teoria estocástica ou, em outras palavras, uma teoria que parte de uma noção fundamental de acaso e probabilidade.

Em geral, entende-se a noção de determinismo como a propriedade de um sistema em que, partindo-se de uma situação inicial completamente conhecida, só há um caminho a ser percorrido por esse sistema no futuro, de forma que esse conhecimento inicial é suficiente para se prever todo o desenvolvimento futuro do sistema. Por exemplo, consideremos uma situação simples descrita em termos da chamada mecânica newtoniana (ou física clássica, aquela que se aprende no colégio): um carro parte de um ponto determinado com uma velocidade de 10 km/h e sem aceleração. Aqui temos uma situação em que o estado inicial do sistema (o carro, no caso) é inteiramente conhecido. De fato, no contexto dessa mecânica clássica, um tal sistema é inteiramente conhecido se conhecidas todas as posições de seus corpos constituintes junto com todas as suas velocidades instantâneas no momento inicial e suas respectivas acelerações. Com esse conhecimento, portanto, podemos inferir todos os futuros estados de um tal sistema, a saber, todas as futuras posições desses corpos assim como suas velocidades instantâneas nesse momento. Então, voltando ao nosso sistema particular do carro, é fácil ver que em 12 minutos ele terá andado 2 km, em 30 minutos, 5 km etc. Não há outra possibilidade. Não há espaço para escolhas; dadas essas informações originais, todo o futuro do sistema está determinado.

Assim, é fácil notar que, formalmente, a negação do determinismo é simplesmente a asserção de que, partindo-se de um estado inicial completamente conhecido, há, não obstante, dúvida acerca do seu desenvolvimento futuro; ou seja, dada uma situação inicial particular, há mais de um estado para o qual o sistema pode se mover. Assim, vemos que a noção de "escolha", e mais particularmente, a noção de "escolha livre", parece se colocar em direta oposição a essa noção de determinismo apresentada. Isso porque parece ser essencial à noção de escolha que, dada uma situação inicial, haja (pelo menos) duas situações igualmente possíveis de serem acessadas no futuro. De fato, isso parece ser exatamente o que se imagina quando se fala de escolhas: de uma situação em que se está sentado em uma mesa vazia de um restaurante a uma situação em que nessa mesa há um prato de macarrão ou uma situação em que nessa mesa há um prato de torta de banana. Imagina-se que há algo que conduz o andamento do sistema em uma direção particular e a esse algo damos o nome de "escolha". Assim, a noção de livre-arbítrio, tal como ela foi concebida filosoficamente na história, é a asserção de que todos os indivíduos possuem essa capacidade de interagir com os sistemas físicos de forma a livremente direcioná-los em um certo sentido ou outro e, portanto, fica claro que essa noção de "livre-arbítrio" é uma negação do determinismo da realidade; ou, conversamente, que a afirmação do determinismo da realidade não deixa espaço para o livre-arbítrio individual. Esses conceitos são, portanto, contraditórios; ambos não podem ser verdadeiros conjuntamente, um deles é verdadeiro sempre em detrimento do outro.

VISÕES FILOSÓFICAS CONTRA A EXISTÊNCIA DO LIVRE-ARBÍTRIO

Spinoza

Baruch Spinoza foi um filósofo judeu que viveu no século XVII na Holanda. Não obstante, sofreu o *chérem* (excomunhão dos judeus) por causa de suas doutrinas que foram consideradas heréticas pela comunidade judaica do período. Em sua obra-prima Ética, tal como fica claro pelo seu subtítulo "demonstrada segundo a ordem geométrica", Spinoza buscou apresentar a ética como um corpo de asserções passíveis de serem deduzidas logicamente a partir de um pequeno número de premissas básicas, ou seja, de forma análoga a como se procede nas matemáticas. O resultado foi um sistema interessantíssimo e extremamente consistente baseado na pressuposição de Deus como o único ente verdadeiramente infinito e indeterminado. No entanto, esta última caracterização parte da ideia de determinação enquanto exercida por uma causa externa, de forma que Deus seria o único ente livre de causas externas, ou seja, um ente para o qual a única noção de causalidade deve ser interpretada como estritamente interna.

Além disso, Spinoza também possui uma concepção imanente de Deus, identificando-o com a natureza ou a totalidade da realidade, de forma que as coisas particulares seriam apenas manifestações imperfeitas da natureza divina. Assim, podemos dizer que ele desacreditava no livre-arbítrio, pois, para ele, todos os homens, sendo apenas uma manifestação imperfeita de Deus, não seriam alheios a causas externas a sua própria essência. Ou seja, em termos mais contemporâneos, poderíamos dizer que a Natureza funciona de acordo com a sua própria essência e nós somos parte dela, mas uma parte fundamentalmente dependente das outras partes, de forma que a sensação de liberdade que temos seria unicamente por ignorância da série de causas extrínsecas que determinam nosso comportamento.

Agora, Spinoza certamente percebeu como essas teses iriam de encontro a uma análise mais corriqueira da própria noção de ética. Em particular, se tudo é inexorável e determinado, como podemos aceitar que as pessoas são responsáveis por suas ações e passíveis de crescimento moral? Nesse contexto, Spinoza se utilizou da noção de *conatus*, que para ele seria a propriedade de uma mente e um corpo que estão propriamente conectados.[i] Suas características principais seriam a determinação de evitar a desintegração individual, garantindo a permanência do indivíduo e sempre buscando seu aprimoramento.

Assim, de posse da noção de *conatus*, Spinoza pôde apresentar uma interpretação da noção de liberdade que fez sentido no contexto de seu sistema filosófico. De fato, como vimos, só há verdadeira liberdade do ponto de vista de Deus ou da natureza em sua totalidade. Qualquer ente particular é necessariamente determinado, pois é apenas uma parte da natureza divina. Mas Spinoza pôde definir uma noção paralela de liberdade através de uma ação que se dá a partir apenas do *conatus* desse ente. Nesse sentido, a ação que parte apenas desse *conatus* seria livre porque em algum sentido ela seria intrínseca ao ente em questão, na medida em que seu *conatus* é, para Spinoza, o único resquício de essência que resta aos entes individuais, uma vez que essa noção de "essência" só faria verdadeiramente sentido em relação a Deus ou à totalidade da natureza.

---

i   Até a Idade Média, a noção de *conatus* era utilizada simplesmente como a noção de inércia.

Kant e Schopenhauer

Schopenhauer desenvolveu sua teoria filosófica no início do século XIX, na esteira do trabalho de Kant e contemporaneamente à apropriação crítica da filosofia kantiana pela filosofia especulativa de Hegel, Fichte e Schelling. Então, para entendermos a contribuição de Schopenhauer, devemos primeiro compreender o contexto no qual ele a desenvolve. Esse contexto pode ser resumidamente explicado pela noção de virada copernicana, tal como ela se dá no trabalho de Kant. De fato, um dos pontos centrais da contribuição filosófica deste é a realização de quanto da nossa experiência do mundo é aportado não pelo estado de coisas real observado, mas pela nossa própria subjetividade. Os exemplos clássicos e mais simples apresentados por Kant são as noções de espaço e tempo. Estas seriam apenas mecanismos subjetivos de organização das variadas experiências sensoriais experimentadas e não propriedades da realidade em si. Assim, para esclarecer a situação Kant faz uma distinção entre essa realidade em si, tal como ela é independentemente da subjetividade que a observa, e a manifestação dessa realidade no contexto da sua observação por uma subjetividade. Apenas essa manifestação se dá em meio às restrições espaço-temporais, pois estas são impostas pela subjetividade no momento da observação.

Assim, a conclusão kantiana é que o sujeito tem acesso apenas a essa manifestação construída da realidade, e não à realidade tal como ela é em si. Mas, além de introduzir as noções de tempo e espaço para organizar as sensações em experiências sensíveis, Kant reconhece que o sujeito cognoscente[i] também acrescenta outros princípios organizadores, que são identificados ao que reconhecemos como conceitos abstratos e, o que é essencial para seu argumento de que a física newtoniana seria uma ciência de fato, ele reconhece também a lei de causalidade como uma introdução do sujeito. Nesse sentido, aquilo que seria na época em que Kant escreve o pináculo da atividade científica é justificado enquanto tal por meio da tese de que ela se fundamentaria em acréscimos da subjetividade no processamento de experiências sensoriais. Em outras palavras, para Kant, a física de seu tempo seria uma ciência

---

i   Tentamos aqui utilizar o mínimo de termos técnicos necessários, mas o uso de pelo menos alguns é inevitável. O que queremos dizer aqui por sujeito cognoscente é simplesmente o sujeito que conhece, da mesma maneira que dizemos que um indivíduo consciente é um que possui consciência.

exatamente enquanto ela enquadraria a realidade em um contexto de causalidade e, portanto, de determinismo que não provêm da realidade em si, mas da forma através da qual essa realidade se dá para um sujeito cognoscente.

Agora, Schopenhauer parte dessa definição formal para dar algum tipo de "estofo vivencial", apresentando uma análise, que poderíamos chamar anacronicamente de fenomenológica, do conteúdo de cada uma dessas dimensões da realidade. Nesse sentido, então, que ele fala de um mundo como vontade por um lado, e como representação por outro. Este é o mundo tal como ele é dado a uma subjetividade através de suas capacidades cognitivas, ou seja, a manifestação da realidade muito similar a como Kant a compreendia. Nesse sentido, portanto, é um mundo pautado pelo determinismo instaurado pelas estruturas cognoscentes desse sujeito que caracterizam o conhecimento científico. No entanto, para além dessa realidade que é dada como representação a um sujeito cognoscente, há ainda toda a dimensão da realidade tal como ela é em si; e, enquanto Kant via essa dimensão da realidade como acessível apenas enquanto uma negação, no sentido de que ela seria aquilo que "resta" ao se retirar da experiência de um sujeito aquilo que é adicionado por ele próprio para organizar essa experiência. Na perspectiva de Kant, porém, esse "resto" seria, por definição, incompreensível, pois alheio a todas as formas de compreensão por um sujeito. O objetivo de Schopenhauer é, portanto, apresentar uma descrição dessa realidade em si, que para Kant permaneceria inacessível a não ser por determinações negativas.

É nesse contexto, portanto, que Schopenhauer fala do conceito de "vontade"; essa noção abarcaria a essência do mundo tal como ele é em si, em oposição a como o mundo é representado por um sujeito cognoscente. Esta última situação sendo descrita por Schopenhauer como sendo o resultado do chamado "véu de Maia". Nesse sentido, podemos ver a profunda influência da tradição oriental, principalmente de religiões como Budismo e Hinduísmo na obra desse autor, traduzida em algumas teses fundamentais.

Assim, temos, para Schopenhauer, a importância do instinto e da vontade na determinação do comportamento humano, a primazia do sofrimento para toda a vida, a falta de um fim fixo para a vontade, que propicie contentamento quando alcançado. A vontade, que antecede a ação, não é controlada; ela é uma imposição da própria vontade pela natureza. O homem pode fazer o que ele quer, mas não pode querer o que ele quer, de forma que o sofrimento é inevitável e essencial. A vida é uma cadeia de desejos insatisfeitos.

A solução proposta por Schopenhauer para fugir do sofrimento essencial à noção de vontade é baseada em três níveis de purificação:

- **Estética**: contemplação da arte;
- **Ética**: compaixão com os outros;
- **Ascética**: desapego do mundo material.

Dessa maneira, ele preconizava uma vida austera pautada pela castidade plena, pela pobreza voluntária, pelo jejum e automortificação; atividades que serviriam para suprimir e eventualmente anular a vontade. Temos aqui um ode à indiferença, que seria, nos olhos de Schopenhauer, o fim do desejo e, portanto, o fim do sofrimento.

VISÕES FILOSÓFICAS A FAVOR DA EXISTÊNCIA DO LIVRE-ARBÍTRIO

Agostinho

Na doutrina cristã, a existência do livre-arbítrio é uma premissa fundamental. Sem a capacidade de escolher verdadeiramente, não poderíamos atribuir às ações humanas uma carga moral de louvor ou desaprovação e esse ponto não passou despercebido para autores cristãos. Nesse sentido, Santo Agostinho, por exemplo, defende o livre-arbítrio como aquilo que possibilita ao homem ser um sujeito moral. O homem seria autônomo e responsável pelos seus atos porque seria dotado de livre-arbítrio, uma espécie de concessão divina ao ser humano, com o objetivo de que ele viva plenamente o bem. A liberdade, então, corresponderia ao bom uso desse livre-arbítrio divino.

Existencialismo

Não obstante, não é apenas no contexto do cristianismo que essa primazia do livre arbítrio toma forma. Partindo de uma perspectiva diametralmente oposta – porque não religiosa –, Sartre propõe também uma visão segundo a qual o livre-arbítrio desempenha um papel fundamental. De fato, muitos filósofos costumam distinguir aquilo que se chama de livre-arbítrio – como uma capacidade formal do homem – daquilo que se chama de liberdade, que diz respeito mais às condições materiais de um indivíduo do que às suas capacidades intrínsecas. Para Sartre, no entanto, o homem é, em suas palavras, "condenado" a ser livre e responsável por tudo que está à sua volta. O que isso significa é, na realidade, que, para Sartre, essa distinção entre liberdade e livre-arbítrio seria apenas uma desculpa para um determinado indivíduo não agir de acordo com sua consciência ou vontade, culpando as condições materiais por essa inação. Do ponto de vista de Sartre, mesmo nas condições mais desfavoráveis ainda se pode agir livremente; apenas devemos lidar depois com as consequências de nossas ações, mas o peso dessas consequências não descaracteriza a liberdade de se escolher agir de uma forma ou de outra.

Nesse sentido que deve ser entendida a sua máxima de que "a existência precede a essência". Não haveria uma essência pessoal que se desdobraria na realidade de forma "natural" ou determinística; o indivíduo, pelo contrário, seria condenado a se construir e reconstruir a cada decisão tomada. Kierkegaard possui uma concepção da liberdade bastante análoga à análise existencialista de Sartre, de forma a ser considerado às vezes como um precursor do existencialismo. Isso porque, para Kierkegaard, a liberdade é um grande vazio com o qual nos deparamos como o fundamento da vida. Nesse contexto ele fala de ansiedade e desespero, que seriam as consequências de se reconhecer como envolto por esse vazio, que é imenso demais para ser inteiramente preenchido. Essa, no entanto, é a natureza humana para Kierkegaard e nós devemos aprender a viver nesse vazio da liberdade.

A CONCEPÇÃO DA NEUROCIÊNCIA

Nas últimas décadas, a neurociência tem obtido diversos resultados interessantes a partir da utilização de métodos experimentais e estatísticos característicos das chamadas ciências naturais, de forma que, no contexto dessa ciência, o pressuposto é uma concepção chamada "reducionista" da consciência, e portanto de todas as suas dimensões, inclusive o seu aparente livre-arbítrio. Isso significa que os neurocientistas partem do pressuposto de que a mente humana é simplesmente um produto do bom funcionamento desse órgão que chamamos de cérebro. Este, por outro lado, tem seu funcionamento condicionado ao desenvolvimento biológico de suas partes e esse desenvolvimento biológico é concebido como algo "natural", no sentido de ser algo vinculado a processos bioquímicos regidos pelas leis constitutivas dessas ciências.

Nesse sentido, a neurociência parte do pressuposto do determinismo para suas análises da consciência. O livre-arbítrio seria assim apenas uma construção do cérebro, uma ilusão que mascararia seu funcionamento estritamente determinístico delimitado por um certo grupo de leis psicofísicas.

Isso, no entanto, acarreta problemas para uma reflexão ética e jurídica. Por exemplo, se um *serial killer*, que é um tipo de criminoso de perfil psicopatológico que comete crimes com determinada frequência, geralmente seguindo um *modus operandi* e às vezes deixando sua assinatura, for um paciente com um tumor cerebral que acarreta seu comportamento violento, certamente seríamos mais benevolentes ou menos rigorosos no nosso juízo acerca de seu comportamento. Seria possível para ele agir de outra maneira? E, portanto, seria justo puni-lo por um comportamento que ele não consegue controlar?

Dessa maneira, vemos o quanto noções morais e legais estão relacionadas ao problema do determinismo, de forma que aquelas só teriam verdadeiramente sentido em um mundo não determinista. Mas o que se tem percebido ao se realizarem mais e mais experimentos neurocientíficos é que o seu ponto de partida parece ser a realidade: nossa consciência, longe de ser uma entidade livre, dotada de escolha, é simplesmente uma decorrência de processos determinísticos que se desdobram no cérebro. Por exemplo, experimentos mostram que as atividades eletroencefalográficas começam no córtex motor 300 milissegundos antes da pessoa perceber que irá "decidir" agir,[i] de forma que podemos nos perguntar de que maneira essa ação foi verdadeiramente escolhida ou apenas uma consequência dos desdobramentos neurofisiológicos do cérebro.

---

i   Cf. Libet, B., Gleason, C.A., Wright, E. W. e Pearl, D. K. (1983).

CONCLUSÃO

Esperamos que a exposição acima tenha deixado clara a tensão que existe entre a noção de ética e a concepção determinista da natureza que permeia as ciências naturais. Num mundo inteiramente determinista não há espaço para o livre-arbítrio e para a vontade individual; até os casos das decisões mais livres e ponderadas devem ser explicados como consequência de certos processos determinísticos que desde o início só poderiam ter um resultado preestabelecido e a experiência que possuímos do nosso livre arbítrio seria apenas consequência do fato de que desconhecemos a cadeia de processos determinísticos que nos levou a tomar uma decisão ou outra. O livre-arbítrio seria apenas uma *ilusão*.

Não obstante, seria muito difícil para um ser humano viver inteiramente consciente de que nenhuma decisão é verdadeiramente livre e que tudo na sua vida já está determinado desde o início. Assim, acreditar no livre-arbítrio de certa maneira promove gratidão, pois abre-se a possibilidade de o outro ter verdadeiramente escolhido uma ação que lhe favoreça. Além disso, uma crença inabalável no determinismo da realidade pode acarretar uma vida sem objetivos, pois por que me preocupar com determinada questão se tudo já está decidido?

Além disso, como vimos, a noção de livre-arbítrio desempenha um papel fundamental para a noção de moralidade, legalidade, políticas públicas etc. Sempre que se imagina um "certo" e um "errado" deve-se pressupor que ambas as possibilidades eram passíveis de se tornar realidade, ou seja, deve-se pressupor o livre-arbítrio de quem age e cuja ação é tida como "certa" ou "errada", como "boa" ou "má". Sem livre-arbítrio, aos pecadores e criminosos deveria haver justiça não como punição, mas para proteger os demais na sociedade. Os que trabalham muito e seguem as regras não mereceriam o sucesso. Daí a maioria das pessoas acreditar ser impossível não existir livre-arbítrio. Porém, notemos que esse não é verdadeiramente um argumento racional para a existência do livre-arbítrio, mas um receio de que sem o livre-arbítrio a vida moral não faria sentido.

Bibliografia Consultada

Harris S. *Free Will*. New York: Free Press; 2012.

Hipona A. *Sobre o livre arbítrio*. Campinas: Ecclesiae; 2019.

Kant I. *Crítica da razão pura*. Petrópolis: Vozes; 2015.

Kierkegaard S. *Temor e tremor*. São Paulo: Hemus; 2001.

Libet B, Gleason CA, Wright EW, Pearl DK. *Time conscious intention to act in relation to onset of cerebral activity (readiness-potential): The unconscious initiation of a freely voluntary act*. Brain. 1983;106:623-642.

Pinker S. *The Blank Slate: The Modern Denial of Human Nature*. New York: Penguin; 2002.

Sartre J-P. *O ser e o nada*. Tradução Paulo Perdigão. Petrópolis, RJ: Vozes; 2007.

Schopenhauer A. *O mundo como vontade e representação*. São Paulo: Editora UNESP; 2005.

Spinosa B. *Ética*. Tradução Tomás Tadeu. Belo Horizonte: Autêntica Editora; 2008.

CAPÍTULO 7

Importância das Artes no Cuidado à Saúde e na Formação do Profissional de Saúde

Marco Aurélio Scarpinella Bueno
Henrique Grunspun

Consolo na Praia
A beleza passa mas a inteligência
Permanece
(CACASO, 1944-1987)

INTRODUÇÃO

Qualquer indivíduo que já tenha precisado de um profissional de saúde sabe que o cuidar vai muito além do conhecimento técnico. É o óbvio ululante, termo popularizado pelo escritor Nelson Rodrigues (1912-1980) em um de seus livros de crônicas – *O Óbvio Ululante: Primeiras Confissões*.

É claro e patente que enquanto o grande avanço tecnológico ocorrido na área da saúde foi sendo incorporado na formação dos profissionais, mais e mais médicos, enfermeiros, dentistas e fisioterapeutas foram criando lacunas entre o saber técnico e o sentir, como se fosse possível fragmentar o cuidar. E, à medida que se exige algo além da capacidade técnica do profissional de saúde, tais lacunas revelam a incapacidade deste ser humano em lidar com aspectos subjetivos referentes à saúde e ao seu cuidado.

Há um pouco mais de 100 anos, *Sir* William Osler (1849-1919), um dos "pais" da medicina moderna, já chamava a atenção para esta questão no último discurso feito em vida e cujo título era *Velhas Humanidades e Novas Ciências*. Nas palavras do iminente médico os "Humanistas não possuem bastante Ciência, e à Ciência falta Humanidade. Este divórcio infeliz jamais deveria ter ocorrido".

Na filosofia, Aristóteles (384-324 AC) foi um dos primeiros a refletir sobre os aspectos referentes ao holismo. Na sua obra intitulada *Metafísica* assinalou que "o todo é maior que a soma das partes". É também atribuída a ele a citação de que "a arte imita a vida", na verdade uma adaptação livre de que "a arte imita a natureza".

Sendo a filosofia a prática espiritual do bem viver, a arte seria uma estratégia para driblar as dificuldades que, sozinha, a natureza não conseguiria superar. Para o filósofo a origem da atividade artística estava na propensão natural do homem de imitar, e quem sabe, completar a vida. Desta forma o homem ético agiria com prudência, cabendo ao artista agir com habilidade através da licença poética que lhe fosse permitida.

Lembrem-se, leitores, que em sua obra mais importante, *Ética a Nicômano*, Aristóteles se debruçou sobre as investigações teórico-morais a que chamou de *éthos*. Neste contexto a palavra grega significava não apenas as propriedades do caráter (virtudes e vícios), mas também o estudo da moral, os usos e costumes. Sendo bastante simplista é possível dizer que, em sua análise do agir humano, Aristóteles concluiu que o homem busca a felicidade, o mais supremo dos bens.

Muitos séculos depois o irlandês Oscar Wilde (1854-1900) teria retrucado em *A Decadência da Mentira* que é "a vida que imita a arte mais do que a arte imita a vida", pois o fato é que uma não vive sem a outra. Paradoxal ou não, essa pequena digressão faz-se necessária para entendermos por que as artes são importantes não apenas no cuidado à saúde, mas também na formação do profissional de saúde.

Se o profissional de saúde que pretendemos formar no século XXI é um indivíduo que apresenta um caráter multidimensional do cuidado à saúde, capaz de inserir uma abordagem própria que mescle uma formação técnica (incorporando os recursos tecnológicos) com outros aspectos do cuidar, a fim de evitar que a ciência não se feche em si mesma, o ensino das artes é essencial.

Concordamos com o sociólogo Edgar Morin (*1921) que "o humano é um ser, a um só tempo, plenamente biológico e plenamente cultural, que traz em si a unidualidade originária", ou seja, é essencial desfazer a separação existente entre as humanidades e as ciências do cuidado à saúde.

ARTES, CUIDADOS À SAÚDE E FORMAÇÃO DO PROFISSIONAL DE SAÚDE

Arte e cuidado sempre andaram lado a lado. Registros paleontológicos mostram que 60 mil anos AC o *Homo sapiens* já enterrava seus mortos de maneira ritualística, além de haver indícios de que cuidava de indivíduos incapacitados, doentes e acidentados, demonstrando já experimentar sentimentos de compaixão e altruísmo em relação ao próximo.

Ao longo dos séculos a arte foi utilizada pelo ser humano para expressar suas emoções e sentimentos, sem dizer da sua percepção sobre os acontecimentos sociais, religiosos e políticos de seus tempos. E vejam que isto ocorre desde o Período da Pedra Lascada, como atestam as pinturas rupestres representadas na caverna de Altamira (Espanha) ou nas grutas de Lascaux ou Chauvet-Pont-d`Arc (França), pintadas há 32 mil anos AC.

Podemos imaginar a dificuldade em realizar essa arte primitiva na pedra bruta sem os instrumentos adequados. Possivelmente enquanto estes "Michelangelos e Picassos" pré-históricos dedicavam horas de trabalho a fio, eram acompanhados por outros membros da comunidade que, desprovidos de talento para tal, lhes providenciavam algum tipo de suporte, quiçá água e alimentação.

Temos, então, uma sociedade pré-histórica formada por um grupo de poucos indivíduos que, se de um lado apreciava um trabalho artístico altamente simbólico, do outro cuidava de seus feridos e doentes com altruísmo e compaixão. Talvez esta atividade artística apurasse uma espiritualidade que favorecesse a compaixão, fazendo com que arte e cuidado caminhassem juntos há muito e muito tempo.

Mas se as sociedades de caçadores coletores de 32 mil AC dispunham apenas de mãos, pigmentos de plantas coloridas e gordura animal para representações pictóricas, seus descendentes atuais possuem um repertório fantástico para expressarem aquilo que bem entenderem.

Os estudiosos do assunto consideram que há 11 formas de arte nos dias de hoje, a saber: música, dança (e coreografia), pintura, escultura (e arquitetura), teatro, literatura, cinema, fotografia, quadrinhos, computação gráfica (os jogos digitais) e arte digital. Tomamos a liberdade de incluir a ópera juntamente com a música, pois para quem já teve a oportunidade de assistir a uma récita operística não é difícil entender o conceito de *Gesamtkunstwerk* – obra de arte total – proposto pelo compositor alemão Richard Wagner (1813-1883), no qual música, teatro, canto, dança e artes plásticas se combinam em uma só.

Enquanto ferramentas de comunicação, as manifestações artísticas promovem o cultivo do gosto através da ampliação do conhecimento e do questionamento do comportamento humano através da livre criação e da expressão. Logo, ensinar artes significa auxiliar na formação completa do indivíduo, colaborando para a formação de uma sociedade mais crítica, inclusiva, justa e democrática como escreveu Nussbaum.

Lionço lembra que é justamente esta ampliação do conhecimento e o questionamento do comportamento humano oferecido pela apreciação de uma obra de arte que ajuda o ser humano a não aceitar dogmatismos e, portanto, estar aberto ao dissenso, uma das marcas do pensamento científico.

Ademais, estudo multicêntrico realizado com estudantes de cinco escolas médicas norte-americanas demonstrou uma correlação positiva entre o ensino de humanidades e o desenvolvimento de empatia, tolerância e prevenção de *burnout*.

A experiência acadêmica deve propiciar o livre pensamento. Reconhecer a existência do outro, considerar uma opinião contrária à sua e justificar as suas próprias opiniões na tomada de decisões são essenciais na formação de qualquer profissional, em particular naquele que atua na área da saúde. Para um profissional de saúde, pensar com base em evidência científica é tão importante quanto recusar dogmas, permitindo-se ter limites diante de argumentos bem justificados.

Mas não esqueçamos que o ensino das humanidades (incluindo as artes) é essencial, por permitir um pacto de interesses mediante um acordo razoável entre pessoas diferentes. Ao trabalhar com diversidade as artes ajudam na construção de um imaginário democrático.

Apesar de não fazer menção direta à apreciação artística em seu *Pequeno Tratado das Grandes Virtudes*, o filósofo francês André Comte-Sponville (*1952) lista algumas virtudes que, do nosso ponto de vista, são essenciais para que um indivíduo, despido de ideias preconcebidas, possa refletir sobre qualquer manifestação artística.

É muito difícil alguém que não reverencie o teto da Capela Sistina[i] pintado por Michelangelo (1475-1564), um soneto de Shakespeare[ii] (1564-1616) ou a *Quinta Sinfonia* de Beethoven[iii] (1770-1827) como obras-primas.

---

i   Que tal uma visita virtual? (http://www.vatican.va/various/cappelle/sistina_vr/index.html)

ii   Sugiro as duas primeiras estrofes do Soneto 116 em tradução de Barbara Heliodora. E saiba que há uma versão cantada por Elba Ramalho com melodia de Ana Amélia e Tadeu Mathias (https://www.youtube.com/watch?v=lAzvzwpF_Qk)

> *De almas sinceras a união sincera*
>
> *Nada há que impeça: amor não é amor*
>
> *Se quando encontra obstáculos se altera*
>
> *Ou se vacila ao mínimo temor.*
>
> *Amor é um marco eterno, dominante,*
>
> *Que encara a tempestade com bravura;*
>
> *É astro que norteia a vela errante*
>
> *Cujo valor se ignora, lá na altura.*

iii   As quatro notas mais famosas da História! Uma sugestão de interpretação é da Filarmônica de Viena regida por Leonard Bernstein (https://www.youtube.com/watch?v=1lHOYvIhLxo).

Mas e se você for apresentado à pura abstração de uma tela como O *Quadrado Negro* de Kazimir Malevich (1879-1935), uma poesia concreta de Décio Pignatari[i] (1927-2012) ou a obra para piano 4`33 de John Cage[ii] (1912-1992)? Estou certo de que será exigido de você certa polidez, prudência, temperança, coragem, tolerância e humor.

Por outro lado, seguindo as sugestões de Comte-Sponville, entendemos que a compaixão talvez seja a virtude mais importante para um profissional de saúde. Compaixão é a virtude de compartilhar o sofrimento do outro. Não significa aprovar suas razões, sejam elas boas ou más, como assinalou Goldim. Ter compaixão é não ser indiferente perante o sofrimento do outro, como anotou o filósofo iluminista David Hume (1711-1776) em seu *Tratado da Natureza Humana*. Em consonância com tal premissa o artista plástico e ativista chinês Ai Weiwei (*1957) nos lembra que "a única coisa que poderá melhorar nossas condições é falar de humanidade. Compaixão e compreensão são muito importantes e as duas protegem os direitos humanos básicos e a liberdade de expressão". No frigir dos ovos tais reflexões sobre compaixão, compreensão e liberdade de expressão são fundamentais para apreciar uma manifestação artística.

Há uma quantidade enorme de manifestações artísticas que expressam ou que nos provocam compaixão. Por exemplo, a tela *Os Assassinatos de 3 de maio de 1808* do mestre Francisco de Goya (1746-1828), que mostra a execução sumária de um grupo

---

i   Sugiro Beba Coca-Cola (1957).

> beba coca cola
>
> babe cola
>
> beba coca
>
> babe cola caco
>
> caco
>
> cola
>
> cloaca

Saiba que o compositor Gilberto Mendes musicou este poema em seu *Moteto em ré menor* (confira a interpretação do Coro da Orquestra Sinfônica de São Paulo sob regência de Naomi Munakata (1955-2020) em https://www.youtube.com/watch?v=6DKRtGjIaD4.

ii Sem *spoiler*, por favor. Confira a interpretação de Kyle Shaw (https://www.youtube.com/watch?v=rDgHUj8sJaQ).

de espanhóis por tropas napoleônicas. E o que dizer do livro memorialista É Isto um Homem? do escritor judeu italiano Primo Levi (1919-1987) e os meses passados em Auschwitz, ou então a *Sinfonia no 3* de Henryk Górecki[i] (1933-2010), que expressa um enorme pesar ao tratar da guerra, da fome e do jugo comunista.

Citamos Goldim novamente para lembrar que empatia, por sua vez, é considerar a possibilidade de uma perspectiva diferente da sua. Não demonstrar empatia é não levar em consideração o indivíduo em si, seus valores e desejos. Por último, a virtude da humildade, ou seja, a percepção de que somos falíveis e que podemos errar, o que exige responsabilidade de aprender com tais erros.

E ao citarmos as virtudes de Comte-Sponville para nos ajudar a uma melhor compreensão de uma manifestação artística, porque não nos lembrar de sua própria definição de bioética como "uma parte da Ética, uma parte de nossa responsabilidade simplesmente humana; deveres do homem para com outro homem, e de todos para com a humanidade".

REMINISCÊNCIA DE MARCO AURÉLIO, MÉDICO PNEUMOLOGISTA E PESQUISADOR MUSICAL

"A vida sem a música é simplesmente um erro, uma tarefa cansativa, um exílio" escreveu o filósofo Friedrich Nietzsche (1844-1900) para resumir toda a importância que ele atribui à música para o pensamento e para a vida.

Posso não concordar com todas as opiniões do filósofo alemão, mas confesso que compartilho 100% de sua ideia de que a vida sem música seria um erro. Melômano que sou, afirmo que algumas experiências musicais são realmente inesquecíveis.

Orgulho-me de ter sido levado ao Teatro Municipal de São Paulo pelos meus pais, lá pelos 6 anos de idade, para assistir a *Santos Football Music* do compositor brasileiro Gilberto Mendes (1922-2016). Confesso que a expulsão do primeiro violinista pelo maestro me marcou tanto quanto aquela música "diferente" de tudo que estava

---

i   Confira o segundo movimento com a soprano Zofia Kilanowicz acompanhada pela Filarmônica de Londres e o maestro Sir Gilbert Levine (https://www.youtube.com/watch?v=8MkjkoNo92I).

acostumado a ouvir. Se você, caro leitor, tem dúvida, convido-o a assistir a uma apresentação deste emblemático *happening* musical da segunda metade do século XX[i].

Pouco tempo depois tive a rara oportunidade de assistir, no mesmo palco, *O Galo de Ouro* do compositor russo Rímski-Kórsakov (1844-1908). Foi minha primeira ópera. Vivaldi, Bach, Mozart, Beethoven, Brahms, "esses clássicos tão populares" me levaram até Tchaikovski e a música russa. Daí até a música de Dmitri Shostakóvitch (1906-1975), Alfred Shnittke (1934-1998) e ao leste europeu foi um pulo, e quando dei por mim me tornei um médico incapaz de viver sem música.

Entre as queixas de tosse, bronquite e rouquidão, aperto a tecla *pause* do *CD player* (ou levanto o braço do toca-discos, porque apesar de ouvir música em *streaming* ainda não me desfiz de meus *CDs* e *LPs*), peço para o paciente respirar fundo e dizer 33, e entre uma consulta e outra vou cultivando o gosto pela pesquisa musical.

Nesta toada, desculpem-me o trocadilho, a paixão pela prática da Medicina se uniu ao prazer de ouvir música e os frutos foram surgindo. Escrever sobre compositores que lidaram com governos autoritários e sobre o conflito entre criação artística e censura foram importantes para mim enquanto aprimoraram minha sensibilidade, ajudando a entender melhor o ser humano e o meio onde se insere.

Durante o Grande Terror imposto na União Soviética dos anos de 1930 Shostakóvitch, um dos maiores compositores do século XX, tinha sempre à mão uma trouxa de roupa com receio de ser preso pela NKVD, a polícia secreta de Stálin e precursora da KGB. Assim como tantos outros artistas contemporâneos, entre eles o pintor Vassíli Kandinski, os poetas Óssip Mandelshtám e Anna Akhmátova, ou os compositores Aleksandr Mossolóv e Gavríil Popóv, Shostakóvitch foi considerado *personae non gratae* pelo regime, sendo taxado de burguês, degenerado e antipopular por não compreender as doutrinas do Realismo Socialista, onde tudo que se pretendia era que a arte soviética se alinhasse ao culto de personalidade de Stálin[ii].

---

i   Confira a interpretação da Orquestra Sinfônica Nacional regida pela maestrina Ligia Amadio no https://www.youtube.com/watch?v=1kkb6dBRBns.

ii   In Marco Aurélio Scarpinella Bueno *Círculos de Influência: A Música na União Soviética – Da Revolução Bolchevique às Gerações Pós-Shostakóvitch*. Algol, 2010. Convido os leitores a ouvir o final da Sinfonia no 5 de Shostakóvitch com a Filarmônica Russa dirigida por Dmitri Jurowski. (https://www.youtube.com/watch?v=7mI4WLAhjj0).

O compositor alemão Paul Hindemith (1895-1963), um dos expoentes da música de vanguarda de seu país, perdeu o posto de professor de composição em Berlim e ganhou o rótulo de degenerado e decadente após a ascensão nazista ao poder. Depois de tentar conciliar o inconciliável por algumas vezes, escreveu ao seu editor uma lacônica carta dias antes de emigrar da Alemanha em setembro de 1938: "Há apenas duas coisas que valem a pena no mundo: uma boa música e a consciência tranquila. E sempre tomei cuidado com ambas."[i]

Discutir *O Piano e os Pulmões de Chopin* ou *A História da Música Contada pela Pneumologia* em uma reunião clínica no hospital não representa apenas um intervalo na rotina estafante de todos nós, mas também pode servir como ferramenta para mostrar que medicina e arte não são excludentes.

Em tempos de pandemia da COVID-19, estimular que os profissionais de saúde da linha de frente façam uma *playlist* de músicas que lhes sensibilizem é ferramenta útil para discutir *burnout*, angústias e resiliência. Sugiro começar com *Cabecinha no Ombro*[ii] (Paulo Borges), passando por *You Can`t Always Get What You Want*[iii] (Jagger & Richards) e terminar com *Desesperar Jamais*[iv] (Ivan Lins & Vitor Martins).

Vem do existencialista Søren Kierkegaard (1813-1855) a reflexão filosófica de que a angústia representa um sentimento de ameaça impreciso e indeterminado inerente à condição humana. Creio que como médicos enfrentamos um conflito primordial, pois ao tratarmos as doenças e promovermos a saúde, a morte como um fim é tradicionalmente encarada com receio e, por que não, como fracasso.

---

i *In* Marco Aurélio Scarpinella Bueno *Paul Hindemith: Músico Por Inteiro*. Tipografia Musical, 2018. Que tal ouvir o ecletismo musical do primeiro movimento de sua *Kammermusik no 1* com a Orquestra de Câmara Alma Mahler (https://www.youtube.com/watch?v=WoWKysTzNS8).

ii Que tal esta bela interpretação de Inezita Barroso e Almir Sater (https://www.youtube.com/watch?v=4tTy-rQ7IJU).

iii Os incansáveis *The Rolling Stones* em apresentação histórica (https://www.youtube.com/watch?v=Ef9QnZVpVd8).

iv Ivan Lins no *Rock in Rio* (https://www.youtube.com/watch?v=GpBO9DJWJgg).

Maneiras de se resolver um conflito envolvem o diálogo e a conciliação. Se na língua portuguesa o substantivo dissonância significa falta de harmonia ou discordância entre duas ou mais coisas, em música dissonância significa duas ou mais notas soando juntas e formando uma discordância (conflito), ou um som que no sistema harmônico predominante é instável e precisa ser resolvido em uma consonância[i].

A música, em todos os seus gêneros, está repleta de manifestações que caracterizam a vida humana – alegria, tristeza, regozijo, dor, solidariedade, amor e morte. Das cantigas de roda ensinadas às crianças como *Nesta Rua*[ii], passando por pérolas da música popular brasileira como *Pedaço de Mim*[iii] de Chico Buarque de Holanda e chegando à ópera, são inúmeros os exemplos de dramas humanos que podem ajudar o profissional de saúde a lidar melhor com sua própria humanidade e, ulteriormente, aprimorar suas habilidades no cuidar.

Pensem nas heroínas Violeta de *La Traviata*[iv] de Giuseppe Verdi (1813-1901) ou Mimi em *La Bohème*[v] de Giacomo Puccini (1858-1924) que sucumbem à tuberculose, tema ainda tão caro à medicina brasileira. Ou para sair do lugar comum. Em *Dr.*

---

i   Confiram a interpretação do primeiro movimento do *Quarteto Calder* para o surpreendente início do *Quarteto de Cordas* em dó, K. 465 de Mozart, conhecido como *Quarteto das Dissonâncias*, para ouvir como o Mestre de Salzburgo resolve tal conflito (www.youtube.com/watch?v=mjZylz3nCwQ).

ii Nesta rua, nesta rua, tem um bosque / Que se chama, que se chama, Solidão / Dentro dele, dentro dele mora um anjo / Que roubou, que roubou meu coração. Heitor Villa-Lobos a incluiu em suas *Cirandas* (https://www.youtube.com/watch?v=na4WF74_YZE).

iii Na bela interpretação de Zizi Possi e Chico Buarque (https://www.youtube.com/watch?v=nRNmIumFui8).

iv Ópera na íntegra com legenda. Festival de Glyndebourne (https://www.youtube.com/watch?v=cQa6vXNSPI0).

v   Ópera na íntegra com legenda. Montagem da Ópera de Sydney (https://www.youtube.com/watch?v=4fq4vBrc1YA).

Atômico[i] o compositor contemporâneo John Adams (*1947) lida com os questionamentos éticos do físico humanista Robert Oppenheimer (1904-1967), um dos criadores da bomba atômica, dias antes do bombardeio a Hiroshima e Nagasaki.

No final das contas, concordarei com o escritor Kurt Vonnegut (1922-2007), que pediu a seguinte inscrição em sua lápide: "A única prova que ele precisava da existência de Deus era a música".

REMINISCÊNCIA DE HENRIQUE, MÉDICO CLÍNICO GERAL E FLAUTISTA

A dicotomia entre ciência e arte é velha conhecida de todos. Apesar disto, acreditamos que é uma dicotomia criada menos na realidade da vida e mais nos bancos escolares, que de forma artificial liga a ciência à verdade (como se os dados científicos fossem imutáveis) e a arte ao belo (como se não houvesse arte feia). Quem nunca ouviu que a verdade é bela e o belo verdadeiro?

Na realidade da vida esses limites são arbitrários e frágeis. Há muita poesia em certos enunciados científicos e muita matemática em certas obras de arte, como é possível apreciar em telas abstratas geométricas ou nas composições de música dodecafônica.

Desde tempos imemoriais o *Homo sapiens* é artesão e artista. Mas hoje em dia, no mundo contemporâneo, parece haver uma sobrevalorização do científico em relação ao artístico. É certo que a medicina moderna é altamente tecnológica e obrigatoriamente se utiliza da ciência para progredir, mas quando estamos cuidando de um paciente não é a chamada arte da medicina que separa médicos competentes e técnicos de médicos competentes, técnicos e humanos?

Todo ato médico, do mais simples ao mais complexo, é impregnado de uma dimensão técnica e de uma dimensão bioética de igual importância, que por vezes passa ao largo da simples opinião profissional. O grau de incerteza com que os médicos

---

i   Final do ato I em montagem feita em Estrasburgo (https://www.youtube.com/watch?v=cfti9Bx8G6g).

lidam no dia a dia está muito longe de outras atividades científicas, de tal forma que em muitos aspectos a atividade médica se aproxima das atividades humanísticas. Ao lembrarmos que a medicina é uma ciência humana que se vale da biologia, o ensino das artes tem muito a oferecer à medicina e aos médicos em particular.

Ao longo da história foram muitos os médicos que se dedicaram a atividades artísticas, destacando-se mais como artistas que como médicos. O russo Alexander Borodin (1833-1887) foi um cirurgião renomado no início de carreira, mas infeliz com a prática médica migrou para a Química. Mas foi como compositor que entrou para a História. O escocês Arthur Conan Doyle (1859-1930) e o russo Anton Tchekov (1860-1904) aposentaram o estetoscópio e entraram para a posteridade como grandes mestres da literatura. No Brasil devemos citar três grandes escritores que eram médicos: João Guimarães Rosa (1908-1967), Pedro Nava (1903-1984) e Moacyr Scliar (1937-2011).

No meu caso foi a música, particularmente o estudo da flauta, que me acompanhou como atividade paralela durante a vida. Desde muito pequeno a música sempre me emocionou de maneira particular, e meu desejo em tocar flauta remonta à infância. Comecei a estudar o instrumento por volta dos meus 8 anos de idade e não parei até hoje. Não aprendi direito, mas ainda não desisti...

Nos anos de faculdade tive a oportunidade de participar de diversos grupos de música popular e música clássica, o que me trouxe satisfação pessoal e a oportunidade de socialização e amizades com colegas que tinham os mesmos interesses musicais.

Acontece que logo ao entrar na FMUSP descobri que havia uma orquestra que ensaiava no teatro da faculdade e muitas vezes acabava assistindo parte de algum ensaio, acalentando o desejo de algum dia chegar a tocar com o grupo. Por caminhos tortuosos e por um certo acaso, cerca de 10 anos depois, já formado e médico do Hospital das Clínicas, passei a integrar essa orquestra, que ainda ensaiava no mesmo teatro. Para minha surpresa eu era o único médico da orquestra, um grupo amador formado por profissionais liberais, comerciantes e alguns músicos aposentados.

A vida seguiu e cerca de 2 anos depois tive o prazer e o protagonismo de ser um dos fundadores da Orquestra Filarmônica dos Médicos do Hospital Albert Einstein, dirigida pelo mesmo regente da Orquestra de Concertos Universitária da FMUSP, o Maestro Nasari Campos.

Dessa forma, nos últimos 35 anos eu ensaiei semanalmente como flautista de orquestra sinfônica, tendo a oportunidade de participar de dezenas e dezenas de concertos, alguns até mesmo como solista. A dedicação é tamanha que nos últimos 10 anos voltei a ter aulas semanais de flauta, atividades que só foram lamentavelmente interrompidas por conta da pandemia da COVID-19.

Essa atividade musical, particularmente a prática de orquestra, trouxe-me muitos ensinamentos que transportei de maneira mais ou menos consciente para a medicina. Um deles foi o cuidado com o detalhe, com a particularidade, com o papel da minúcia como parte do todo. Cada nota tem a sua importância fundamental e única no contexto em que ela está inserida. Na medicina o detalhe muitas vezes faz toda a diferença, o detalhe de uma informação, o detalhe de um conhecimento, o detalhe de uma palavra ou de um gesto.

Outro ensinamento, que na verdade é fruto do treinamento, é referente à atenção. A *performance* musical exige atenção plena, não só naquilo que você está executando, mas também no que está acontecendo ao redor. É essencial escutar o outro, seja o parceiro que está ao seu lado, seja a linha musical que está sendo tocada mais distante. Da mesma forma é imprescindível observar atentamente os gestos e as intenções do maestro à distância para sabermos o momento exato da entrada.

Na medicina, escutar e estar atento ao paciente, ao detalhe que ele relata ou que um familiar informa, perceber as entonações de voz, as intenções do que foi dito (e muitas vezes do que não foi dito, mas subentendido) faz toda a diferença no cuidado ao paciente.

Atualmente há uma corrente médica que se debruça, estuda e valoriza tais aspectos chamada de Medicina Narrativa, que se baseia numa escuta atenta, detalhada e diferenciada do relato dos pacientes como forma de aproximação mais profunda entre ambos – médico e paciente –, a fim de possibilitar uma melhor compreensão da contingência do paciente.

Talvez o maior ensinamento que tocar em uma orquestra tenha me dado seja a valorização do trabalho em equipe. Cada músico desempenha um papel numa orquestra, e o resultado, que é a execução da obra, depende de uma sintonia fina entre todos. Cada instrumento e a *performance* de cada um têm a sua devida importância no resultado. Ora você está tocando uma linha musical que é um solo, ora o solo está com outro instrumento e você faz o acompanhamento, de tal forma que as veleidades pessoais não têm a menor importância no contexto de uma *performance* musical.

É necessário observar o gesto e a intenção do maestro durante a execução e compreender que o resultado depende de todas essas particularidades e interações. O que importa é a obra do compositor e a nossa obrigação, como músico da orquestra, é desempenhar da melhor forma possível o nosso papel seguindo as orientações presentes na partitura e as indicações dadas pelo maestro.

É aprender a fazer o que tem que ser feito a cada momento da melhor forma possível visando a totalidade. Os paralelos com a atividade médica, principalmente no cuidado de pacientes complexos, que exigem trabalho de equipe e interação multiprofissional, são muitos e variados. Na maioria das vezes o trabalho do médico em realizar um diagnóstico e uma prescrição é fundamental, e aí o médico torna-se um solista. Mas frequentemente a enfermagem ou a fisioterapia adquirem um papel crucial. Ou a decisão médica depende da opinião de outros profissionais. E aí o médico deixa de ser solista para ser um "acompanhante".

Finalmente, a prática orquestral me trouxe um aprendizado referente à satisfação pessoal. Obviamente que tocar meu instrumento é um prazer que remonta à infância, mas a satisfação com a *performance* de uma peça orquestral depende do todo e não apenas do indivíduo. Ademais, no concerto deve haver a emoção da plateia com o resultado da apresentação. A satisfação do médico em cuidar de um paciente também depende de inúmeros fatores, que extrapolam os resultados clínicos, passando por questões técnicas, mas também pela interação multiprofissional e com o paciente e, geralmente, seus familiares.

Para mim, tocar numa orquestra foi sempre um aprendizado permanente de humildade, no bom sentido do termo, um aprendizado entre os limites e a interação entre o individual e o coletivo, e esse aprendizado foi muito valioso na minha prática médica.

CONSIDERAÇÕES FINAIS

Temos a percepção de que o ensino de humanidades para alunos da área da saúde é um enorme desafio, diretamente proporcional à necessidade que se impõe.

Esta dualidade decorre do fato de que não se quer apenas humanizar o cuidado do paciente em relação aos aspectos técnicos, mas pretende-se também incluir uma dimensão mais humana neste atendimento.

Carece, portanto, refletirmos sobre o que seria humanizar este cuidado para depois tentarmos escolher quais ferramentas seriam importantes nesse processo. Um primeiro passo é entender que todo indivíduo doente insere-se em um contexto social e familiar, e que tais circunstâncias interagem nas causas e consequências de sua doença. Uma pessoa doente vive dramas pessoais, familiares e sociais representados de diversas formas: incapacidade imposta pela doença, perda de relacionamento com entes queridos, insegurança profissional e mesmo o temor da morte.

A fim de minimizar estas angústias inerentes ao doente, é importante que o profissional de saúde envolvido no cuidar de alguém tenha ciência de que seu papel vai muito além dos aspectos técnicos do exercício da profissão. Precisamos de profissionais que percebam estes dramas individuais e familiares e que possam lidar com tais fatores de forma eficiente e, se possível, proativa.

Mas como é possível sensibilizar os profissionais de saúde para tais aspectos? Um primeiro passo é através da reflexão permanente de tais questões, desde o início da formação acadêmica, oferecendo ao jovem profissional em formação o aprendizado conquistado com a psicologia, a psicanálise, a filosofia, a antropologia e a bioética, incentivando-se desde o início da formação o pensamento interdisciplinar e diversificado.

Outra maneira é perceber que ao longo da história da humanidade os dramas individuais e sociais foram mais bem representados nas artes do que nas ciências, o que nos leva a acreditar que as artes podem ajudar nesta sensibilização, desde que apresentadas de forma contextualizada.

Edgar Morin afirma que "os romances retratam o indivíduo na sociedade, seja por meio de Balzac ou Dostoiévski, e transmitem conhecimentos sobre sentimentos, paixões e contradições humanas. A poesia é também importante, nos ajuda a reconhecer e a viver a qualidade poética da vida. As grandes obras de arte, como a música de Beethoven, desenvolvem em nós um sentimento vital, que é a emoção estética, que nos possibilita reconhecer a beleza, a bondade e a harmonia. Literatura e artes não podem ser tratadas no currículo escolar como conhecimento secundário".

Continua o filósofo e sociólogo humanista francês: "São o romance e o filme que põem à mostra as relações do ser humano com o outro, com a sociedade, com o mundo... O milagre de um grande romance, como de um grande filme, é revelar a universalidade da condição humana ao mergulhar na singularidade de destinos individuais localizados no tempo e no espaço".

Logo, o ensino de artes e humanidades pode ajudar a aflorar qualidades que entendemos como fundamentais no profissional de saúde. Desenhar e pintar melhoram a percepção da comunicação não verbal, o que pode ampliar a observação clínica. Os grandes clássicos da literatura (em prosa, poesia ou teatro) são repletos de dramas universais mostrando as ambivalências dos seres humanos em relação às suas escolhas, ajudando-nos na noção de bem ou mal e mesmo de justiça.

Imaginar o ato médico como uma peça de teatro formada por diferentes atos, cujo enredo, mas especialmente o desfecho não é conhecido, pode ser de grande valia na humanização do cuidado à saúde. Compreender que o encontro entre um paciente/doente com seu médico durante uma consulta (rotineira ou não) ou uma visita hospitalar possui uma estrutura cênica pode ajudar a entender os papéis que cada um desempenhará neste momento. O médico, a depender das circunstâncias, pode atuar ora como diretor, ora como ator, e para tal precisa saber que sua comunicação deve ser clara e inteligível.

Admirar uma obra de arte em um museu, presenciar um concerto sinfônico em uma sala de concertos, assistir a um filme em uma sala de cinema, a uma ópera em um teatro lírico ou participar de um *show* de *rock* são tarefas que exigem certa atenção e disciplina. Exigem a apreensão do todo e dos detalhes. Este olhar simultâneo para o todo e para o detalhe pode ajudar o profissional de saúde a observar seu paciente com outra atitude, percebendo relações que antes não enxergava, e quiçá, humanizando sua atitude em relação ao cuidar.

Como escreveu Blasco: "O humanismo é inato à profissão médica. O universo das artes é para o médico uma companhia necessária que assegura sua identidade vocacional".

BIBLIOGRAFIA CONSULTADA

Balint M. *Le médecin, son malade et la maladie*. Rev Fr Sociol. 1961;2(1):106-8.

Blasco PG. *É possível humanizar a medicina? Reflexões a propósito do uso do cinema na educação médica*. O Mundo da Saúde. 2010;34(3):357-67.

Burgess A. *English Literature: a Survey for Students*. London: Longman; 1974.

Cezar PHN. *Hipócrates vai ao cinema: a sétima arte e a formação bioética do médico*. Rev Bras Educ Méd. 2013;37(1):151. Disponível em: http://bit.ly/2ps6I4d.

Comte-Sponville A. *Pequeno Tratado das Grandes Virtudes*. São Paulo: WMF Martins Fontes; 2016.

Dantas AA, Martins CH, Militão MSR. *O cinema como instrumento didático para a abordagem de problemas bioéticos: uma reflexão sobre a eutanásia*. Rev Bras Educ Méd. 2011;35(1):69-76. Disponível em: http://bit.ly/2pBtyGt.

Duarte R. *A pedagogia da imagem fílmica: filmes como objeto de pesquisa em educação*. Cad Antropol Image. 2000;10(1):103-12.

Goldim JR. *Núcleo Interinstitucional de Bioética*. Disponível em: http://www.bioetica.ufrgs.br. Acesso em: 27 abr. 2021.

Lionço T. *Para que precisamos das humanidades. Justificando – Mentes Inquietas Pensam Direito*. Justificando Conteúdo Cultural LTDA-EPP, 2019.

Lobo MO, Garcez FCM, Bezerra AJC. Gomes L. *Relação médico-paciente idoso no cinema: visões de atendimento*. Revista Bioética. 2017;25(2).

Mangione S, Chakraborti C, Staltari G, et al. *Medical student`s exposure to the humanities correlate with positive personal qualities and reduced burnout: a multi-institutional US surevy*. J Gen Intern Med. 2018;33(5):628-634. doi: 10.1007/s11606-017-4275-8.

Mangione S, Kahn MJ. *The old humanities and the new Science at 100: Osler`s enduring message*. Cleveland Clin J Med. 2019;86(4):232-35.

Meirinhos E. *Políticas Públicas em Educação Musical*. Anais do IV Encontro Nacional de Ensino Coletivo de Instrumento Musical. In http://abemeducacaomusical.com.br/ ISBN: 978-85-7745-6116, Goiânia, 2010.

Morin E. *Os Sete Saberes Necessários à Educação do Futuro*. São Paulo: Editora Cortez; 2000.

Nussbaum M. *Fronteiras da Justiça*. São Paulo: Martins Fontes; 2013.

Rios IC. *Humanidades e Medicina: razão e sensibilidade na formação médica*. Ciência & Saúde Coletiva. 2010;15(Supl. 1):1725-32.

Sameulson S. *A Filosofia na Vida Cotidiana*. Rio de Janeiro: Zahar; 2020.

Spikins P, Rutherford H, Needham A. *The Prehistory of Compassion*. London: Blurb; 2010.

Tapajós R. *A comunicação de notícias ruins e a pragmática da comunicação humana: o uso do cinema em atividades de ensino/aprendizagem na educação médica*. Interface Comun Saúde Educ. 2007;11(21):165-72.

CAPÍTULO 8

Cinema, Bioética e Educação Médica

Pablo González Blasco
Maria Auxiliadora C. De Benedetto
Graziela Moreto
Marcelo R. Levites

> *Queria entender do medo e da coragem*
> *e da gã que empurra a gente para fazer tantos atos,*
> *dar corpo ao suceder.*
> *O que induz a gente para más ações estranhas,*
> *é que a gente está pertinho do que é nosso, por direito,*
> *e não sabe, não sabe, não sabe!*
>
> J. GUIMARÃES ROSA

DESUMANIZAÇÃO, HUMANIDADES E O RESGATE HUMANÍSTICO DA MEDICINA

A Humanização da Medicina é tema cada vez mais presente e verdadeira preocupação dos Educadores na Academia e dos Gestores nos diversos Sistemas de Saúde. O motivo é evidente: humanizar a Medicina é reinserir a ciência médica nas suas verdadeiras origens; e não é difícil entender que nos dias de hoje a Medicina tem de ser forçosamente humana se quiser pautar-se pela qualidade e excelência. Humanizar a Medicina é, assim, além de uma obrigação educacional, uma condição de sucesso para o profissional de saúde.

Justo seria perguntar-se o porquê da necessidade de humanizar a Medicina, ciência e arte que nasceu no âmago mais profundo do ser humano. Ou, talvez, seria melhor perguntar-se o porquê da Medicina ter-se desumanizado. A discussão é longa, repleta de matizes e perspectivas. Mas o conselho que Guimarães Rosa[1] coloca na boca do jagunço Riobaldo, ao confessar o quanto gostaria de decifrar as coisas que são importantes, traz uma luz a esta discussão acadêmica: esquecemos do que temos perto de nós, não sabemos apreciá-lo. A desumanização da Medicina é, sobretudo, um esquecimento, um olvido lamentável do que, tendo perto diariamente, deixamos passar sem reparar. Humanizar a Medicina será, de algum modo, recordar, um exercício ativo da memória para lembrar quem somos como médicos, o que buscamos e qual é a nossa história.

O modo mais prático de perceber esta necessidade é, como em muitas outras questões, observar as consequências que a sua ausência provoca. Assim, quando existe um clamor pela humanização de uma situação, de uma atitude ou profissão, é porque de algum modo se reclama algo que se entende como essencial em determinada circunstância concreta. No caso da Medicina, as chamadas de atenção costumam vir da parte do paciente, como advertência que orienta na recuperação de algo que, tendo-se o direito de esperar do médico e da Medicina, não se encontra na prática.

As advertências provenientes do paciente dificilmente recaem no aspecto técnico da Medicina, até porque o paciente não possui habitualmente recursos para avaliar de forma correta deficiências dessa ordem. As carências que o paciente constata são, em última análise, carências na pessoa do médico, detentor do conhecimento e intermediário entre a tecnologia e o paciente. As insuficiências não são de ordem técnica, mas humana. E isto porque, de algum modo, torna-se necessário "vestir a ciência médica com trajes humanos, dissolver no aconchego humano a técnica e os remédios que o paciente deverá utilizar". Quando tal não acontece, as insuficiências são sempre do profissional, e o prejuízo é do paciente, que acaba sofrendo de indigestões científicas nada reconfortantes. Caberá ao médico preocupar-se com esta temática, que não é em absoluto minúcia ou filigrana. Uma preocupação que se deve traduzir em ocupação ativa, estudo e reflexão em busca de aprofundamento é, sobretudo, analisar o seu comportamento, detectar as deficiências e encontrar os caminhos do necessário aperfeiçoamento. O humanismo é inato à profissão médica. Um médico sem humanismo não será propriamente médico. Na melhor das hipóteses trabalhará como um mecânico de pessoas.[2]

A humanização da Medicina deve começar, pois, pelo encontro com o paciente: esse é o ponto de partida imprescindível em qualquer tentativa de humanização. Sem contemplar o paciente – coisa que todo médico deve fazer, independentemente de sua especialidade – não há humanização possível. Para os que atuam na docência é necessário pensar em outra fonte de inspiração, ou seja, o estudante. O estudante de Medicina inicia a graduação com ideais humanitários e, com frequência, vai perdendo-os aos poucos, apagando-se gradativamente o verdadeiro motivo que o conduziu a ser médico. Entender o que acontece é também uma luz que ilumina os nossos desejos humanizantes. É preciso entender e buscar soluções, visto que é isso o que se espera das instituições formadoras: não se pode assistir à desumanização do estudante de Medicina passivamente, sem tomar providências. O resultado dessa omissão é o deteriorado panorama que contemplamos diariamente nos serviços de saúde: os estudantes de hoje, em quem não foi fomentado um processo adequado de humanização durante a graduação, tornar-se-ão os médicos desumanizados de amanhã, cujas presenças pululam nos mais variados cenários clínicos.

As artes e humanidades representam um elemento clássico na formação humanística do médico; quer dizer, um recurso para conhecer o ser humano com o qual terá de deparar-se ao longo da vida. Daí que andem paralelas – com sabor clássico – a figura do médico humanista e a do profissional humanitário.[3] O universo das artes é para o médico uma companhia necessária que assegura sua identidade vocacional. Para o estudante, médico em formação, é auxílio na construção dessa identidade; para o profissional, torna-se instrumento de trabalho, fonte de conhecimentos e barreira que protege de desvios. E sempre a arte é nutrição para o espírito, têmpera que lhe permite tratar com a dor, a morte, e toda a gama de limitações que a condição material humana impõe, sem perder a perspectiva transcendente. A arte não é simples refúgio que consola quando se apalpa a caducidade da matéria, como um sonho que ajuda a fugir da realidade. A arte e o humanismo são verdadeiras couraças que nos permitem mergulhar profundamente na materialidade, misturarmo-nos com ela – pois é com ela que os médicos lidam diariamente – para, dando o melhor de nós como profissionais, ajudar até onde nos é possível, sem infectar-nos com o germe do materialismo que conduz, antes ou depois, à decepção e à perda do entusiasmo profissional.

DAS EVIDÊNCIAS ATÉ A PESSOA: A INTEGRAÇÃO PELA ARTE

O progresso técnico e os avanços na investigação rendem uma multidão de trabalhos científicos e uma quantidade incontável de informação. Torna-se preciso apurar estas informações, de modo racional, obtendo as melhores evidências científicas para aprimorar a função do médico. Surge a Medicina Baseada em Evidências como qualidade da informação. O desafio é fazer chegar esta qualidade técnica até o paciente em linguagem inteligível. Dissolver a técnica em humanismo para que o paciente possa assimilá-la. O humanismo implica neste caso contemplar outros níveis de significância que, aparentemente subjetivos, são os que contam para o paciente. Assim, em nível de significância estatística – que confere alto nível de evidência a um estudo –, seguido do nível de significância clínico – até que ponto é possível aplicar esse estudo à população e ao paciente em questão – soma-se um terceiro nível de significância, denominado pessoal[4]. É uma terceira dimensão que se pode resumir no significado que, para determinado paciente, tem a sua doença, o tratamento proposto e o prognóstico. São os valores, atitudes, crenças, medos e expectativas do paciente que determinarão, em último termo, a eficácia do tratamento e, evidentemente, a adesão ao mesmo.

A dupla função do médico – entender a doença e entender o doente – requer uma integração metodológica dos conhecimentos objetivos, das evidências médicas, com os aspectos que caem no âmbito da subjetividade, como é o mundo do paciente, e o que o médico é capaz de captar, interpretar e, naturalmente, de utilizar em benefício do próprio paciente. O entendimento clínico requer saber integrar o conhecimento e a percepção dos aspectos particulares com os gerais, provenientes do conhecimento médico universal[5]. Essa percepção interpretativa, que os médicos experientes possuem, é muitas vezes tácita, intuitiva, subjetiva e está compreendida no contexto da arte médica. Não é oposta, mas complementar ao que se considera conhecimento científico e, como tal, sendo um recurso para cuidar, deve também ser desenvolvida. Aborda-se aqui um ponto nevrálgico: trata-se de desenvolver a arte médica em aprendizado paralelo com os conhecimentos técnicos.

A arte médica é sempre uma criação que surge como resposta ao desafio que o ser humano –sempre único, a surpresa que entra pela porta – coloca-nos como médicos. Os conhecimentos científicos, a necessária atualização diagnóstica e terapêutica e a procura dos melhores recursos técnicos para cuidar do paciente são a base que alicerça outro fator, estabelecido pela experiência e pela intuição que compreende a realidade do paciente, que intervém para tomar as decisões clínicas. Uma harmonia que transita entre as evidências científicas e a experiência do profissional permite encontrar, nesse momento e com aquele paciente, as melhores soluções para o problema que se lhe coloca. Ciência e arte convivem na Medicina como dois lados de uma mesma moeda. É de se esperar que o valor indicado em cada lado da moeda seja o mesmo. Desconfiaríamos de uma moeda que indicasse valores diferentes para a face científica e para a artística. Ou crescem em paralelo desenvolvimento, ou certamente aquela moeda é falsa. Não teríamos um médico na frente, mas apenas um compêndio de conhecimentos sem utilidade quando se trata de tomar decisões.

A criatividade da arte amparada pelo conhecimento científico não é privilégio exclusivo da ação clínica. Os filósofos e professores também atuam de modo análogo. Ortega y Gasset afirmava que uma conferência é " uma improvisação bem preparada"[6]. É preciso estar preparado, saber o que se vai dizer e ter claro o conhecimento a ser transmitido; mas diante da plateia surge a necessidade de criar para adaptar-se ao ouvinte, pois como o próprio Ortega afirmava, importa saber não só o que se fala mas com quem se está falando. Como diz o ditado: para ensinar latim para o João não basta saber latim, mas é preciso conhecer o João.

Conhecer a pessoa que tem a doença é pelo menos tão importante como conhecer a doença que aquela pessoa tem. E, como o paciente é um bom diagnosticador do relacionamento com o seu médico, sente-se mais seguro com um médico sábio do que com um médico treinado artificialmente[7]. Sabedoria é conhecer a pessoa para nela investigar a doença, postura imprescindível em quem pretender humanizar o relacionamento médico-paciente. Mergulhar no mundo do paciente requer metodologia, sistemática, mudança de perspectiva na abordagem e no relacionamento.

O cinema e as humanidades nos trazem luz e explicação sobre este ponto. "Não vemos as coisas como elas são, mas como nós somos": dizia Kant. E o poeta Fernando Pessoa escreve: "A vida é o que fazemos dela/ As viagens são os viajantes/ O que vemos não é o que vemos/ Senão o que somos"[8]. Humanizar o relacionamento é obrigação do médico. Requer preparar o espírito, limpando o ânimo de distrações, para dedicar-se ao paciente que está diante dele. Acertadamente resume esta atitude Marañón, centrando esta limpeza de distrações numa analogia por demais plástica: o capacho que se coloca na porta de um lar, com dupla finalidade no entender dele. Uma evidente que consiste em limpar o calçado. Outra, oculta, preparar o espírito para adentrar-se na intimidade alheia. Marañón afirma:

> "Como médico tive de pisar centenas de lares desconhecidos
> e nunca chamei à porta sem emoção. Cada casa é um mundo,
> diferente do mundo externo; e em qualquer delas pode a nossa alma
> encontrar uma faceta nova para sua vida e, talvez, o seu destino.
> Sempre pensei isto enquanto deslizava os meus pés com unção,
> tivessem ou não barro, na esteira do umbral que nos prepara para a
> intimidade"[9]

É imperativo aprender a pensar em algo óbvio, mas que, por vezes, se esquece na rotina metodológica do pesquisador. "Por que ele, o paciente, está aqui, na minha frente? O que espera de mim?". Esta simples frase, que coloca o centro do relacionamento na pessoa do paciente, pode ser uma boa advertência para humanizar as evidências.

A utilização do cinema como uma experiência educacional de resgate humanístico da Medicina nos oferece um sugestivo campo para as reflexões que aqui se anotam. Antes de abordarmos a metodologia educacional que a sétima arte proporciona, devemos nos debruçar sobre o mundo das emoções, passagem obrigatória para a educação humanística.

EDUCANDO AS EMOÇÕES: UMA DIMENSÃO PEDAGÓGICA ESQUECIDA

O universo da afetividade – sentimentos, emoções e paixões – vem assumindo um crescente papel de protagonista no mundo da educação. As emoções do aluno não podem ser ignoradas neste processo. Cabe ao educador contemplá-las e utilizá-las como verdadeira porta de entrada para compreender o universo do estudante. Formar o ser humano requer educar sua afetividade, trabalhar com as emoções. Como fazer isto de modo ágil, moderno, compreensível e eficaz? O cinema mostra-se particularmente útil na educação afetiva, por sintonizar com o universo do estudante onde impera a cultura da emoção e da imagem. Educar as atitudes supõe mais do que oferecer conceitos teóricos ou simples treinos; implica promover a reflexão – verdadeiro núcleo de processo humanizante – que facilite ao estudante a descoberta de si mesmo e permita extrair do seu interior o desejo de um compromisso vocacional perdurável.

É justamente no âmbito afetivo que o personalismo se impõe como condição eficaz de aprendizado e assimilação de atitudes. Explicamos. Não deve haver muita diferença em expor os conceitos da física quântica, da astronomia ou da fisiopatologia do câncer gástrico de modo objetivo ou levando em conta os sentimentos, uma vez que as informações científicas dificilmente se modificarão. Mas quando se trata de promover atitudes, tomar decisões, provocar a reflexão, estimular a conduta ética e, enfim, construir a personalidade, não é em absoluto equivalente enunciar os princípios do bem agir – a modo de manual de boas maneiras – ou levar em consideração "o sabor desses princípios" e tentar torná-los palatáveis.

Aqui se pode encontrar o fracasso de tantas tentativas de "ética por atacado", "cursos intensivos de final de semana", ou mesmo a pouca eficácia dos códigos de ética de muitas profissões: falta-lhes "sabor" e sobram-lhes conceitos e regras que, por sua vez, são amplamente conhecidos. Se não se praticam não é por desconhecimento, mas por falta de motivação. Os sentimentos são, pois, como o tempero que facilita a ingestão do alimento, conferindo um toque especial que faz do comer – por seguir a metáfora – algo que vai muito além da simples nutrição. E os temperos – que implicam na elaboração de molhos, condimentos e muita arte – devem ser preparados com alma de artista. A educação da afetividade requer arte de quem educa, criatividade para adaptar-se às necessidades de cada um e ao gosto de cada paladar – como fazem as mães e, nem dizer, as avós – e que conquista a vontade, nutre e estimula para que cada um dê o melhor de si. A afetividade modula o conhecimento dando-lhe um toque pessoal, como um prisma que amplifica, focaliza, dá *zoom*, destaca ou mesmo deforma a rigorosa objetividade dos conceitos e das ideias. Deve-se esperar, de quem pretende educar as emoções, que entre em sintonia com todo esse mundo subjetivo, que é afinal criação e arte.

A educação com o cinema arranca desejos profundos do jovem, motiva-o para grandes sonhos, para novos desafios. Vale citar alguns exemplos, também a modo de tempero, para facilitar a digestão deste referencial teórico. Lembramos de uma ocasião, num congresso de universitários, quando projetávamos a cena da batalha em O Último Samurai[10]. Aqueles valentes homens medievais enfrentam as modernas metralhadoras com a coragem e a espada. Mas a atitude de serviço – parece que o motivo de ser dos samurais é servir e chegar até o fim – arranca do inimigo o reconhecimento, a veneração e até a vitória moral. Esse é o modo de promover novos samurais, dentre os jovens soldados que, mesmo tendo à disposição a tecnologia moderna, ficam atônitos vendo a valentia daqueles no combate. Quando acabou a conferência e os comentários das cenas, antes de sair, um aluno veio até a frente, segurou-me pelo braço e me disse com os olhos brilhando: "Professor, eu quero ser um samurai!!!".

O cinema é também um modo de se entender e exprimir aquilo que a racionalidade levaria muito tempo para explicitar e acabaria resultando até enfadonho. Vale reproduzir o comentário de uma conhecida nossa, professora e mãe de família numerosa, a respeito de *King Kong*[11]: "Esse é o homem que toda mulher gostaria de ter do lado!" "Mas como um homem? – exclamo eu – estamos falando de um gorila". E ela continua sorrindo: "Engano seu, meu caro; ele luta por ela, a defende, se bate, se deixa ferir... e aprende dela a delicadeza, os modos, a poesia. E quer somente ela. As outras mulheres que lhe apresentam, ele as descarta". Surpreso pelo comentário, lembrei-me do pensamento de Ortega[12] que diz: "Nada imuniza tanto um homem do universo das mulheres, como o amor apaixonado por uma delas". E, em outra ocasião, quando o filósofo comenta: "A mulher muda o ambiente e o homem, como o clima trabalha os vegetais, sem fazer aparentemente nada, formando-o à sua imagem e semelhança".

No seu magnífico livro[13] sobre como educar numa cultura do espetáculo, Ferres recolhe a citação de Gramsci, líder carismático, filosófico e político, na sua tentativa de implantar um sistema eurocomunista: "Não se pode conhecer sem compreender, sem sentir, sem estar apaixonado". E comenta:

> "Como docentes, teríamos de pôr o problema de saber se não é absurdo pensar que se pode aprender algo sem paixão por aprender, e pelo que se tenha de aprender; se não é absurdo pensar que podem dar-se passos na assimilação cultural sem paixão pela cultura e pelo objeto concreto da cultura; se não é um erro dissociar aprendizado e prazer, aprendizado e emoção." [13]

O mesmo autor estabelece uma metáfora sugestiva que esclarece a função do educador. Teria de ser o educador como uma ponte, apoiando sua eficácia em dois pilares e no arco que comunica ambos e permite a passagem. Um dos pilares representaria o conjunto de conhecimentos; o outro seria o interlocutor, o destinatário do conhecimento que se quer transmitir. Naturalmente, o arco da ponte representaria a metodologia empregada para fazer chegar os conhecimentos até o educando.

Facilmente se pode deduzir, com base nesta analogia, onde se situariam as principais falhas – e os acertos – de qualquer projeto educacional. Assim, pode haver um pilar sólido de conhecimentos, mas não se atingir o interlocutor, ora porque não se conhece suficientemente e uma das extremidades da ponte ficaria sem apoio correto nesse pilar; ora porque o arco – a metodologia empregada – não consegue atingir o suporte representado pelo interlocutor, pelo educando. Igualmente, conquistar a sintonia com o educando sem um sólido pilar de conhecimentos seria facilitar a comunicação sem conteúdo específico, o que também não representaria educação. Na melhor das hipóteses isso seria simples convivência ou camaradagem. Quando os dois pilares – os conhecimentos e o mundo do interlocutor – apresentam desníveis, que são no fundo contextos culturais diferentes, caberá ao bom educador articular a metodologia de tal forma que consiga uma comunicação eficaz.

Tais considerações ajudam no emprego de metodologias inovadoras, pouco convencionais e que, como tudo o que é pioneiro, apresentam os contornos da dúvida, ou ao menos, da incerteza. Saber com clareza o que se pretende – proporcionar um aprendizado adequado ao estudante – simplifica a questão, e permite a agilidade necessária para o emprego de novas sistemáticas de ensino que visam atingir, de pleno, o pilar da ponte representado pelo educando.

Esta seria a função do educador, afinal um promotor da cultura, no sentido apontado por Ortega[14]. O professor deve despertar o desejo de aprender, contagiar com o entusiasmo por conhecer e conseguir que o estudante invista o melhor dos seus impulsos para procurar, também por meios próprios, o conhecimento que lhe será de utilidade. É fácil deduzir a flexibilidade e a criatividade que se espera do educador, e que deve ter seu reflexo nas metodologias educacionais empregadas. Um educador trabalha com pessoas, não apenas com ideias e, portanto, para adaptar o arco da ponte conseguindo um fluir satisfatório de conhecimentos, não pode partir unicamente das ideias preestabelecidas, mas também deve adaptar-se às reações suscitadas no interlocutor. A flexibilidade que a metodologia deve trazer consigo resulta transparente neste último comentário de Ferres[13], que se apresenta como um verdadeiro desafio para o educador: "Se a nova geração não consegue converter as imagens em pensamento, é porque o educador antes não conseguiu converter o pensamento em imagens, chegando ao concreto. Esta é a passagem obrigatória que se deve percorrer nos dias de hoje para atingir o aluno".

O CINEMA, UM PROMOTOR DE REFLEXÃO

Vale esclarecer que a educação por meio da estética, que atinge as emoções e a sensibilidade, não é uma tentativa de simplesmente apoiar a educação do jovem na emotividade. Trata-se de suscitar uma reflexão sobre valores e atitudes. É possível incorporar um conhecimento técnico ou mesmo treinar uma habilidade sem grandes reflexões; mas é impossível adquirir valores, progredir em virtudes, incorporar atitudes, sem um prévio processo de reflexão. É justamente desencadear este processo de reflexão, mediante recursos próximos ao estudante, o que se pretende com a estética, da qual o aprendizado através do cinema faz parte[15]. Dito de outro modo: estabelecer um ponto de partida para uma atitude reflexiva, pista de decolagem para futuros aprendizados e sensibilização para ensinamentos posteriores que virão mediante conteúdos específicos e, na maior parte das vezes, personalizados em exemplos.

Este processo requer tato, habilidade e a promoção de um aprendizado que respeite, de alguma maneira e sem precipitações, o ritmo quase fisiológico da emotividade. Não se pode obrigar a ninguém a sentir o que não sente. Pode-se simplesmente mostrar e, assim, o tempo e a reflexão sobre as emoções se encarregarão de aprimorar o paladar afetivo. Um processo que foi denominado, com sabor clássico, "educação sentimental". Esta seria a função do educador, afinal um promotor da cultura que deve despertar o desejo por aprender, contagiar o entusiasmo por conhecer e conseguir que o estudante invista o melhor dos seus impulsos para procurar, também por meios próprios, o conhecimento que lhe será de utilidade.

Este poder de estimular a reflexão torna-se sobremaneira evidente com a figura do clássico *O Rei Leão*[16]. Simba está na boa vida, e não quer assumir que cresceu. O macaco lhe interroga e lhe pergunta "Quem é você?" E esta pergunta vira do avesso o confortável *Hakuna Matata* em que Simba vivia para trazê-lo à realidade. A seguir, o macaco Rafiki lhe mostra o caminho para encontrar o seu pai. Simba tem dificuldade porque não está acostumado a refletir e, no início, apenas vê a própria imagem refletida na água. "Olhe com mais atenção. Pense. Reflita". E chega o grande susto: "Simba, você me esqueceu. Sim, você me esqueceu, porque esqueceu quem você é. Você não é um gatinho, mas o meu filho, o verdadeiro Rei Leão". O que de melhor se pode fazer é promover a reflexão, para que o jovem se vá construindo. Algo muito próximo ao que Rafiki faz com Simba. Não são as respostas as que devem vir prontas, fabricadas, mas sim as perguntas a modo de provocações que o professor deve, serena e continuamente, dirigir ao seu interlocutor. Assim, como se diz em uma "linguagem moderna", a ficha tem de cair por si só. E, nesta empreitada de provocar reflexões, o cinema é um prato cheio, uma oportunidade excelente.

O cinema faz refletir, pois as cenas são verdadeiros questionadores. Lembremos de *O Resgate do Soldado Ryan*[17]. Tom Hanks, o capitão, está morrendo. O soldado Ryan inclina-se sobre ele. E o capitão apenas lhe diz: "James, faça por merecer". Quarenta anos depois, James Ryan comparece ao cemitério acompanhado da sua família:

mulher, filhos e netos. Esse é o seu *curriculum vitae*, o que ele andou produzindo nestes anos. E vem prestar contas: "Todos os dias penso no que você me disse aquele dia na ponte. Procurei viver a minha vida do melhor modo possível. Espero que pelo menos diante dos teus olhos eu tenha feito por merecer aquilo que todos vocês fizeram por mim". E, não satisfeito, procura a avaliação doméstica da sua vida, de que a sua vida prestou, foi útil, e convoca a sua mulher e lhe diz; "Diga que sou um homem bom, que tive uma vida digna". O capitão – que era na vida civil um professor – educou James Ryan com essa simples frase – "faça por merecer" – e com o seu exemplo de vida. Para qualquer um que medite nesse contexto, basta lembrar-lhe que faça por merecer, para que tudo venha à tona na cabeça e no coração.

Surge a pergunta inevitável: Mas tudo isto não será muito perigoso? Não levantará problemas com os quais não saberemos depois lidar? Vem à memória um fato acontecido em um Congresso Internacional em Florença há mais de 15 anos. Foi durante um *workshop* onde apresentamos a metodologia reflexiva que o cinema oferece ao educador[18]. Curiosamente a plateia – mais de 100 pessoas – estava composta integralmente por outros que não latinos: finlandeses, ingleses, alemães, dinamarqueses, noruegueses, belgas, holandeses. Diante desse público, novidade para nós, brasileiros, tivemos um momento de hesitação. Funcionaria com eles como tinha funcionado no Brasil e em ambientes latinos? Projetar trechos de filmes, fazer comentários simultâneos? Uma audiência onde, possivelmente, a manifestação dos sentimentos teria uma linguagem de expressão diferente. A sessão correu bem, em silêncio profundo, e deixavam-se ouvir – mesmo sem a estrondosa componente latina – alguns suspiros emocionados. No final, um professor britânico pediu a palavra:

– "Isto que vocês fazem *é* muito perigoso!!!"

– ????

– "Sim. Este despertar de emoções nos jovens pode trazer à tona graves problemas que estão lá enrustidos."

Enquanto nos preparávamos para responder com a maior delicadeza possível, um finlandês levantou a mão e respondeu:

– "Meu caro amigo. Os problemas estão lá e virão à tona, conosco, sem nós ou apesar de nós. Isto funcionará perfeitamente no meu país e na minha universidade."

Faltou tempo para que outro assistente, um professor da Noruega com feições de *viking*, comentasse de modo contundente:

– "Penso que somente pode ter medo de fazer algo assim quem tem medo das próprias emoções."

Não houve necessidade de nenhum esclarecimento da nossa parte. E, confortavelmente, a sessão prolongou-se por mais meia hora, entre comentários e sugestões com sotaque britânico, eslavo e germânico.

O CINEMA NA EDUCAÇÃO MÉDICA: TRAJETÓRIAS E EXPERIÊNCIAS

As experiências na utilização do cinema representam uma trajetória biográfica bem delineada nos últimos 20 anos de trabalho em Educação Médica. Aquilo que nasceu com naturalidade, sem buscá-lo, como uma ferramenta auxiliar para ilustrar os conceitos básicos de Medicina Humanística, converteu-se numa linha de pesquisa que configurou uma metodologia acadêmica[19,20]. A partir desse momento, a utilização mais sistemática da metodologia e a observação das vivências que o fenômeno – o contato com o cinema num ambiente educacional – trazia aos estudantes, confirmaram tratar-se de uma nova forma de colaboração no processo formativo do aluno de Medicina[21].

O cinema é uma forma de arte e, como tal, parecia razoável incluí-lo nessa série de despertadores da condição humana que são as humanidades e as manifestações artísticas. Mas, afinal, devíamos nos perguntar: qual é o poder educacional do cinema? Ou, em termos mais habituais na pesquisa médica, qual é o impacto que o cinema traz para o aluno? Esses primeiros resultados, que ainda tinham uma divulgação doméstica no nosso meio, provocaram necessariamente uma série de questões que nortearam os trabalhos posteriores. É possível utilizar o cinema como recurso educacional na escola médica? Com que objetivo? O que podemos esperar dessa contribuição particular que o cinema oferece? Como é possível viabilizar este aprendizado de modo metodológico? Ou, com palavras mais simples, como se pode ensinar com o cinema? Quem pode ensinar e como aprender a fazê-lo? Na busca de um esforço institucional devemos perguntar ainda: qual é o espaço curricular em que se pode ensinar dessa forma? Qual seria o braço institucional – leia-se setor, divisão, departamento, cadeira curricular – que ampararia a formação de professores e a pesquisa com esta nova metodologia?

A busca de resposta a todas estas questões foi o motor que alavancou as pesquisas posteriores, que perfilaram a metodologia com maior precisão[22]. Trabalhos apresentados em congressos internacionais, apoiados pelas respectivas publicações, mostraram que a metodologia do cinema se mostrava eficaz no meio de culturas variadas, presididas por idiomas e percepções diferentes[23,24,25]. Mesmo em cenários educacionais não médicos, a utilização do cinema como recurso educacional foi constatada[26].

Não caberia aqui uma análise extensa de todos estes resultados que, por outro lado, estão convenientemente detalhados nas referências. No entanto, pode-se apontar, a modo de exemplo, como o uso do cinema amplifica e torna mais palpável a atração que os estudantes manifestam pelas histórias de vida, sugerindo que o ensino pontual – obtido a partir do caso concreto para introduzir depois a explicação teórica – traz um maior aproveitamento. As histórias de vida e a discussão do caso concreto propiciam ao aluno uma integração dos conhecimentos adquiridos na faculdade e, não poucas vezes, conferem motivação necessária para abordar matérias cuja aplicação não tinha sido descoberta. O paciente concreto e as histórias de vida personalizadas trazem sentido e unificam o contexto educacional. Deste modo, o aluno seria educado no exercício de pensar e não em aprender regras de conduta. O moderno ensino baseado em problemas não é senão uma aplicação prática desta conclusão.

A integração de conhecimento que as histórias de vida e a discussão de casos de pacientes reais trazem para o estudante assume uma importância particular quando se trata de abordar questões de natureza ética. O aspecto mais interessante das discussões que abordam as questões éticas é o foco onde a dúvida é colocada: sempre a questão pontual, prática. O ensino ético deve contemplar, além do corpo teórico de conteúdo, espaço para discutir – que é tentar explicar e entender – as dúvidas práticas dos estudantes, as quais abrangem todo o espectro da atuação clínica onde sempre surge a dúvida ética. Assim, os temas que vão desde a dificuldade em cuidar do paciente e lidar com a família, até como lidar com a morte, a questão da eutanásia, o sofrimento e a Medicina Paliativa, sem excluir o relacionamento com os colegas, apontam para a necessidade de reflexão e discussões em busca de significados em vez de se estabelecer protocolos. Existe pouco espaço para esta discussão no ambiente acadêmico e as experiências aqui relatadas mostram que a discussão amplia a visão. São temas que "pedem espaço" para serem tratados.

Esta é uma advertência importante que nos chega, mais uma vez, a partir do aluno, que é o verdadeiro protagonista do processo educacional: não se trata de implantar cursos específicos, mesmo com grande carga horária, mas de permitir esta metodologia de discussão, em caráter oficial, ao longo de todo o período da formação acadêmica. As novas situações e contextos educacionais com que o aluno se depara ao longo dos anos na escola médica suscitam os questionamentos anteriormente apontados que pedem espaço para discussão, reflexão, resolução e autoconstrução ética de modelos e atitudes. O aluno manifesta o receio de "esquecer" estas posturas se o processo for interrompido. Também é apontada a figura do monitor ou tutor como aspecto prático nesta continuidade. Daí a importância dos projetos que visam uma formação denominada longitudinal em ética, amparando o aluno ao longo de todos os anos da graduação[27,28].

E no vácuo das experiências educacionais com o cinema surgem agora as perguntas vitais que não podemos evitar, aquelas que pedem resposta e que são o verdadeiro núcleo de uma tentativa real por humanizar a Medicina: Afinal, devemos nos questionar: o que é que temos de humanizar? Como humanizar com eficiência? Quanto custa humanizar? E, finalmente, interrogar-nos com sinceridade se queremos de fato ser humanizados.

O CINEMA COMO FERRAMENTA HUMANIZANTE

A bandeira da humanização da Medicina campeia como divisa em qualquer projeto moderno de assistência à saúde. Quem se oporia hoje à necessidade de humanizar a Medicina, os sistemas de saúde, a assistência hospitalar, e mesmo o ensino médico? Mas, curiosamente, o objetivo que é consenso universal não parece viável e, na hora de colocá-lo em prática, tudo é muito mais complicado do que inicialmente parecia quando a bandeira da humanização foi hasteada e prestamos-lhe homenagem. Busca-se a humanização no sistema e nos processos, medem-se parâmetros de eficiência, certifica-se qualidade, mas percebe-se que falta algo e o cliente não está satisfeito. O cliente é o paciente que sofre, o aluno que não se sente compreendido e a família que está em desamparo. Ainda que se gastem recursos abundantes nestas tentativas, parece que a humanização desejada não é atingida. Por quê?

O que está faltando é, parafraseando palavras do romance de Graham Greene, o fator humano. As tentativas humanizantes debruçam-se sobre sistemas e processos, mas não envolvem as pessoas que são a interface de humanização entre a Medicina e o paciente. E não as envolvem porque não sabem como fazê-lo. Os processos podem ser medidos e qualificados, mas o interior das pessoas – a boa vontade, a dedicação e o carinho – são qualidades que fogem a qualquer auditoria de qualidade. As tentativas de humanização de sistemas e processos – uma humanização ambiental e ecológica, ousamos dizer – são inúteis, desgastam o conceito de humanização e fazem suspeitar que os desejos humanizadores não sejam sinceros. A vontade determinada de humanizar a Medicina – ou qualquer outro campo profissional – tem de priorizar os atores, os seres humanos e não apenas o palco e a decoração. Projetos de humanização que não atinjam o âmago do ser humano – médico e profissional de saúde – transformando-o, são projetos abocados ao fracasso.

Surge, assim, uma primeira conclusão de ordem filosófica: a necessidade de compreender a pessoa, isto é, o paciente, o aluno e nós mesmos. Essa compreensão vai além de um simples desejo, ou até da boa vontade de uma disposição favorável e aberta. Para compreender verdadeiramente, mantendo nosso discurso no plano filosófico, é preciso aprender a fazê-lo. Trata-se de um conhecimento acessível a qualquer um e para o qual conta, e muito, a boa vontade de quem pretende adquiri-lo. Mas é preciso ir além: aprender os modos de compreensão, assimilar este conhecimento e transformá-lo de algum modo em metodologia que é, afinal, um sistema filosófico que governa o agir.

A filosofia, por outro lado, não é um simples postulado teórico, ou um conjunto de crenças, mas redunda em posturas concretas diante da vida. O ato de compreender exige uma filosofia que informe a vida; informar no sentido metafísico, isto é, o que dá forma, o que formata, para dizê-lo com um termo mais atual. Somente quando se resolve a tão frequente solução de continuidade entre uma filosofia teórica – corpo de conhecimentos – e a vida que, por sua vez, pode estar repleta de bons desejos – é possível atingir o âmago do ato de compreender. Esta unidade de vida, tão difícil como necessária, é exposta com maestria por conhecido educador, numa obra primorosa[29]. Este afirma que quase todos os professores se perguntam o que têm de ensinar e preocupam-se principalmente com conteúdos. Alguns param para pensar como ensinar esses tópicos. Poucos refletem sobre quem são os alunos a quem devem ensinar. E quase ninguém se atreve a fazer a pergunta tremenda: "Quem ensina?". E conclui: "Porque, queiramos ou não, acabamos ensinando o que somos". É a força do exemplo o que produz o verdadeiro impacto educacional e nele, no exemplo, encerra-se a verdadeira coragem de ensinar.

Para o nosso propósito a questão é vital, pois quando não existe união de filosofia e vida e esta se vai vivendo do melhor modo possível – animada de boa vontade – mas sem sustentação em valores filosóficos que trilham caminhos de conhecimento, os resultados costumam ser desanimadores. No âmbito da educação médica que nos ocupa, é fácil perceber a impossibilidade de ensinar a viver – no caso, ensinar uma atuação voltada para a compreensão da pessoa –, quando se carece de uma metodologia própria, quando não se percorreram pessoalmente os caminhos que levam a aprender a compreensão.

Daí a responsabilidade que a formação universitária tem para fomentar a cultura que é, em definitivo, saber adotar um modo de posicionar-se no mundo e perante os semelhantes[14]. Se a Universidade se preocupa apenas em treinar ou capacitar profissionais, descuidando-se da promoção da cultura, é natural que o profissional esqueça os caminhos da compreensão, o gosto pela reflexão, o exercício filosófico que leva consigo a sua atuação prática. Essa era a função das assim chamadas artes liberais, base da original educação universitária. O qualificativo de liberais implicava que não estavam diretamente destinadas a um aprendizado técnico específico, que se restringisse ao simples treino ou capacitação. Denominavam-se liberais porque não eram servis, já que não serviam para algo peculiar; sua utilidade consistia em construir o homem, o intelectual e ajudá-lo a situar-se no mundo[30]. Acerca deste tema, um livro recente aborda o assunto com amplitude e de modo sugestivo[31].

Quem temos de Humanizar?

O primeiro passo que o profissional deve dar se quer humanizar a saúde é admitir que, antes de tudo, deve-se humanizar ele próprio. A responsabilidade primeira é toda dele, que deverá refletir e buscar recursos para integrar a técnica – atualizada e moderna – com o humanismo que a prática médica requer. E terá de instalar um processo de construção própria que lhe permita não esquecer o que de verdade importa. Porque, dito de modo simples, a desumanização da Medicina é, sobretudo, um esquecimento lamentável daquilo que, sendo matéria de trabalho diária – o ser humano –, deixamos passar sem reparar na sua espessura e sem ponderar a dignidade que se envolve nesse relacionamento. Humanizar a Medicina será, de algum modo, recordar, um exercício ativo da memória para lembrar quem somos como médicos, o que buscamos e qual é a nossa história.

Um ensaio elegante de anos atrás coloca a questão com acerto[32]. Relata-se a história de certo filósofo inglês que tinha uma curiosa gravação que atendia os chamados telefônicos quando ausente. A secretária eletrônica – *answering machine*, em inglês, textualmente "máquina de responder" – dizia: "Isto não é uma máquina de responder; é uma máquina de fazer perguntas – *questioning machine*. Quem é você e o que quer da vida?" Diante da surpresa, o perplexo interlocutor ouvia alguns segundos depois prosseguir a gravação: "Não se assuste. A maioria das pessoas vêm a este mundo e vão embora sem ter respondido estas duas simples questões". Saber quem somos e o que queremos é condição *sine qua non* para atuar de modo consciente e responsável, para se humanizar. Trata-se do mesmo dilema apontado anteriormente quando comentamos o clipe de O Rei Leão[16].

Certamente não se chega a estas profundidades reflexivas na prática médica diária, e talvez o problema se encontre aí; e o dilema persiste enquanto se buscam soluções teóricas que não contemplam o cerne da questão. Certamente, por esse mesmo motivo, a fácil tentação do conhecimento crescente – a confortável sedução da informação científica – nos distrai daquilo que deveria ser a principal ocupação: o crescimento pessoal. Bem o adverte outro pensador quando afirma: "Não é difícil entender por que gostamos tanto de aumentar nosso conhecimento e tão pouco de aumentar a capacidade de amar. O conhecimento traduz-se automaticamente em poder, enquanto o amor se traduz em serviço"[33].

O amor pela tarefa que temos entre as mãos é fonte de sabedoria e abertura para um humanismo cheio de competência. As sábias palavras de Gregório Marañón – paradigma de médico humanista – lembrando os antigos médicos familiares, ilustram este ponto de modo comovente:

> Eles tinham um sentido da Medicina mais cordial, mais humano. Permanecia neles a figura do velho médico familiar, conselheiro, sacerdote, amigo nos momentos difíceis em cada lar. É provável que não soubessem tanto como nós, mas certamente foram melhores e mais sábios. Infelizmente, vamos esquecendo que a sabedoria não é somente saber as coisas, mas também amá-las[34].

A reflexão que nos ocupa é de caráter fenomenológico e vital. Não é possível medir quantitativamente, pois diz respeito à atitude do profissional, ao interesse. Talvez a cristalização deste interesse – a imagem é também de Marañón – seja a cadeira, que ele considerava o elemento humanizante por excelência na prática médica. Quando o médico se senta para conversar com o paciente está lhe indicando com a sua atitude que tem todo o tempo do mundo para escutá-lo. Hoje temos computadores, prontuários eletrônicos, técnicas sofisticadas, mas talvez nos faltem cadeiras; ou, pior, perdemos o gosto por sentarmo-nos nelas, do lado do paciente. A boa Medicina à beira do leito tinha este componente humanístico da proximidade física com o paciente, do tempo gasto em companhia dele.

Vamos aos exemplos cinematográficos, começando com um clássico da literatura e da bioética transportado até as telas: *Viktor Frankenstein*[35], um médico capaz de ressuscitar pessoas. Domina a ciência. O problema é o que ele faz com o amplo conhecimento que possui. "Pensas alguma vez nas consequências dos teus atos?". E o paciente interrogando o médico. "E a minha alma? Eu tenho alma ou te esqueceste desse detalhe?" Frankenstein permanece em silêncio, responde vagamente. E a criatura continua: "Não pensas no que fazes e me chamas a mim malvado? Você é um irresponsável e eu é que sou o mau da história?". O diálogo entre a criatura e o seu criador – uma das melhores aulas de bioética que o cinema já retratou – levanta a grande questão: pensamos nas consequências que produz o nosso conhecimento científico ou desprezamos esse detalhe?

Humanizar-se é fazer questão de conhecer o paciente, a família, o interlocutor. Não tratar como lugar comum, com etiqueta, como um diagnóstico. *Amistad*[36], um filme histórico de Spielberg sobre o comércio de escravos e o advogado negro – um antigo escravo – que dedica sua vida a salvá-los, a provar sua inocência após a revolta que provocam no navio negreiro. "Quem são eles? Qual é a sua história?" – É Anthony Hopkins perguntando a Morgan Freeman. "Sim, você me diz que são africanos. Parabéns. Mas qual é a sua história?" O advogado parece não entender e o senador esclarece: "De onde você é?" – "Da Georgia, senhor". "Muito bem, da Georgia. Será que isso resume toda sua história? Não! Você era um escravo e agora é um advogado que dedicou sua vida à abolição da escravatura. Essa é a tua história".

A história dos pacientes implica em saber de fato quem são eles. *A Lenda do Pianista do Mar*[37], um sugestivo filme de Tornatore, que narra a vida de um pianista que vive num navio, nunca sai dele, e toca maravilhosamente. "De onde você tira essa música?" – pergunta-lhe o amigo. O pianista responde com um exercício prático: "Olha essa mulher. Parece que matou o marido e fugiu com as joias da família. Esta é a sua música. E aquele outro que não consegue esquecer seu passado. E essa que parece uma prostituta pensando virar freira. E esse outro que entra agora, vestindo um terno que não é dele; deve estar viajando escondido na primeira classe". Conforme as personagens desfilam nos fotogramas, a trilha sonora – a música do piano – adapta-se com perfeição ao perfil de cada figura. "Incrível" – diz o amigo. Incrível e surpreendente, porque é arte. O pianista olha as pessoas e cria a música adequada. Uma música centrada na pessoa, não na partitura da qual carece. Para criar arte em tal nível é preciso, além do virtuosismo musical, olhar a pessoa. Perder-se em diagnósticos, em *guidelines* terapêuticos sem ter como pano de fundo o paciente que estamos tratando é amputar a arte médica. Pode-se apenas reproduzir impessoalmente a ciência – com fidelidade técnica – mas não saber cuidar daquele que está nas nossas mãos.

Não é possível humanizar a saúde sem humanizar o profissional, sem que o humanismo penetre capilarmente na ação médica, permitindo ao profissional harmonizar a técnica com o humanismo numa simbiose produtiva[38].

Como se Humaniza?

Nesta altura das nossas reflexões, não seria aventurado afirmar que o fracasso das tentativas humanizantes na Medicina não se explica apenas por falta de vontade política ou porque os desejos de melhorar não são sinceros. É possível que, mesmo imbuídos da melhor boa vontade, careça-se de metodologia adequada. Para humanizar não basta querer: é preciso saber fazê-lo. O humanismo em Medicina não é uma questão temperamental, ou um gosto individual, ou até um complemento interessante. É uma verdadeira ferramenta de trabalho, não um apêndice cultural. Facilmente se compreende que sendo o próprio ser humano a matéria-prima da profissão médica, tudo aquilo que ajuda a entendê-lo melhor converte-se em instrumento profissional. Humanismo deve ser, pois, uma atitude científica, ponderada, fruto de um esforço consciente de aprendizado, sustentado por uma metodologia consistente[39,40].

Não é suficiente querer ser humanista, mas é preciso aprender a sê-lo. Seria uma imprudência deixar os desejos humanizantes por conta apenas da boa vontade. Nesse caso, tudo estaria em função da espontaneidade – mal chamada de carisma – sujeita à fragilidade dos altos e baixos da vida, em espectro que compreende desde a intuição oportuna – que pode vir ou não no momento preciso – até o trivial dos estados de ânimo ou do desgaste da condição humana, que nem sempre apresenta a boa disposição que seria desejável. A espontaneidade débil, desprovida de sustentação metodológica, é incompetente para educar, para formar pessoas; quando muito, estimulará um ou outro sonho que se desvanecerá ao contato com o prosaico do cotidiano. E os sonhos desfeitos – fogo de palha – rendem a cinza do sombrio ceticismo que contempla, lamentando-se, a ineficácia do seu empenho repleto de bons desejos, mas órfão de metodologia.

O Humanismo surge como uma fonte a mais de conhecimentos para o médico, como uma ferramenta de trabalho imprescindível, que é tão importante – não mais nem menos – como os muitos outros conhecimentos e habilidades que adquire na escola médica. O humanismo, para o médico, consiste essencialmente em adotar uma postura reflexiva no seu atuar, adotar um verdadeiro exercício filosófico da profissão, independente de qual seja o seu foco particular de atuação como médico[41].

Esta necessidade de metodologia pode se ilustrar com um exemplo cinematográfico. Trata-se de uma cena de *Trezentos – 300*[42], produção de mediana qualidade, mas que dá o recado. Trata-se de uma mistura de filme histórico e concurso televisivo de luta livre, maquiada de *comics*. Mas a cena é impactante. Leônidas, rei de Esparta, parte com seus 300 homens para enfrentar os persas de Xerxes na famosa batalha das Termópilas. No caminho, encontra um exército que pretende somar-se ao seu na empreitada, visto que esse pequeno número de 300 é desprezível perante os milhares de soldados persas. Leônidas recusa a ajuda, porque não quer amadores lutando do seu lado. "Qual é a tua profissão?" – pergunta o espartano a um soldado do exército de voluntários. "Ceramista, senhor" – responde o interpelado. "E você?" – continua perguntando Leônidas. "Eu sou ferreiro". A pergunta se sucede, e nova resposta: "Sou escultor". Volta-se para os seus homens e pergunta: "Espartanos, qual é a vossa profissão?". Um grito estarrecedor das 300 gargantas dissipa qualquer dúvida da competência bélica dos espartanos. Leônidas sorri e olhando o comandante dos voluntários afirma: "Parece que eu trouxe mais soldados do que você". Há uma diferença enorme entre a boa vontade e o profissionalismo.

Quanto custa humanizar?

Eis uma terceira pergunta nas reflexões que nos ocupam de capital importância. Os projetos de humanização – aqueles que têm consistência, atingem o núcleo da pessoa, e apoiam-se num método sistemático – não saem muitas vezes do papel, porque não são financiados adequadamente. Isto pode obedecer a dois motivos: um deles, ingênuo, pensando que humanizar implica uma atitude (o que é absolutamente correto) e as atitudes as pessoas as carregam consigo porque provavelmente as mamaram na infância e na sua educação familiar, e que seria algo que tem de se dar por suposto. O engano aqui é tremendo, porque as pessoas nem sempre incorporam tais atitudes adquiridas em sua formação: podem, perfeitamente, abandoná-las em situações de cansaço ou com as decepções que o dia a dia lhes traz, as quais podem resultar, por exemplo, da falta de agradecimento e da ausência de retorno diante da sua dedicação. Certamente, a indiferença perante o esforço de alguém provoca uma terrível erosão das atitudes.

O segundo motivo, que é o mais grave, deve-se mesmo a uma falta de vontade política dos gestores, que não abrem espaço no orçamento nem na agenda para os projetos de humanização. Evidentemente, nunca se apresenta uma oposição aberta às iniciativas humanizantes, mas não são contempladas no setor financeiro. Com imensa frequência, comprovamos como congressos e fóruns de saúde manejam polpudos orçamentos quando concernem à tecnologia – que é sempre o grande negócio – e deixam os temas que fomentam a humanização por conta de alguns idealistas que trabalham, na maior parte das vezes, gratuitamente. A injustiça é enorme, porque o chamado do evento costuma incluir o termo 'humanização', visto que tem apelo; mas na hora de fazer as contas, o Oscar de protagonista vai sempre para a tecnologia.

Humanizar a saúde tem o seu custo e este vai acoplado às pessoas que têm competência em gerenciar o projeto, não apenas ao visual de hotelaria como equivocadamente se quer pensar, nem mesmo aos sistemas de tecnologia de informação. Querer fugir disso é insensatez e gestão deficiente, como seria contratar um regente de orquestra barato, porque já se gastou demais com os instrumentos e com o teatro; ou um técnico de futebol medíocre, porque o salário dos jogadores consumiu o orçamento. As consequências desse corte de despesas são fáceis de adivinhar.

Lembro-me do escândalo que alguns gestores demonstraram ao descobrir que um grupo de palhaços, que animava em grande estilo uma enfermaria de crianças com câncer, atuava profissionalmente. A descoberta deu-se de modo fortuito: alguém se aventurou a deslizar uns trocados, a modo de gorjeta, no bolso de um dos palhaços. Este se virou para o benfeitor e comentou: "Não precisa disso, meu senhor. Se quiser fazer uma contribuição substancial, pode falar com o meu empresário que é aquele que está lá no canto esquerdo". O mundo desabou. "Vocês não são voluntários? Quer dizer que fazem tudo isto por dinheiro?" O palhaço retrucou: "Somos profissionais, como certamente o senhor também é. Ou, por acaso, o senhor trabalha com base na gorjeta?".

Voltamos aos filmes. A primeira cena é por conta de Julia Roberts em *Erin Brockovic – Uma Mulher de Talento*[43]. Os advogados da empresa acusada de contaminar a água com prejuízo de saúde da população fazem uma oferta volumosa de 20 milhões de dólares, pensando com isso lavar a culpa e deixar todo mundo satisfeito. Erin (Julia) afirma aos advogados que queriam resolver o caso como quem dá uma esmola no farol: "Nossos clientes são gente simples, mas sabem dividir. Essa quantia, dividida entre todos, é um lixo. Queremos gente feliz, que não seja obrigada a fazer histerectomia aos 20 anos, como uma delas teve de fazer, ou que não tenha a coluna deteriorada, como outro. Portanto, pensem quanto vale sua coluna, seu útero e multipliquem esse número por 100 antes de oferecer outra proposta ridícula".

A segunda cena traz Harrison Ford, em *Uma Segunda Chance* [44] (*Regarding Henry*, 1991). Outro filme de advogados, em que o protagonista acaba de sair do coma após levar um tiro no cérebro. Acorda outro homem, alguém que teria sofrido uma lavagem moral, para o bem. Começa a revisar os processos que o seu escritório levava e assusta-se com a corrupção na qual estava envolvido. Levanta o tema num almoço com os colegas: "Tudo isso que fizemos não é correto. Prejudicamos pessoas, ocultamos documentos, mentimos no processo...". Os colegas sorriem: "Pare com isso Henry, guarda isso. O que fizemos é pagar pelo almoço que estamos desfrutando".

Quando a humanização chega ao setor de contas a pagar, provoca uma revolução. Há quem se escandalize – "Mas... este é o preço? Não pensei que isto custaria tanto". Há quem arquive a fatura no fundo de uma gaveta. Afinal, esse tipo de projetos não tem visual e nem serviria para a promoção pessoal. Ninguém consegue colocar uma placa com o próprio nome num projeto que forma pessoas e tira delas o seu melhor, pois é disso que se trata quando se quer humanizar a saúde. É muito mais fácil colocar a placa no saguão do hospital ou emprestar o nome para o auditório. Pode até ser mais caro, mas certamente aparece, brilha, e isso se alinha bem com a vaidade humana.

Queremos, de fato, ser humanizados?

Nesta altura, ao sabor do que já examinamos, não há mais como fugir da pergunta-chave, que entranha um compromisso vital: fala-se de humanização, discute-se a sua importância, mas... será que, de verdade, queremos ser humanizados? O tamanho do compromisso que implica humanizar-se já se desenha nos traços das considerações que nos ocuparam até o momento.

Ensinar humanismo é fomentar a reflexão sobre a condição humana, situação que envolve não apenas o paciente, como os próprios interessados: alunos e professores. Não é um processo inócuo, onde quem o estuda se situa em posição isenta. Legisla-se em causa própria e as conclusões comprometem, em primeiro lugar, o próprio legislador – o estudioso –, que não tem como furtar-se às consequências das suas próprias reflexões. E, assim, o que muitas vezes começou como pouco mais que uma curiosidade cultural ou como necessidade instrumental da profissão que se quer exercer, debruça-se sobre a própria vida, envolvendo-a e interferindo sobre os próprios valores e perspectivas.

É neste ponto obrigatório invocar outro filme necessário: *Hannah Arendt*[45], especificamente a contundente cena que apresenta a explicação acadêmica na Universidade sobre a reportagem realizada para *The New Yorker*, que depois se converteu em livro[46]. Cinco minutos definitivos:

> "Quando vi Eichmann não me pareceu ser o demônio, ou um criminoso sádico. Insistiu, uma vez e outra, que nunca tinha feito nada por iniciativa própria, que somente tinha cumprido ordens. O maior mal no mundo é cometido por pessoas comuns, não por diabos ou monstros; são pessoas que simplesmente deixam de pensar, de refletir. Este fenômeno é o que eu denomino a banalidade do mal. O que encontrei nesse homem foi a chocante mediocridade de um homem que abriu mão da maior das qualidades humanas: a capacidade de pensar. Esta atitude de irreflexão é o que permite que gente comum acabe cometendo as maiores barbaridades e crimes"[45]

Desvenda-se assim o processo através do qual as pessoas – os médicos incluídos – abdicam da própria responsabilidade. Não maltratamos os pacientes porque somos malvados ou porque não nos preocupamos com eles. Simplesmente temos tanto a fazer, estamos tão ocupados buscando as melhores evidências, possibilidades de abordagem científica e os melhores tratamentos, que nos distraímos. E nessa distração descuidamos dos detalhes, omitimo-nos na percepção empática e esquecemos o protagonista do cenário: o paciente. Seguimos protocolos, *guidelines* e nos certificamos de escolher sempre o melhor. Sem dúvida obedecemos também às ordens que o comando científico nos recomenda. E nesse empenho, que por vezes raia o burocrático, nem sempre damos ouvidos ao que o paciente tem a nos dizer. Como se às vezes esquecêssemos que tratamos com seres humanos.

As maiores tragédias procedem não dos demônios, mas de gente normal que simplesmente parou de pensar. É o sistema de saúde no qual estamos envolvidos que funciona como desculpa para deixarmos de refletir e, assim, abrir mão da responsabilidade pessoal. É fazer o que todos fazem, o que sempre se fez; deixar como está para ver como é que fica. E quando as catástrofes acontecem – os erros, as queixas dos pacientes maltratados, os descasos corriqueiros – escandalizamo-nos e qualificamos o colega que protagonizou o evento como um monstro. Lembro de ter comentado sobre esta vivência com uma professora de humanidades, também admiradora de Hannah Arendt, que leciona numa universidade americana. Sorriu e me disse: "É muito confortável qualificar alguém como um monstro. É como se pertencesse a uma classe de seres diferentes de nós mesmos, e nós estamos a salvo. Mas, ao contrário, quando reconhecemos que a maldade procede de seres comuns que deixam de pensar, reparamos que a qualquer momento podemos ser nós mesmos os protagonistas dessa triste ação. Basta deixar de refletir no que estamos fazendo". De fato, esse é o caminho que leva, fatalmente, à banalidade do mal[47].

A competência que buscamos na formação dos futuros médicos implica Humanismo. Sem Humanismo não há competência possível. Formar médicos humanistas vai muito além de dar um verniz humanitário ao futuro médico, mas instalar um processo de reflexão que lhe permita, de modo contínuo, reavaliar sua opção vocacional, sua resposta como pessoa e como profissional. Um elemento essencial que se insere na alma do profissional e se faz vida da sua vida[48].

E neste momento em que se requer do profissional – seja estudante, médico jovem, profissional maduro – uma adesão voluntária que toma corpo na própria vida, que a educação com o Cinema tem um papel importante, porque facilita a reflexão e torna o caminho mais claro; não o torna indolor – como se as emoções anestesiassem as dores que implicam as mudanças da vida para melhor – mas o faz visível, diáfano, porque injeta motivação. Despontam, com clareza, os motivos pelos quais vale a pena mudar.

O uso do Cinema na Educação Médica é tema que nos acompanha faz tempo, mais de 20 anos[49]. Desde a abordagem de temas éticos[50] até a educação das emoções[51], todo um amplo espectro de cenas inseridas numa metodologia que foi se perfilhando ao longo destas 2 décadas, decantando em publicações diversas[52]. Entremos, pois, na Metodologia pedagógica do Cinema, em todos os seus detalhes.

USANDO NA PRÁTICA A METODOLOGIA DO CINEMA

É possível que o leitor tenha pulado todo o texto precedente para debruçar-se sobre este ponto e dar uma vista de olhos nas 'dicas práticas' para usar o cinema. Se este for o caso, por consciência educacional devemos advertir: não faça isso! Tenha paciência. Leia desde o começo, acompanhe o raciocínio, permita-se duvidar da metodologia, deixe espaço a sua própria imaginação para criar novas ideias, enfim, construa o seu próprio método, pois é disso que se trata.

Bem é verdade que depois do comentado anteriormente sobre a importância da metodologia como condição de ciência que outros podem reproduzir, fugindo do "carisma" individual, não seria honesto afirmar que não existe receita de nenhum tipo. Existe sim, porém é uma receita flexível, adaptável às condições do professor e dos alunos. Mais do que receita, é um conjunto de ingredientes que cada um, com espírito criativo, saberá utilizar – ou não – em quantidades também variáveis, atento sempre às necessidades nutritivas e aos gostos do paladar afetivo do público que tem à sua volta. Ingredientes, levedura, sugestões, não receita. Isso são as advertências que aqui se recolhem, de caráter eminentemente prático, e que correspondem a experiências concretas. Não são necessariamente as únicas, nem as melhores. São apenas isso: algumas experiências que, quando compartilhadas, podem despertar nos leitores – educadores, professores, líderes, gestores de pessoas – amor por educar e lançá-los na apaixonante aventura da educação afetiva das pessoas a eles confiadas, de mãos dadas com o cinema.

As experiências-advertências cinematográficas não são também novidade absoluta, sendo prova disso a ampla bibliografia recolhida por outros autores[13] que descrevem a utilização do cinema e dos meios audiovisuais na educação. Existe, pois, substrato suficiente para os educadores que pretendam adotar esta metodologia como um recurso educacional na escola médica. Cabe, pois, destacar o que nos parece ser original e, sobretudo, o que no nosso entender pode realmente colaborar na implantação sistemática da metodologia, empregada nas experiências relatadas no presente trabalho. São advertências de caráter eminentemente prático e procuraremos colocá-las numa linguagem mais coloquial, sem perder o rigor acadêmico.

Que filmes utilizar? Quais são as cenas? Como fazer isso?

A vida nos tem mostrado que, a despeito de teorias e publicações, frutos do amplo trabalho educacional com o cinema que temos desenvolvido em quase 2 décadas, ainda as pessoas "buscam o filme perfeito", a indicação precisa. Vez por outra recebemos consultas – telefônicas ou, mais recentemente, por *e-mail* – de amigos, conhecidos e colegas que nos pedem uma "boa recomendação" de um filme para uma aula. Há quem até pede emprestadas as cenas, os comentários, quase diria que até os pensamentos sobre essas cenas de filmes. Mesmo nos sentindo elogiados por essa "consultoria" é honesto advertir – como de fato fazemos ao responder as solicitações – que não basta indicar um filme ou um conjunto de cenas para atingir o propósito. Afinal, perguntamos, qual é o propósito que pretendem com essa aula, ou reunião de professores, ou fórum de alunos? Se o propósito não é claro, delegar a responsabilidade educacional aos fotogramas não vai funcionar. Passarão bons momentos juntos, com diversão e até emoção, mas na hora de apurar resultados o saldo será insignificante. Ou, pior, pode até ser negativo, porque quando se utiliza uma metodologia de modo impreciso – sem ter claros os objetivos educacionais – acaba-se perdendo credibilidade, caindo no descrédito. Daí os comentários também ouvidos nos círculos de professores universitários: "Filmes? Teatrinho? O que esses alunos têm é que estudar para valer. A vida é dura, não um conto de fadas como pinta Hollywood".

Voltemos à pergunta inicial. Que filmes utilizamos? Que cenas? Essa pergunta é quase uma "questão íntima", pois, afinal, as cenas, filmes, diálogos que funcionam para o aluno, são aqueles que funcionaram antes para o professor. O que me atinge e me faz pensar, o que evoca sentimentos e emoções, o que pede reflexão e ser compartilhado é o que posso levar, com sinceridade e transparência, até os meus alunos.

Amor por educar, paixão por fazer com que outros participem do mesmo processo que como educadores vamos trilhando nós mesmos. Estar no mesmo barco, lado a lado, na construção do conhecimento e da pessoa em formação. Aí, sim, os filmes funcionam. E cada um terá, como fruto desse processo, "seus filmes", "suas cenas" e "seus diálogos" vistos com olhos absolutamente pessoais. Querer receita de "filmes educativos" é como solicitar a cópia de um diário íntimo ou um fichário de poesias que tem um significado único.

Os ingredientes da nossa experiência compõem-se de cenas de filmes. Filmes temáticos? Não, qualquer filme que tenha cenas "aproveitáveis". O que venha a ser aproveitável depende, estritamente, do comentado anteriormente: o que funciona para mim, pode ser que funcione para os outros. Daí que adquirir "pacotes de cenas", como se de comida congelada se tratasse, também não costuma render os melhores resultados. Culinária que é arte, onde cada ingrediente é escolhido minuciosamente: assim se monta um clipe cinematográfico educacional, com a paciência de quem vai saboreando e temperando o alimento: a escolha das cenas, a ordem que obedece aos objetivos que se pretende atingir e a reflexão que quer provocar. E, assim, os comentários vão surgindo conforme se montam as cenas, uma atrás das outras. Um amigo, colega de colégio que hoje é diretor de cinema, comentou em certa ocasião sobre o nosso trabalho: "Já entendi, você faz o teu filme, conta a tua vida, com as cenas dos outros". Um comentário feliz e preciso, com sabor de quem é profissional da sétima arte.

Mosaico de cenas: o "clipe" que impacta

A sequência de cenas escolhidas de filmes diversos (clipes) mostrou-se particularmente interessante, porque se consegue oferecer uma variante de perspectivas sobre uma mesma realidade. São como variações sobre o mesmo tema que, apresentadas de modo rápido e dinâmico, oferecem um espectro maior de possibilidades para as vivências do estudante. Isto vai ao encontro da cultura da imagem e da emoção, em que o fator de impacto não é tanto o argumento lógico – que poderia ser apresentado pelo filme integralmente – como a situação que leva à vivência pontual, representada pela história de vida, pela atitude dominante, pelo gesto que sintoniza com a afetividade do espectador.

Aqui é preciso uma explicação que constitui o núcleo de originalidade das nossas experiências. A maioria dos filmes que utilizamos não se focam em temáticas médicas. Embora haja quem utilize os assim chamados "filmes de médicos" como apoio para discussões pedagógicas, não é esse o nosso caso. Nos clipes de cenas compiladas dificilmente aparece uma temática relativa à doença ou um médico como protagonista. São filmes sobre a própria vida, sobre pessoas com seus dilemas, atitudes, decisões e relacionamentos. Talvez aí resida um dos grandes motivos da assim chamada desumanização da Medicina: em que o médico se centra apenas nas temáticas médicas, esquece-se que o paciente é uma pessoa e que ele mesmo, médico, também é um ser humano. Humanizar a Medicina começa, no nosso modo de ver, por lembrar ao médico que os atores envolvidos no processo saúde-doença são, antes de tudo, seres humanos que podem ficar doentes, e dos quais, como médicos, podemos cuidar. "Se queremos médicos humanos, teremos de aceitar que os médicos não se podem limitar a praticar a Medicina, mas ser também pessoas de qualidade. O bom médico é sábio, compassivo, educado e culto; e sabe que a vida é muito mais do que Medicina, para o médico e, naturalmente, para o paciente"[53].

Esta metodologia – avalanche de cenas, com mudanças rápidas – corresponde-se com a cultura do espetáculo em que o estudante vive habitualmente: emoção, imagem, mudanças rápidas, cultura de *zapping*. Informação rápida com impacto emocional, alto percentual de intuição, são elementos habituais no universo do estudante em formação. Usamos a linguagem a que está acostumado, a qual entende e o faz pensar, porque não é o objetivo da metodologia com o cinema mostrar "o caminho das pedras para incorporar uma atitude" ou, em outras palavras, as regras de conduta contadas numa história em quadrinhos, que seriam as cenas. O objetivo é claro e único: provocar a reflexão, fazer pensar. Utilizar a linguagem que lhe chega direto, sem rodeios, primeiro ao coração, depois à cabeça, tem assim um fundamento antropológico para o uso dos clipes.

E o filme integral? Não funciona? Como se esclareceu anteriormente, a descrição aqui recolhida corresponde a um conjunto de experiências. É perfeitamente possível que projetar um filme inteiro com discussão posterior – o chamado *cine-forum* – seja eficaz em outras circunstâncias, como, por exemplo, quando se pretenda congregar um grupo de pessoas afins – pais de colégio, professores – para um debate. Os objetivos de tal forma de se trabalhar com o cinema, mais do que propriamente educacionais, seriam de fomentar a convivência. Mas quando o cenário é primordialmente educacional e o que se pretende é facilitar a reflexão sobre atitudes, a metodologia do clipe é claramente superior em resultados.

Por que filmes americanos? Por que sempre Hollywood? É outra pergunta frequente, mais teórica do que prática, que traz lembranças pessoais esclarecedoras e que por esse motivo relatamos em seguida. Durante a defesa da tese doutoral[19] onde se apresentava a experiência pedagógica com o cinema na educação médica, ao invés de expor a metodologia utilizada com os alunos, optou-se por projetar uma sequência de cenas – um breve clipe de 20 minutos – para a banca examinadora. O impacto não se fez esperar e o tempo da defesa viu-se, no total, reduzido em mais da metade do habitual. A imagem mostra mais do que mil palavras, e ganha tempo. Mesmo assim, um dos professores perguntou na arguição: "É curioso que você não utilize filmes europeus, ou japoneses, que têm grande profundidade vital, e tocam temas que implicam reflexão". Assentimos concordando sim, mas acrescentando: "Sem dúvida. Mas devemos convir que um filme japonês de Kurosawa, por colocar um exemplo, demora 20 minutos para mostrar o que Hollywood apresenta em poucos segundos... e não temos todo o tempo do mundo para ensinar. O horário da aula limita; é preciso encaixar a metodologia no cronograma".

Comentários durante a projeção: Um facilitador da reflexão

A paixão pelo cinema e trazer cenas de filmes que "funcionaram com o professor" para dividir com os alunos deu lugar, de modo inconsciente – tudo deve ser reconhecido –, a comentários durante a projeção. Aquilo que começou no vácuo do entusiasmo acabou se constituindo como parte integral da metodologia, apoiado pelas avaliações dos alunos, que solicitavam sempre esses comentários, a modo de "trilha sonora extra". Deste modo, os comentários do professor em simultaneidade com a projeção do clipe têm sido elementos presentes nas nossas experiências educacionais.

Não é o objetivo destes comentários simultâneos mostrar "o que deve ser visto", mas sim estimular a reflexão dos alunos. Quando apuramos os resultados encontraremos testemunhos de alunos que claramente insistem na necessidade de que o professor faça os comentários e apontam que, embora não concordem integralmente com as perspectivas que o professor abre, serve-lhes como recurso para provocar a reflexão. Caberia pensar, seguindo as considerações feitas por Ferres[13], se estes comentários poderiam colocar significado no significante representado pelas cenas dos filmes. O impacto afetivo e sensorial que atinge o estudante – o significante – criaria uma predisposição para a construção de significados representados pelos comentários do professor. Os significados não virão exclusivamente dos comentários do educador, mas sim da procura mesma do aluno estimulada na vivência de simultaneidade: comprovar que alguém consegue atribuir significados às cenas faz com que ele procure os seus próprios significados.

Apontamos aqui outra lembrança pessoal que ilustra este tópico. Em certa ocasião, ainda quando as experiências com o cinema estavam dando os primeiros passos e nem sempre fazíamos comentários simultâneos com a projeção, reparamos que um aluno – hoje médico – olhava com certa decepção. Tinha assistido a outras aulas anteriores e nessa última deixamos o filme correr sem nenhum comentário. "Que acontece?" – perguntei. "Professor, o senhor tem de falar durante o filme". Olhei para ele perguntando: "Por quê? Você concorda com o que eu digo?". E o aluno, sorrindo: "Na verdade, não concordo com muitos dos seus comentários. Mas eles me obrigam a pensar".

Neste ponto impõe-se uma advertência necessária. Os comentários simultâneos do educador tornam-se possíveis quando a compilação de cenas é extraída de filmes com idioma original diferente do português e com legendas em português. Isto permite a atenção simultânea do aluno às legendas do filme e aos comentários do professor. Programar esta metodologia em outras culturas diferentes da nossa suporia levar em consideração esta questão para se evitar uma concorrência entre comentários e o som original do filme, quando o idioma é o mesmo. Pode-se pensar, por exemplo, instalar esta metodologia em países de língua inglesa, sendo os filmes falados em inglês; neste caso deve ter-se o cuidado de evitar que os comentários impeçam de ouvir os diálogos originais, devendo se providenciar uma sincronia diferente e não uma simples simultaneidade. Quando os filmes são dublados, como acontece em alguns países de língua espanhola, enfrenta-se um desafio análogo (supomos que o professor fala sempre a língua-mãe da plateia). Mesmo assim, o impacto da imagem é tão poderoso, que tivemos experiência de apresentar conferências com clipes de cenas em inglês (idioma original), legendados em português, para audiências de língua espanhola, com os correspondentes comentários em espanhol. Deve-se anotar que não houve, em nenhuma das avaliações, reclamações do idioma por parte dos alunos. Quando existe sintonia com a imagem e a emoção, o idioma não supõe obstáculo.

Uma barreira real pode ser constituída pela cultura das pessoas que assistem à projeção, mais do que pelo idioma. Assim, algumas experiências realizadas nos USA fizeram notar que o público gosta de discutir uma "carga menor de cenas". Quer dizer, talvez os latinos consigam armazenar um conjunto maior de emoções e dar-lhes sentido, enquanto os anglófonos requerem uma discussão mais metodológica, passo a passo. Ainda assim, não parece muito útil a quebra da projeção, com interrupções para discussões em "pequenas doses". Corre-se o perigo de querer estabelecer uma correspondência entre cenas e "recados para a plateia" quando, como foi já explicado, não é esse o objetivo. O objetivo é provocar a reflexão e não contar fábulas com moral da história que, por sinal, é uma tendência muito própria da educação de língua inglesa, por vezes excessivamente saturada de metodologia e de parâmetros de avaliação.

A discussão final: O conhecimento construído

A discussão posterior à projeção de filmes é parte integrante e absolutamente indispensável nesta metodologia. É na discussão que os alunos vivenciam, na prática, que além de sentir o filme, pode-se pensar e discorrer sobre ele, sem perder a força de impacto emotiva. Existe no estudante certo receio de racionalizar aquilo que lhe proporcionou um prazer sensível, certamente porque falta o hábito cotidiano desta prática. Novamente, o estudioso do tema sai ao encontro desta aparente dificuldade mostrando que "pensar o filme, além de o sentir, garante um *plus* de prazer, um prazer a mais. Pode-se aprender que, para lá do suspense, o autor nos dava uma visão da vida, do homem e das relações humanas: a falsidade das aparências, o sentimento de culpa, o homem falsamente acossado, a vulnerabilidade dos sentimentos, a complexidade da relação amorosa... Seguimos desfrutando os prazeres de caráter primário (sensações, fabulação, fantasia, implicação emotiva), mas também se acrescentam os de caráter secundário. Experimentamos que com a ativação da consciência e da racionalidade poderíamos multiplicar os níveis de prazer"[13].

Estabelecer uma discussão proveitosa requer habilidade por parte do educador: não é um simples angariar opiniões, juntando-as como em uma colcha de retalhos. Os comentários simultâneos favorecem uma postura integradora na discussão e preparam o cenário. No entanto, o educador-professor deve assumir uma função de questionador. Um autor adverte que "deve haver uma prévia problematização: uma necessidade, que o grupo sente, e umas perguntas que este se formula e que revelam uma procura, uma inquietude"[54]. Semelhante atitude está em perfeita sintonia com o método socrático, que questiona e inquire, procurando extrair conceitos através de perguntas e provocando a discussão. Para tal, torna-se necessário combater a natural impaciência que o educador possui em transmitir conceitos e centrar-se no objetivo claro que esta metodologia brinda: um provocador de experiências que levam à reflexão.

Logo no início da discussão, a paciência do educador costuma ser posta à prova. O impacto da projeção – quando a plateia nunca foi exposta a semelhante metodologia – costuma ser de tal ordem que o silêncio é, geralmente, o protagonista dos primeiros minutos destinados à discussão. É preciso trabalhar com o silêncio, esperar e deixar as coisas fluírem de modo "fisiológico", sem precipitação. Surge um comentário, depois outro, depois uma avalanche, e assim o processo está disparado. As surpresas se sucedem, aparecem temas imprevistos, reações emotivas, comentários sinceros que abrem a intimidade e cria-se um cenário único – porque as pessoas são únicas e os sentimentos de cada um também – que o educador deve olhar com respeito e atuar como árbitro que vai dando entrada a todos os que querem falar. Os momentos iniciais são essenciais e a impaciência do professor perante o silêncio pode imprimir, com seus comentários precoces ou dirigidos, um rumo à discussão que, mesmo sendo proveitoso, deixa de ser tão bom quanto poderia ser. Esperar, sorrir, deixando o silêncio trabalhar sem pressa e sem inquietude. Eis um ingrediente importante na prática desta metodologia.

Existe uma tentação frequente que é preciso evitar: a de suprimir a discussão final. Surge esta tentação nos momentos em que o tempo é curto, a plateia é numerosa e o convite ao conferencista foi para "mostrar a metodologia" e não propriamente para aplicá-la. Pessoalmente já vivemos esta experiência numerosas vezes. De fato, a reação emocional da plateia, mesmo com muitos participantes, pode fazer com que o educador se dê por satisfeito com os resultados: suspiros, lágrimas, emoções, risos e os olhos de tantos dizendo que entenderam o recado. Mas é necessário evitar o sofisma. Educação da afetividade com o cinema não é um *show business*. Suprimir a discussão é deixar manca a metodologia e, no fim, prestar um descaso ao aprendizado real. As pessoas pedem, com os olhos e com a atitude, falar. Têm necessidade de fazê-lo.

Entra neste momento a habilidade pedagógica do professor para contornar as dificuldades técnicas. Pode-se dar voz a alguns da numerosa plateia, o que certamente tira pressão ao ambiente e permite a reflexão individual. Deve-se advertir que o certo é estabelecer uma nova sessão, em data não muito distante, quando a plateia será dividida em grupos pequenos para todos poderem discutir. E, finalmente, quando se planeja com tempo a atividade, há a possibilidade de se organizar a exposição de modo que, após a projeção inicial, alguns colaboradores atuem como moderadores dos pequenos grupos, os quais finalmente se juntam novamente para expor em plenário as linhas mestras da discussão. Vai aqui uma recomendação final aos professores: antes de aceitarem um convite para uma simples conferência "com filmes, como você costuma fazer": é preciso defender o verdadeiro espaço educacional, não vulgarizar a metodologia e querer, como sempre, dar o seu melhor, contribuir para formar as pessoas e não simplesmente as emocionar.

Nas ocasiões em que é possível integrar a metodologia do cinema de modo institucional – por exemplo, um curso numa faculdade, ou num colégio – as experiências mostram que os alunos se envolvem e participam assumindo a metodologia como própria. Muitas vezes, os alunos respondem à provocação educacional trazendo cenas de filmes e até elaborando sequência de cenas, numa unidade representativa das vivências experimentadas. Temos nesse momento uma resposta de significantes – as cenas que os alunos propõem – que traz consigo também significados representados pela sequência lógica de montagem empregada pelos alunos. O educador deve favorecer, apoiar e ordenar esta manifestação dos alunos que, inicialmente, ameaça desarticular a programação previamente estabelecida, mas que se revela como uma resposta discente em sintonia com os objetivos educacionais. Quando se pretende provocar experiências e facilitar a reflexão, não se pode surpreender a iniciativa do estudante. Ao contrário, deve-se interpretar como a melhor recompensa do educador. Cria-se neste momento um contexto genuinamente universitário: alunos que se questionam e o educador que oferece amparo oficial aos questionamentos dos alunos. Uma verdadeira projeção institucional do estudante, como recomendava Ortega[14].

O impacto do cinema sobre os alunos: advertências para o educador

Torna-se evidente que o primeiro resultado que a experiência produz no aluno é criar oportunidade e espaço para um diálogo amplo multitemático acerca de questões que ocupam e preocupam, de fato, o estudante. O educador deve ser um facilitador do diálogo entre os alunos, onde são expostos temas relativos ao ser humano e à vida, geralmente partindo das cenas apresentadas nos filmes, mas onde os estudantes projetam, habitualmente, o seu próprio mundo pessoal. Partilhar a visão do mundo que levam dentro, por ocasião do diálogo e das reflexões que o cinema produz, torna transparentes os valores e a cultura que envolvem o estudante, muitas vezes de modo inconsciente, não explícito. O diálogo entre os alunos deve ser enriquecedor e meio de crescimento pessoal: isto se consegue quando se aprende a ouvir as opiniões dos outros e existe realmente uma troca de perspectivas. Embora este contexto seja nuclearmente a origem da Universidade, os estudantes estão muito pouco habituados a fazê-lo e reconhecem, depois de feitas as experiências, ser um recurso que amplia sua visão do mundo e das pessoas.

O cinema é uma forma sensível de narrativa. Uma forma rápida, de impacto, onde se contam histórias. Sendo a cultura do estudante adaptada a estes parâmetros, como estudamos anteriormente, é de esperar que a experiência com o cinema provoque o relato de histórias. Os alunos, na discussão, complementam os seus pontos de vista com histórias pessoais: reais, da sua própria vida, ou fictícias, extraídas de outra fonte ou mesmo de outro filme. Existe, portanto, um trânsito livre para contar histórias e o contato com o cinema atua como fator desencadeante. Ferres[13] comenta amplamente o poder humanizante que tem a dimensão narrativa: "Se queres fazer triunfar uma ideia, embrulha-a numa pessoa", anota o autor textualmente citando Ralph Bunche. No mesmo sentido, outro autor[55], esclarece: "Nós, os humanos, não somos problemas ou equações, mas histórias; nos parecemos menos às contas do que aos contos" e recomenda potencializar na educação o que denomina a dimensão narrativa das humanidades. Bastam estes comentários para confirmar que quando os alunos contam histórias como resultado da experiência com o cinema, estamos em sintonia com o objetivo humanizante – inserir humanismo na prática – que orienta um projeto educacional baseado nesta metodologia. Estaremos utilizando as percepções do aluno, vertidas em histórias, como elemento colaborativo no processo de formação.

O contar histórias por parte dos alunos tem um desdobramento do caráter muito mais íntimo e pessoal: nas vivências com o cinema os estudantes se espelham nos filmes. O espectador tem a oportunidade de viver o conflito como expressão metafórica dos seus próprios conflitos aos quais se transporta durante a experiência. Esta dimensão absolutamente pessoal enriquecerá as discussões posteriores à projeção, também como recurso para partilhar o vivenciado – não apenas as cenas a que tiver assistido, mas os conflitos vividos –, para clarificar e buscar de ajuda. A experiência suscita sentimentos e emoções; na discussão, os alunos procuram entender e esclarecer esses mesmos sentimentos.

A proposta do uso das vivências com o cinema tem um caráter nitidamente educacional, que leva a compartilhar o universo afetivo do aluno através da cultura da imagem e dos sentimentos, mas carece de propósitos terapêuticos porque não foi pensada nem estruturada com esta finalidade. Por isso, é conveniente advertir que o livre trânsito de comentários, explicitação de sentimentos e conflitos que caracterizam esta experiência não a habilitam para tornar-se um contexto de terapia grupal, no sentido habitualmente aceito. O educador deve estar atento para questões que podem revelar eventuais problemas psicológicos pontuais em alguns alunos, que são explicitadas através da vivência, e que exigirão um tratamento adequado também específico e, logicamente, individual. Esta é uma possibilidade à qual se deve prestar atenção, já que o cenário da experiência pode favorecer o surgimento destas questões que, num ambiente convencional, permaneceriam latentes e poderiam se manifestar posteriormente, em circunstâncias menos propícias para facilitar uma intervenção terapêutica.

Um parâmetro de qualidade, que de algum modo confirma a utilidade deste recurso na educação médica, é a facilidade com que os alunos transportam para o campo médico as vivências com o cinema a partir de produções que carecem de temática especificamente médica. Não é em absoluto necessário explicar por que as questões humanas que protagonizam os debates e discussões teriam importância na formação dos futuros médicos, pois é algo admitido e vivenciado explicitamente pelos alunos. A cultura da imagem é essencialmente metafórica e os alunos demonstram habilidade e rapidez para extrair das analogias as consequências educacionais implícitas, particularmente as relacionadas com a promoção de atitudes e valores.

A facilidade de traduzir a vivência cinematográfica em objetivos práticos reais que orientem as atitudes cotidianas faz com que o aluno incorpore a linguagem cinematográfica como um meio de comunicação entre os alunos e mesmo entre alunos e professor. Esta linguagem servirá para exprimir-se e dar-se a conhecer, em processo inverso ao descrito na incorporação das metáforas: se o aluno transporta o vivenciado no cinema para a sua vida pessoal e se espelha nos filmes, também utilizará as cenas dos filmes para revelar o seu universo interior. Será um recurso de expressão rápido, emotivo, pontual, concreto e narrativo: totalmente inserido na cultura da imagem e dos sentimentos que estamos estudando. As frases de impacto, trechos de diálogos, situações contempladas nos filmes convertem-se em linguagem para se comunicar e também para se dar a conhecer. O cinema empresta ao aluno sua força comunicativa para que ele consiga exprimir realidades que com palavras não conseguiria tornar transparentes. A cultura discursiva e lógica, com a qual tem pouca familiaridade, é substituída pelo aluno por uma cultura da imagem e da emoção, não apenas para conhecer, mas para se exprimir e mostrar a sua realidade vital como pessoa.

Os benefícios educativos da linguagem cinematográfica como meio de comunicação ultrapassam o espaço curricular acadêmico e prolongam-se no aprendizado do cotidiano. As vivências com o cinema, que proporcionam ao estudante um meio de comunicação rápido e acorde com seu contexto cultural, fazem com que a reflexão se prolongue além do espaço dedicado às discussões. Quer dizer, criam no aluno uma atitude reflexiva que, por estar ancorada num idioma de fácil recordação, vinculado a situações concretas e perpassado de atitudes perante a vida, fazem-no continuar no processo de reflexão durante o seu cotidiano. Assim, a história de vida, a frase de impacto e a situação vivenciada voltam à tona fora do espaço convencional de educação – fora da sala de aula ou da discussão programada – e incitam o aluno a continuar pensando, refletindo, numa permanência que é inquietude por aprender. É o que os alunos intitulam textualmente – como foi referido na apuração de resultados – como detonadores, isto é, provocadores de reflexão.

Quando se consegue transportar para o dia a dia o aprendizado universitário, está se cumprindo uma das missões primordiais da Universidade, já que saber não é acumular conhecimentos, mas conseguir assimilá-los de modo que possam ser utilizados na vida cotidiana. Era este sentimento o que animava Ortega[14] a sublinhar que a cultura e a intelectualidade não podiam ser uma simples *performance*, como um exercício de virtuosismo de alguns poucos perante os quais o resto dos mortais deveria assumir uma função de espectadores atônitos. A função intelectual, diz este autor, deve-se considerar uma dimensão natural da vida humana. Se refletir é função de todos –podemos concluir por nossa conta –, com muito maior motivo deveria ser um compromisso iniludível do estudante universitário.

No seu conjunto, a experiência com o cinema traz advertências importantes para o educador. Com o emprego desta metodologia pode-se comprovar o impacto que traz ao estudante uma educação centrada na gratificação que a experiência proporciona, e não apenas no acúmulo de dados. A gratificação motiva e cria vontade de aprender. Assim, o aprendizado que acontece durante a experiência pode ser prolongado ao longo das realidades do dia a dia. Uma vontade permanente de aprender desemboca naturalmente na reflexão, conseguindo-se assim a integração desejada: partir da emoção, da imagem, do concreto, para naturalmente – fisiologicamente e seguindo o ritmo do próprio aluno – chegar à construção de conceitos e à fundamentação lógica do aprendizado. O livre trânsito das emoções durante a vivência, amplificado pela discussão posterior, faz com que o aluno, quando se enfrenta fora da aula com situações ou mensagens similares, acrescente reflexão à emoção[13].

Algumas questões de ordem prática

A educação afetiva requer, como qualquer outro aspecto educacional, um mínimo de ordem que se traduz em cronogramas, conteúdo programático, carga horária e, naturalmente, avaliação de resultados.

Não é difícil imaginar que, com o impacto produzido pela projeção de clipes, amplificado pelos comentários *ad hoc* do professor e seguido pela discussão aberta entre os participantes, coloca-se em risco o programa educacional previsto, uma vez que se abre espaço para muitos outros temas e deixa-se de abordar alguns dos que se consideravam essenciais. Isto não é propriamente uma dificuldade, mas a realidade da vida que, no método com o cinema, deixa-se fluir com espontaneidade. Contornar o problema implica superar a ansiedade do professor que tem um detalhado programa de conteúdo, para focar no que realmente importa: oferecer um recurso eficaz que colabore na educação universitária e, particularmente, na formação dos futuros médicos. Mais do que nunca, temos na verdade o que se denomina lições fora do programa. Estabelecer horários e um cronograma para não tumultuar a ordem de outras disciplinas parece sensato, mas não o seria pretender encaixar nos moldes convencionais de conteúdos uma disciplina deste teor.

Uma preocupação presente, especialmente em ambientes educativos com influências anglófilas, é como avaliar os resultados educacionais da metodologia. Afinal, se isto funciona, a pergunta é: quanto funciona? Como posso medir o funcionamento? Não é uma questão a ser desprezada ou resolvida de modo superficial – não científico – dizendo que há coisas que não se podem medir. A resposta é diferente: há coisas que não se podem medir como se medem litros, quilômetros, álgebra, farmacologia ou a pressão arterial. Mas podem ser medidas de outro modo. Uma mãe "sabe medir" o grau de satisfação de um filho, sua alegria ou desmotivação. Não dá nota, nem quantifica, mas avalia, mede e toma providências. Na verdade, o que é difícil medir são as coisas importantes da vida, aquelas que nos fazem sair da cama todas as manhãs e que quando faltam dificultam-nos essa rotina necessária. Amor, amizade, carinho, compaixão, lealdade, ideal e audácia. As decisões da vida não se tomam baseadas em *curriculum vitae* quando, por exemplo, alguém decide casar ou ser amigo de outrem.

Nas referências incluídas neste texto, poderá apreciar-se que a abordagem qualitativa de pesquisa – ciência humanística que nos aproxima do entendimento das vivências humanas – é um recurso para avaliar os resultados. Sempre haverá quem diga que isso é excessivamente subjetivo e, de fato, é. Tão subjetivo como os sentimentos, como a motivação, como as emoções e como a vida mesma. Diz Fernando Pessoa: "A vida é terra, e vivê-la é lodo/ Tudo é maneira, diferença ou modo/ Em tudo quanto faças, sê só tu/ Em tudo quanto faças sê tu todo"[8]. Assim é a vida, terra, que se torna lodo e se confunde, vira barro que suja, e perde os contornos. Tudo é maneira, diferença e modo. Serão as atitudes as que com o tempo apresentarão a verdadeira avaliação nos resultados que, impacientemente, talvez ingenuamente, procuramos agora de modo afoito.

Uma última questão que nos foi perguntada, algumas vezes, em apresentações no exterior, principalmente em Congressos nos USA. E quanto aos direitos autorais? Será que as produtoras – e os diretores – podem reclamar do uso das suas cenas, sem licença prévia, mesmo com finalidade educacional? A resposta vem formatada pelos comentários dos assistentes aos diversos cenários educacionais onde a metodologia foi empregada. Muitos afirmam: "já assistimos a esses filmes, mas não com esses olhos, não desse modo". A conclusão é que "os espectadores-alunos" voltam a assistir aos filmes, alugando-os e até mesmo comprando-os e, muitas vezes, convocam a família para uma sessão "com olhos diferentes". Longe de pensar em pagar direitos autorais às produtoras de filmes, chegamos a pensar – por justiça – em pedir uma comissão pelo aumento das vendas. Isso, que daria para medir e quantificar, na verdade, nunca foi feito por nós, pois na verdade não temos tempo nem suficiente interesse. Fica aqui uma sugestão de avaliação de resultados para quem se aventurar nessas metodologias educacionais, que possuem até incentivos financeiros.

As advertências sobre a metodologia e o seu caráter pessoal – arte, quase culinária: escolha seus ingredientes em forma de cenas e cozinhe o prato que quer apresentar – já foram suficientemente sublinhadas. Não será, pois, arriscado dividir com o leitor algumas das cenas que temos utilizado nas nossas experiências educacionais, para a montagem dos clipes de filmes. Mas é preciso uma advertência final: as cenas enumeradas e a continuação foram catalogadas tematicamente, para facilitar a escolha. Porém, isso não corresponde à realidade quando a metodologia é apresentada. Em nossa opinião, não seria um bom aproveitamento deste recurso educacional montar clipes temáticos, fabricados com as cenas incluídas no mesmo grupo. Poderia funcionar, mas corre-se o risco já comentado: contar a moral da história em forma de história em quadrinhos, com cenas em vez de vinhetas. O trabalho perderá força, pois a reflexão está "encaminhada *a priori*" e a discussão ficará limitada. Muito mais útil é combinar cenas de "grupos temáticos diferentes", em verdadeira colcha de retalhos, como pinceladas de um quadro impressionista. O espectro das emoções atingidas se amplia, abre-se a discussão sem limites e se permite que os temas que realmente preocupam e protagonizam o dia a dia do estudante aflorem com naturalidade.

As anotações que constam ao lado das cenas também não correspondem aos comentários simultâneos que podem – e devem – ser feitos simultaneamente com a projeção. São apenas considerações, chamadas de atenção, como os pés de foto nas páginas de um jornal, cuja função é mais evocativa do que puramente explicativa. Cada educador deverá armar sua própria metodologia, cozinhar seu clipe pessoal com os ingredientes primorosamente escolhidos. As cenas que se sugerem são apenas um aperitivo metodológico, um exercício para o leitor aplicado que decide se aventurar na educação com o uso do cinema.

(Essa coletânea de cenas de filmes pode ser consultada no Anexo).

Referências Bibliográficas

1. Guimarães Rosa J. *Grande Sertão: Veredas*. Rio de Janeiro: Nova Fronteira; 2001.

2. Blasco PG. *O Médico de Família, hoje*. São Paulo: Sobramfa; 1997.

3. Lifshitz A. *The human, humanistic, humanist and humanitarian in medicine*. Gac Med Mex. 1997;133(3):237-43.

4. Kieran GS, MacAuley D, Gray DP. *Personal significance: the third dimension*. Lancet. 1998;351:134-6.

5. Malterud K. *The art and science of clinical knowledge: evidence beyond measures and numbers*. Lancet. 2001;358:397-400.

6. Marias J. Entrevista in Revista Videtur. São Paulo: Ed. Mandruvá; 1999;8:51-56.

7. McCormick J. *The death of the personal doctor*. Lancet. 1996;348:667-8.

8. Pessoa F. Cancioneiro. Rio de Janeiro: Nova Aguilar; 1976.

9. Marañón G. *Prólogo a mis prólogos*. Madrid: Espasa Calpe; 1966. p. 4.

10. *The Last Samurai* [filme]. Direção: Edward Zwick. Burbank (CA): Warner Bros; 2003. Cfr: // http://www.imdb.com/title/tt0325710/

11. *King Kong* [filme]. Direção: Peter Jackson. Universal City (CA): Universal Pictures: 2005. Cfr: http://www.imdb.com/title/tt0360717/

12. Ortega y Gasset J. *Estudios sobre el Amor*. Madrid: Revista de Occidente; 1980.

13. Ferres J. *Educar en una cultura del espectáculo*. Barcelona: Paidós; 2000.

14. Ortega y Gasset J. *Missão da Universidade*. Rio de Janeiro: EdUERJ; 1999.

15. Blasco PG, Moreto G, Roncoletta AFT, Levites MR, Janaudis MA. *Using movie clips to foster learners´ reflection: Improving Education in the Affective Domain*. Fam Med. 2006;38(2):94-6.

16. *The Lion King* [filme]. Direção: Roger Allers & Rob Minkoff. Burbank (CA): Walt Disney Pictures; 1994. Cfr: http://www.imdb.com/title/tt0110357/

17. *O Resgate do Soldado Ryan* [filme] 1998). Direção: Steven Spielberg. Burbank (CA): DreamWorks Pictures; 1998. Cfr: http://www.imdb.com/title/tt0120815/

18. Blasco PG, Moreto G, Roncoletta A, Levites M Janaudis MA. *Humanities Through Cinema: Using Movie Clips to Teach Family Medicine Core Values and address students emotions*. In: Wonca Europe 2006 Meeting: Toward the Medical Reinassance. Brigding the gap between Biology and Humanities, 2006, Florença. http://www.woncaeurope2006.org/home/home/Prog/martedi/martedi.pdf, 2006. p. 9-9. In: Blasco PG. Lições de Liderança no Cinema. Vol. 1. São Paulo: SOBRAMFA Educação Médica & Humanismo; 2013. p. 299.

19. Blasco PG. *Educação Médica, Medicina de Família e Humanismo: expectativas, dilemas e motivações do estudante de Medicina analisadas a partir de discussões sobre produções cinematográficas*. Tese Doutoral. São Paulo: Faculdade de Medicina USP; 2002. Cfr: http://www.teses.usp.br/teses/disponiveis/5/5144/tde-31082009-085309

20. Blasco PG. *Medicina de Família & Cinema: Recursos Humanísticos na Educação Médica*. São Paulo: Casa do Psicólogo; 2002.

21. Blasco PG, Gallian DMC, Roncoletta, AFT, Moreto, G. Cinema para o Estudante de Medicina. Um recurso afetivo/efetivo na educação humanística. Revista Brasileira de Educação Médica. 2005;29(2):119-128.

22. Blasco PG, Moreto G, Roncoletta AFT, Levites MR, Janaudis MA. *Using movie clips to foster learners´ reflection: Improving Education in the Affective Domain*. Fam Med. 2006;38(2):94-6.

23. Blasco PG, Pinheiro TRP, Ulloa-Rodriguez M, Angulo-Calderón N. *El Cine en la Formación Ética del Medico: Un recurso pedagógico que facilita el aprendizaje*. Persona y Bioética. 2009;13:114-127.

24. Blasco PG, Mônaco CF, De Benedetto MAC, Moreto G, Levites MR. *Teaching Through Movies in a Multicultural Scenario: Overcoming Cultural Barriers through emotions and reflection*. Fam Med. 2010;42(1):22-4.

25. Blasco PG, De Benedetto MAC, Garcia DSO, Moreto G, Roncoletta AFT, Troll T. *Cinema for educating global doctors: from emotions to reflection, approaching the complexity of the Human Being*. Primary Care. 2010;10:45-47.

26. Blasco PG. *Educação da Afetividade Através do Cinema*. São Paulo: IEF-SOBRAMFA; 2006.

27. Moreto G, Bariani DB, Pinheiro TRP, Altisent R, Blasco PG. *Una Nueva Metodología Docente en Bioetica: Experiencias con la aplicación del Portafolio a Estudiantes de Medicina en Brasil*. Persona y Bioética. 2008;12(2):133-44.

28. Blasco PG, Otálora MSD, Pastushenko J, Altisent R. *Como enseñar bioética en el pregrado? Reflexiones sobre experiencias docentes*. Aten Primaria. 2009;41(2):103-8.

29. Palmer PJ. *The Courage to Teach*. San Francisco (CA): Jossey-Bass; 1998.

30. Newman JH. *Discursos sobre el fin y la naturaleza de la educación universitaria*. Pamplona: Eunsa; 1996.

31. Deresiewicz W. Excellent Sheep: *The Miseducation of the American Elite and the Way to a Meaningful Life*. New York: Free Press; 2015.

32. Bogdewic S. *The Questioning Machine*. Fam Med. 2000;32(10):670-2.

33. Cantalamessa R. *Il Canto dello Spirito*. Milano: Ed Ancora; 1998.

34. Marañon G. *Mi homenaje a Francisco Huertas in Obras Completas*. Vol. 3. Madrid: Espasa Calpe; 1967.

35. *Frankenstein de Mary Shelley* [filme]. Direção: Kenneth Branagh. San Francisco (CA): American Zoetrope; 1994. Cfr: http://www.imdb.com/title/tt0109836/

36. *Amistad* [filme]. Direção: Steven Spielberg. Burbank (CA): DreamWorks Pictures; 1995. Cfr: http://www.imdb.com/title/tt0118607/

37. *A Lenda do Pianista do Mar* [filme], Direção: Giuseppe Tornatore. Roma: Sciarlo; 1998. http://www.imdb.com/title/tt0120731/

38. Blasco PG, Janaudis MA, Levites MR. *Un nuevo humanismo médico: la armonía de los cuidados*. Aten Primaria. 2006;38(4):225-9.

39 Roncoletta AFT, Moreto G, Levites MR, Janaudis MA, Blasco PG, Leoto RF. *Princípios da Medicina de Família*. São Paulo: SOBRAMFA; 2003.

40 Blasco PG, De Benedetto MAC, Reginato V. *Humanismo em Medicina*. São Paulo: SOBRAMFA-Educação Médica e Humanismo; 2015.

41 Decourt LV. *William Osler na Intimidade de Seu Pensamento*. São Paulo: Revista do Incor; 2000. Disponível em: https://www.incor.usp.br/conteudo-medico/decourt/momento%20de%20reflexao%20william%20osler.html.

42 *300* [filme]. Direção: Zack Snyder. Los Angeles (CA): Warner Bross; 2006. Cfr: http://www.imdb.com/title/tt0416449/

43 *Erin Brockovic – Uma Mulher de Talento* [filme]. Direção: Steven Soderbergh. Universal City (CA): Universal Pictures; 2000. Cfr: https://www.imdb.com/title/tt0195685/

44 *Uma segunda chance* [filme]. Direção: Mike Nichols. Los Angeles (CA): Paramount Pictures; 1991. Cfr: https://www.imdb.com/title/tt0102768/

45 *Hannah Arendt* [filme]. Direção: Margarethe von Trotta. Colônia: Heimatfilm Gmbh; 2012. Cfr: http://www.imdb.com/title/tt1674773/

46 Arendt H. *Eichmann in Jerusalem: A Report on the Banality of Evil*. New York City (NY): Viking Press; 1963.

47 Blasco PG. *Commentary on Hannah Arendt*. Acad Med. 2016;91:675-675. doi: 10.1097/01.ACM.0000482810.25929.e4.

48 Levites MR, Blasco PG. *Competencia y Humanismo: La Medicina Familiar en Busca de la Excelencia*. Archivos de Medicina Familiar y General. 2009;6:2-9.

49 Blasco PG. *Humanizando a Medicina: Uma Metodologia com o Cinema*. São Paulo: Centro Universitário São Camilo; 2011.

50 Blasco PG. *The Picture of Health: Medical Ethics and the Movies: Getting Familiar with the Cinema Education Methodology*. Review of Henri Colt, Silvia Quadrelli and Lester Friedman, eds. American Journal of Bioethics. 2011;11:39-41. doi: https://doi.org/10.1080/15265161.2011.617224.

51 Blasco PG, Moreto G. *I Feel Your Pain: Empathy in Medicine* In: Cinemeducation: Using Film and Other Visual Media in Graduate and Medical Education. Vol. 2. London, UK: Radcliffe Publishing Ltd; 2012. p. 527-41.

52 Cfr. https://sobramfa.com.br/eng/articles/movies-in-medical-education/

53 Charlton BG. *Holistic medicine or the humane doctor*. Br J Gen Pract. 1993;43:376, 475-7.

54 Kaplun M. *Una pedagogía de la comunicación* De la Torre, col. Madrid: Proyecto Didáctico Quirón; 1988.

55 Savater F. *El valor de educar*. Barcelona: Ariel; 1997.

APÊNDICE

VOCAÇÃO		
Patch Adams	0:32:26-0:35:18	Por que queres ser médico?
Colecionador de Ossos	1:00:49-1:02:15	Tens um dom. Não o jogues fora.
Máfia no Divã	0:19:50-0:22:30	Você é bom. Você tem um dom, adivinhou o que eu queria dizer sem dizê-lo.
A enfermeira Betty	1:35:10-1:36:30 1:40:30-1:41:25	Não precisas desse médico, nem de nenhum homem. Sabes por quê? Porque você tem você mesma.
MANTENDO O IDEALISMO, ENFRENTANDO DIFICULDADES		
Céu de Outubro	1:17:31-1:20:30	A mina de carvão é a tua vida, não a minha. Nunca mais entrarei lá. Quero voar no espaço.
Tucker: um homem e seu sonho	1:43:20-1:44:20	Tanto faz 50 ou 50 milhões. O que conta é o ideal, o sonho.
Billy Eliot: quero dançar	0:26:00-0:28:20 0:40:16-0:41:20 0:59:17-1:00:26 1:29:00-1:30:12	Várias cenas mostrando a força de vontade e o ideal de Billy, que enfrenta a oposição da família para realizar sua vocação.
Instinto	1:09:14-1:11:14	O que perdeste? O que tirei de você? Minhas ilusões.
O Show de Truman	1:24:07-1:29:03	Aumentam o vento, mas Truman sobrevive porque está amarrado ao barco, que é o seu ideal de liberdade.
A IMPORTÂNCIA DA REFLEXÃO		
As Confissões de Schmidt	1:54:00-1:56:20	Que diferença eu fiz com a minha vida? Francamente não vejo nenhuma.
Diário de uma paixão	1:38:00-1:39:00	O que você quer daqui a 30 anos? Não teus pais, nem eu. Você!! O que você quer?

Beleza Americana	2:01:00-2:03:00	E quando olho para trás, consigo lembrar todos os momentos da minha vida insignificante. Provavelmente vocês não entendem do que estou falando. Mas não faz mal. Algum dia entenderão (quando estiverem mortos, como eu).
O Rei Leão	1:04:00-1:08:52	Simba, você se esqueceu de mim. Esqueceste quem és e por isso esqueceste de mim. Você é o Rei Leão. Assuma sua posição no ciclo da vida.

PARA ENTENDER A DOR E O SOFRIMENTO

Terra das Sombras	1:45:50-1:48:11	A dor que você sentirá nesse momento, quando eu não estiver, é parte da felicidade de agora. Esse é o trato.
Spitfire Grill – O retorno	01:31:36-01:35:05	Como é preciso escutar as histórias das pessoas, com compreensão, sem interromper.
Segredos e Mentiras	2:05:00-2:08:00	Estamos todos sofrendo. Por que não dividimos esse sofrimento. Tento fazer as pessoas felizes, e os que mais amo na vida vivem brigando entre eles. Pronto, falei!!! E o teto não desabou.

SABER AJUDAR: GENEROSIDADE, AMOR E AMIZADE

As Filhas de Marvin	1:26:53-1:28:02	Tive tanto amor na vida. Sou feliz porque fui capaz de amar, de doar-me.
Os últimos passos de um homem	1:36:00-1:37:30 1:41:49-1:42:09	Não sei o que é o amor. Nunca fui amado. Vou precisar morrer para conhecer o amor. Olhe para mim: eu serei o rosto de amor enquanto te executem.
Perfume de Mulher	2:00:00-2:00:39 1:42:30-1:43:10 1:26:00-1:27:15	Dê-me uma razão para não me matar. Você dança tango e dirige Ferrari como ninguém.
Casablanca	1:24:50-1:25:20 1:36:45-1:37:40	Não sei mais o que é certo. Você terá de pensar por nós dois, por todos nós. Se o avião sai e você não está lá, arrepender-se-á. Não hoje, nem amanhã, mas logo, e pelo resto da sua vida.

SABER OLHAR PARA AS PESSOAS		
A Lenda do Pianista do Mar	0:50:00-0:52:40	De onde vem esta música? E o pianista olha para as pessoas, não para a partitura, e cria a música sob medida para a pessoa.
Amistad	1:03:00-1:04:35 1:20:00-1:22:00	Quem são eles? Qual é a história deles? Não basta saber que são escravos africanos; cada um tem sua história. A criança nasce sem correntes, livre, e passa de mão em mão.
Náufrago	0:48:36-0:50:00	Sozinho, sem que ninguém o cobre, e nem sabendo se vai sobreviver, sepulta cuidadosamente o corpo do amigo que somente agora conseguiu conhecer: o nome dele, a família. E grava o nome do defunto na pedra. Responsabilidade que ninguém cobra.

NOVOS PARADIGMAS EDUCACIONAIS		
Lances Inocentes – Em busca de Bobby Fisher	0:35:00-0:37:00	Facilitarei as coisas para você! E o professor derruba todas as peças do xadrez para facilitar o raciocínio.
Sociedade dos Poetas Mortos	0:21:12-0:23:35 0:25:30-0:25:59 0:43:00-0:43:43	Paradigmas novos e revolucionários na educação que conduzem as pessoas a pensar por conta própria.
Gênio Indomável	0:46:54-0:50:33	Você sabe o que lê nos livros, mas nunca sentiu o cheiro da Capela Sistina, nem teve a cabeça do seu melhor amigo moribundo no seu colo. Você não sabe nada de perda porque é egoísta e não ama ninguém mais do que a si próprio.
Música do Coração	0:28:00-0:29:00 1:48:00-1:49:00	O que realmente importa é ser forte por dentro. Não olhem para o público, olhem para mim, e toquem com o coração, sempre com o coração.

RESPONSABILIDADE E COMPROMISSO. CONSCIÊNCIA DE MISSÃO		
O Resgate do Soldado Ryan	1:48:30-1:51:27 2:36:21-2:36:50 2:38:40-2:39:10 2:39:25-2:41:30	Esses são os únicos irmãos que agora tenho. James, faça por merecer. Todos os dias lembro o que você me disse. Tentei viver a minha vida o melhor que pude. Espero que pelo menos diante dos teus olhos tenha sido suficiente e tenha feito por merecer o que vocês todos fizeram por mim.
Homens de Honra	1:57:21-1:59:37	Motivação para tirar o melhor das pessoas – "Cozinheiro: mexa-se. Quero os meus doze passos".
Gattaca – A experiência genética	1:30:00-1:34:00	Como consegui nadar deste jeito? Nunca poupei forças para voltar! Assim consegui.
LIDERANÇA		
Patriota	2:13:55-2:15:40 2:26:17-2:28:00	Cenas de como carregar uma bandeira. Qualquer soldado pode carregar uma arma, mas somente o líder é capaz de carregar a bandeira, motivar os homens e conduzi-los à vitória.
Tempos de Glória	0:50:36-0:51:55 1:27:40-1:30:00	Se vocês não querem receber salário, aqui ninguém vai cobrar. O 54º de Massachusetts pede a honra de liderar o ataque. É necessário mais do que descanso para o combate. É preciso caráter, pujança de coração
A última fortaleza	0:10:00-0:12:00 1:23:00-1:25:00	Qualquer homem que tenha uma coleção como essa, nunca pisou num campo de batalha. Aqui está a diferença entre a liderança real e a hierarquia oficial. Os líderes têm de se fazer entender, precisam explicar suas atitudes, fazendo-as racionais, acessíveis.
A Lista de Schindler	0:44:55-0:46:55 II parte	Poderia ter salvado mais. O líder sabe quão longe é capaz de chegar. Ninguém o cobra; cobra-se ele mesmo.

Fomos Heróis	0:16:50-0:17:35 0:34:00-0:35:00	Cuidem de seus homens, porque quando tudo isto começar, somente teremos uns aos outros. Serei o primeiro a colocar o pé no campo de batalha e o último a sair.
Círculo de Fogo	0:24:28-0:26:21	Dê-lhes heróis, exemplos que possam seguir. Dê-lhes esperança.
K 19 – *The Widowmaker*	1:45:30-1:47:45	Capitão: não lhe ordene. Apenas peça para eles.
O Último Samurai	2:10:35-2:16:10	Cena impressionante com os inimigos ajoelhados prestando tributo ao Samurai morto em combate. Liderança além da morte.

TRABALHO EM EQUIPE

Um domingo qualquer	1:57:20-1:59:30	Senhores, somos uma equipe. Ou sobrevivemos como equipe, ou pereceremos como indivíduos.
Gladiador	1:10:30-1:11:00 1:23:50-1:24:20	Ganhe a multidão e serás livre. Não sei o que vai sair por esses portões, mas se estivermos unidos sobreviveremos.
Spartacus	0:49:30-0:50:50 II parte	Quem é Spartacus? Eu sou, Spartacus, eu sou, eu sou. Todos são Spartacus. Mais do que uma pessoa, Spartacus é uma ideia que toma corpo e provoca união.

CAPÍTULO 9

A importância da pintura na formação do profissional da saúde

Andrea Pereira

> "A arte é a mentira que nos permite conhecer a verdade."
> PABLO PICASSO

> "Todo o processo de apreciação da arte consiste em perceber coisas que, de outra forma, você não notaria. Quando entro na emergência, antes que o paciente e eu tenhamos trocado uma palavra, vejo os músculos do pescoço se contraindo cada vez que respira e, muito sutilmente, as narinas estão dilatadas. Estão me dizendo que o paciente está com dificuldade respiratória e talvez eu tenha que tomar uma decisão em frações de segundo. Você precisa de poderes de observação para detectar isso."
> DR. BRIAN GOLDMAN, HOSPITAL MONTE SINAI DE TORONTO

Grandes centros de pesquisa e ensino da área da saúde pelo mundo têm uma galeria de arte como parceira ou até mesmo uma área dedicada a exposições e aprendizado de pintura dentro da sua estrutura física e didática, demonstrando uma relação muito próxima entre arte e a ciências da saúde. A pintura tem uma longa relação com as ciências médicas, desde médicos pintores ou patronos das artes até o seu uso didático para melhorar o bem-estar e desempenho técnico dos profissionais de saúde. Nesse capítulo vamos falar desse relacionamento tão duradouro e de todos os seus benefícios. Como a maioria dos artigos sobre este tema na literatura é sobre médicos e curso de medicina, essa acabou sendo a maior referência utilizada, mas acredito que muito do que está escrito a seguir pode ser aplicado a todos os profissionais de saúde.

A INFLUÊNCIA DA MEDICINA NA PINTURA

Na história da pintura, a partir do Renascimento, há uma necessidade crescente de estudar anatomia em profundidade. Nessa época, muitos pintores e escultores aprenderam com médicos, muitas vezes clandestinamente, tornando-se exímios anatomistas, melhorando a sua capacidade de reproduzir a figura humana de uma forma muito realista. Um grande exemplo foi Michelangelo Buonarroti, porque na pintura da Capela Sistina há muitas referências anatômicas, principalmente do rim e do cérebro. A criação de Adão, uma das mais conhecidas partes dessa obra, é uma referência clara à neuroanatomia, tendo sido estudada em vários artigos científicos.

A Monalisa de Leonardo da Vinci é a pintura mais conhecida da humanidade, sua importância é demonstrada pela obrigatoriedade do Museu do Louvre em avisar todas as agências de turismo do mundo quando ela não está disponível para visitação por qualquer razão. Alguns atribuem o seu sucesso ao primoroso trabalho de reprodução de anatomia de face realizado pelo artista. Leonardo da Vinci não teve apenas sua obra influenciada pela medicina, como também colaborou com o desenvolvimento da área da saúde e da engenharia através de seus inúmeros trabalhos, mesmo os inacabados.

No século 19, o anatomista e pintor Thomas Eakins, que estudava com o médico Joseph Pancost e outros no *Jefferson College*, imortalizou o ato cirúrgico em uma das obras que é considerada uma das maiores da arte norte-americana, a *Gross Clinic* (Figura 9.1). Ela descreve um cirurgião pensativo, cujo rosto brilha com inteligência enquanto seus assistentes cortam e abrem a carne do paciente, e uma mulher cobre os olhos horrorizada, porém, a atmosfera na sala de cirurgia é luminosa. O cirurgião com suas mãos ensanguentadas, segura seu bisturi como um escritor segura sua caneta.

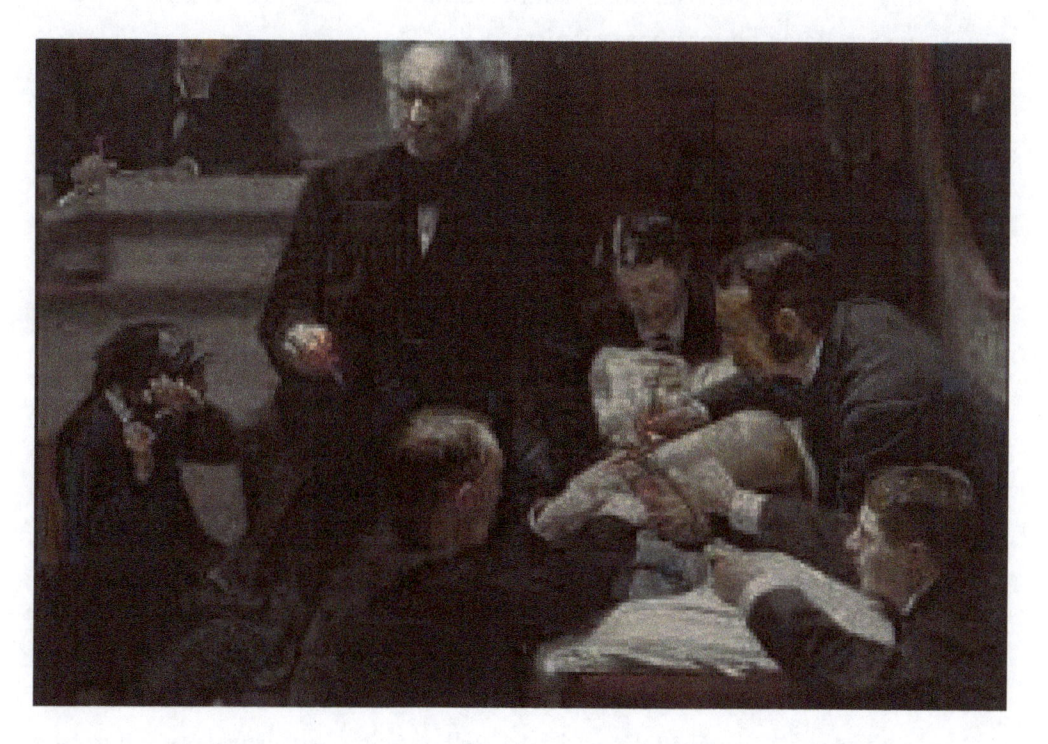

Figura 9.1. *Portrait of Dr. Samuel D. Gross*, pintura de Thomas Eakins.

OS MÉDICOS E A PINTURA: UM POUCO DE HISTÓRIA

Ao longo dos séculos há uma relação estreita entre os médicos e os pintores. Os exemplos incluem:

1. 1763-1826: Destacamos o poeta-médico John Keats e Joseph Severn. Temos também François Joseph Talma, médico-ator cuja amizade com o famoso o pintor David levou Talma a desenhar trajes históricos para o Teatro;

2. 1738-1819: A amizade entre o poeta-escritor-cirurgião-satírico John Wolcot (seu pseudônimo era Peter Pindar) e o pintor John Opie;

3. 1874-1946: A quase médica Gertrude Stein apoiando vários pintores famosos;

4. 1890: O médico de Van Gogh, Paul-Ferdinand Gachet, ficou conhecido como o patrono do pintor impressionista;

5. 1872-1968: O médico Paul Alexandre e o dentista Maurice Girardin (deixaram 420 pinturas para a cidade de Paris) e o médico Albert Barnes, eram todos colecionadores de arte;

6. Pintores-gravadores ou médicos-pintores-ilustradores que entraram na história da arte ou medicina através de suas ilustrações de anatomia ou cirurgia. Os exemplos são muitos: Da Vinci, Donatello, Raphael, Durer, Bosch, Estienne, Canano, Vesalius, Calcar, Eustachio, Casserio, Rembrandt, Sir Christopher Wren, Rymsdyk, William Cheselden, entre outros;

7. 1798-1874: Henry-Alphonse Perin, cujos esboços anatômicos precisos estão no Louvre (*Etude myologique d'une jambe gauche*);

8. 1820-1900: Dr. Lewis Albert Sayre mantinha um livro ilustrado de casos cirúrgicos peculiares;

9. 1869-1939: Harvey Cushing deixou excelentes ilustrações médicas;

10. 1763-1820: Os irmãos John e Charles Bell desenharam cirurgias em livros de anatomia.

Existem vários pintores médicos ao longo da história e coincidentemente os médicos e os pintores contam com São Lucas como o mesmo santo padroeiro. Lucas, médico, ator, químico e pintor, nasceu em Antioquia. Ele ficou conhecido por ter sido o médico grego que acompanhou Paulo após a ascensão de Jesus. Ele descreveu e ilustrou plantas usando cores naturais em livros, e alguns fragmentos de suas obras estão incluídos no *Anicia Codex of Dioscorides* alojado na Biblioteca Estatal de Viena.

Em 1460-1530, Jacopo Berengario da Carpi foi médico-anatomista e o primeiro a descrever as válvulas do coração, ilustrando vários livros sobre anatomia. Um dos maiores pintores holandeses, Jacob van Ruisdal (1682-1629), do Harlem, cujo nome verdadeiro era Izack de Gooyer, era médico em Amsterdã.

No Oriente, Wang Wei (701-761 D.C.) foi pintor, poeta e oficial de saúde comunitária durante a Dinastia Tang. Ele costumava usar poesia e pintura como meio de terapia para seus pacientes.

Na Alemanha, dando nome à Academia Médica de Dresden, temos Carl Gustav Carus (1789-1869) um ginecologista eminente, amigo de Goethe, que ficou conhecido como pintor romântico, filósofo e escritor.

Na França temos vários nomes, tais como Paul Louis Collin, um médico e pintor especialista em paisagens e natureza morta. Frederic Estre (1813-1902) foi psiquiatra e pintor. Jean Noel Halle (Paris, 1754-1822), outro médico e pintor, trabalhou para a família de Napoleão Bonaparte.

Em Moscou temos o médico judeu Leonid Osipovich Pasternak (1862-1945), que se tornou um pintor célebre. Na Itália, Carlo Graziadio Levy (1902-1975), médico italiano judeu, também foi escritor, jornalista, prisioneiro, exilado, senador, humanista e pintor. Em 1939, início da Segunda Guerra Mundial, ele deixou a Itália e foi para a França, onde era um ativista antifascismo. Exposições de suas pinturas, aquarelas, desenhos e litografias foram realizadas em toda a Itália.

Na Inglaterra, Sir Francis Seymour Haden (1818-1910) foi um escritor, artista de gravuras e cirurgião de sucesso. Suas gravuras foram exibidas na Biblioteca Pública de Nova York, no Museu Britânico e Museu Metropolitano de Nova York. Ele afirmava que a gravura ajudou a disciplinar sua mão para cirurgia.

No Canadá temos Robert Tait McKenzie (1867-1938) que foi instrutor de anatomia, ortopedista especialista em coluna, pintor de aquarela e escultor, também atleta campeão (salto em altura, obstáculo, boxe, natação e esgrima). Ele e seu amigo, Dr. James Naismith, inventor do basquete, moldaram o campo da educação física. No decorrer da Primeira Guerra Mundial, McKenzie se tornou um pioneiro da área física e de reabilitação mental para os gravemente feridos.

Sir Harold Gillies (1882-1960), da Nova Zelândia, estudou medicina na Universidade de Cambridge e fundou a Sociedade Britânica de Cirurgia Plástica. Durante a Segunda Guerra Mundial ele converteu a ala privada do Hospital Part Prewett em Basingstoke em uma unidade de cirurgia plástica, tornando-se o principal centro dessa especialidade da época. Como pintor e artista plástico, trabalhou com o escultor Derwent-Wood e suas obras foram expostas na Sociedade Real de Medicina e Sociedade Médica de Arte.

Um dos mais célebres médico e pintor foi Henry Lamb (1883-1960), nascido na África do Sul, foi o fundador do Grupos de Artistas de Camden Town e de Londres. Durante a Primeira Guerra Mundial ele serviu como oficial médico e, mais tarde, usou suas experiências como inspiração para grandes pinturas, como por exemplo, o quadro da Guerra Palestina (1919), instalado no Museu Imperial da Guerra. Entre 1916 e 1920, fez uma pintura gigante muito aclamada, a *Advance Dressing Station on the Struma* (Figura 9.2). Seu mais conhecido retrato é do escritor Lyton Strachey, em 1914, pendurado na Galeria Tate.

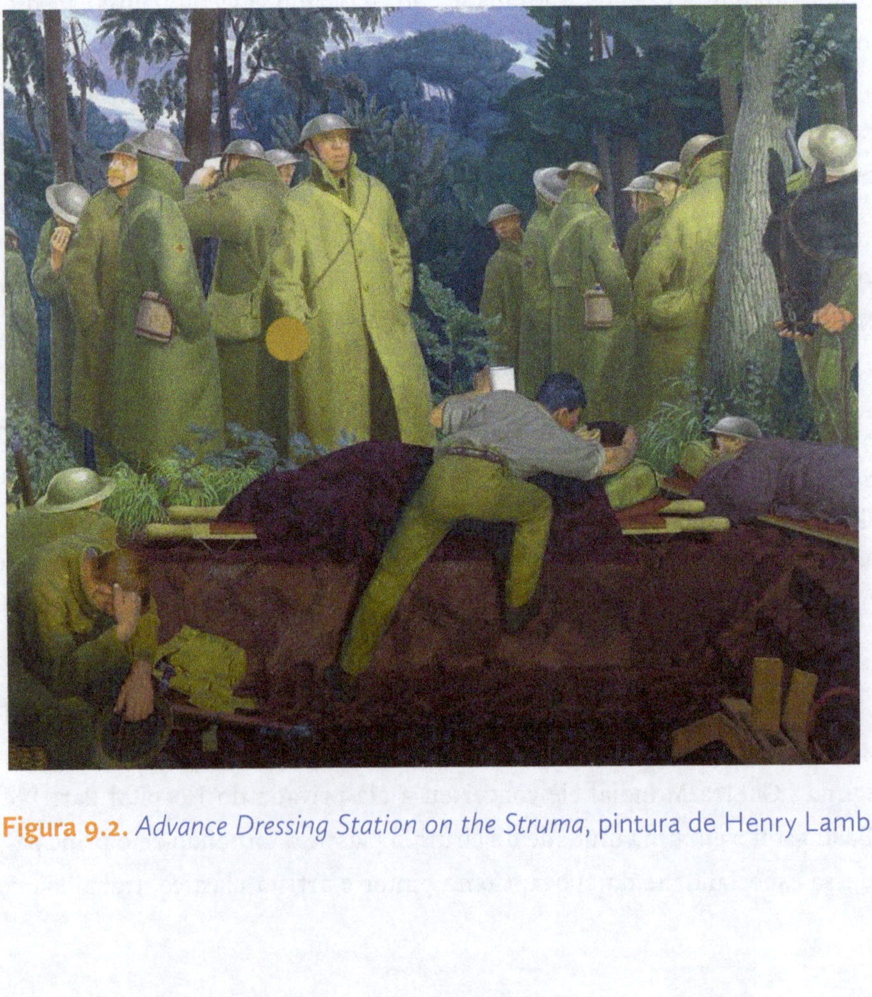

Figura 9.2. *Advance Dressing Station on the Struma*, pintura de Henry Lamb.

Outro pintor médico muito conhecido foi o italiano Alberto Burri (1915-1996), um pintor abstrato que usava materiais não ortodoxos (Figura 9.3). Durante a Segunda Guerra Mundial, enquanto servia como médico no Norte da África, ele foi capturado e preso no Texas, onde começou a pintar. Em 1946 ele foi libertado e retornou a Roma onde, um ano depois, fez sua primeira exposição realizada na Galleria La Margherita. Em 1953, sua obra foi incluída no grupo da exposição "Jovens Pintores Europeus" do Museu Guggenheim em Nova York.

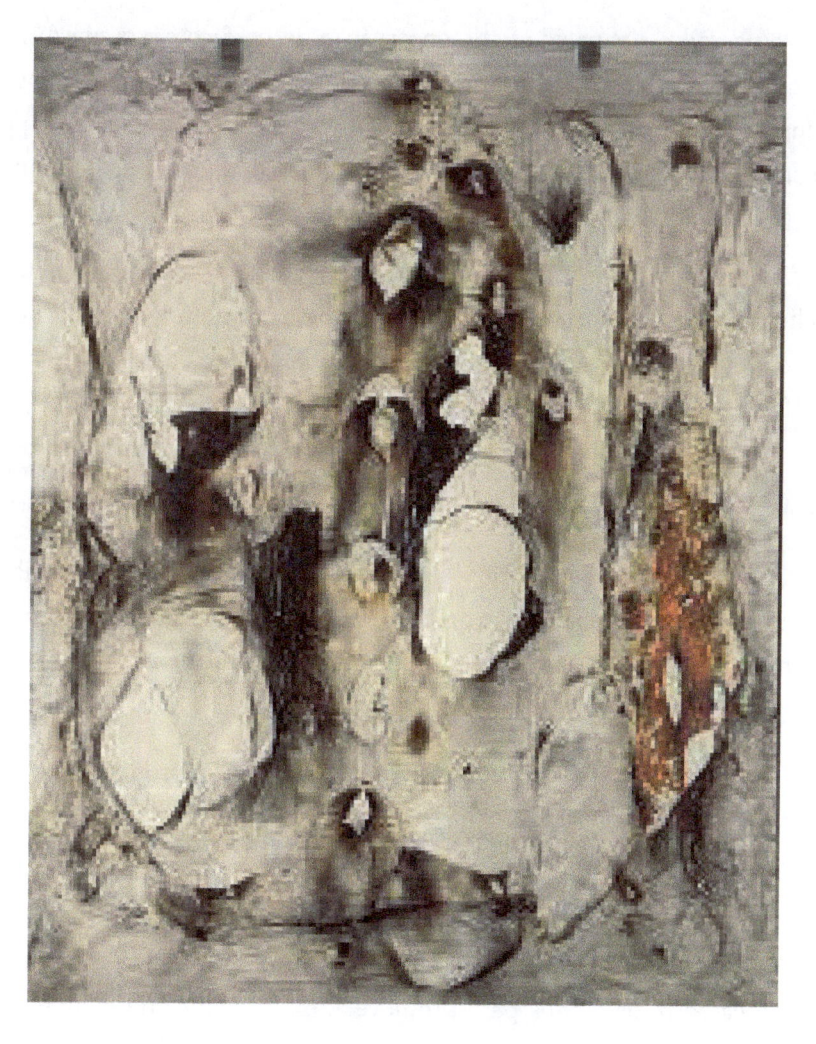

Figura 9.3. *Mold Collection*, pintura de Alberto Burri

Interessante perceber a influência da anatomia e das guerras nas artes dos pintores-médicos, como também a presença de médicos com grande destaque na área profissional e técnica entre eles. Será que a pintura pode contribuir para uma melhor performance acadêmica? Discutiremos sobre isso nos próximos tópicos desse capítulo.

O CURSO DE ARTES NAS ESCOLAS MÉDICAS

No passado, a capacidade de observação do médico era a sua única ferramenta para fazer o diagnóstico das doenças. Com o avanço tecnológico obtivemos outros instrumentos diagnósticos. O estudo das artes, entre outras coisas, pode resgatar e aprimorar a nossa capacidade de antecipar o diagnóstico das doenças pela observação global do doente, antes do resultado dos exames.

Em 2019, tínhamos no mundo todo pelo menos 70 cursos médicos oferecendo a disciplina de artes para os seus alunos de medicina, na grande maioria de forma eletiva, sendo que apenas quatro eram parte obrigatória do currículo. Entre os países que têm essa orientação no currículo médico estão os Estados Unidos, Canadá, Austrália e Itália. Já no Brasil não existem relatos desse tipo de iniciativa.

Os objetivos principais do curso de pintura no currículo médico são aprimorar:

1. **Observação e diagnóstico:** através do desenvolvimento de habilidades adquiridas pela observação guiada de arte, na maioria das vezes em visitas a museus, palestras sobre correlações clínicas e pintura, e realização de esboços observacionais focados na interação com pacientes.

2. **Empatia:** estimulada por meio de exercícios que promovem o reconhecimento ativo da emoção na arte e consciência da sua própria resposta emocional.

3. **Formação de equipe e comunicação:** inclusão de discussões em grupo e construção de narrativas em equipe facilitam o desenvolvimento de confiança entre os alunos para promover uma dinâmica de equipe positiva e apoiar o relacionamento e a comunicação entre eles.

4. **Bem-estar e resiliência:** são promovidos por meio de atividades, individuais, regulares e diárias, tais como exercícios de desenho e incentivo de atenção plena por meio da observação da arte.

5. **Sensibilidade cultural:** é estimulada por práticas incentivando os alunos a compartilhar várias perspectivas sobre uma determinada obra de arte, explorar o contexto cultural da obra de um artista, e abertamente reconhecer e desafiar preconceitos preexistentes.

Logicamente, cada um dos 70 cursos existentes estimula mais um objetivo que outro, dependendo da estratégia de cada local, da obrigatoriedade ou não da disciplina etc. De qualquer modo, são fatores determinantes para tornar esse profissional mais completo e auxiliar no seu desenvolvimento pessoal e técnico. Tudo isso depende de uma excelente parceria entre o curso de Medicina e os museus, mesclando professores médicos e instrutores de artes dos museus no ensino e aprimoramento desses estudantes.

Somado a isso, nas aulas de pintura e visitas a museus, alguns quadros podem ser usados como referências para o diagnóstico observacional de doenças:

1. **Artrite reumatoide de joelho:** Martírio de São Bartolomeu de Jusepe Ribera (Figura 9.4).

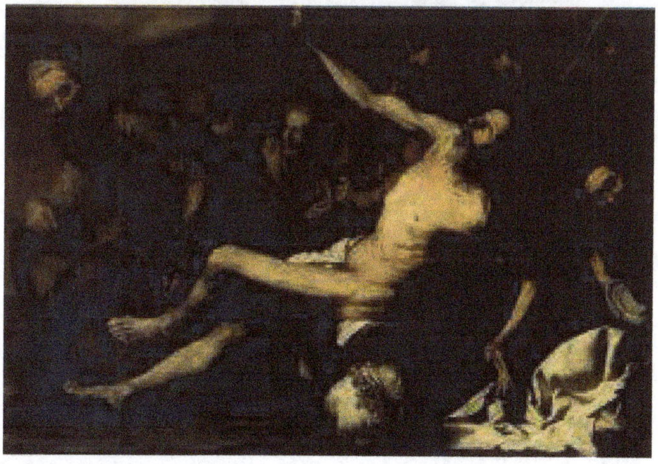

Figura 9.4. *Martírio de São Bartolomeu*, pintura de Jusepe Ribera

2. **Lesão medular C3-C4 ("mão de gorjeta para garçom"):** O luto de um sátiro por uma ninfa de Piero di Cosimo (Figura 9.5).

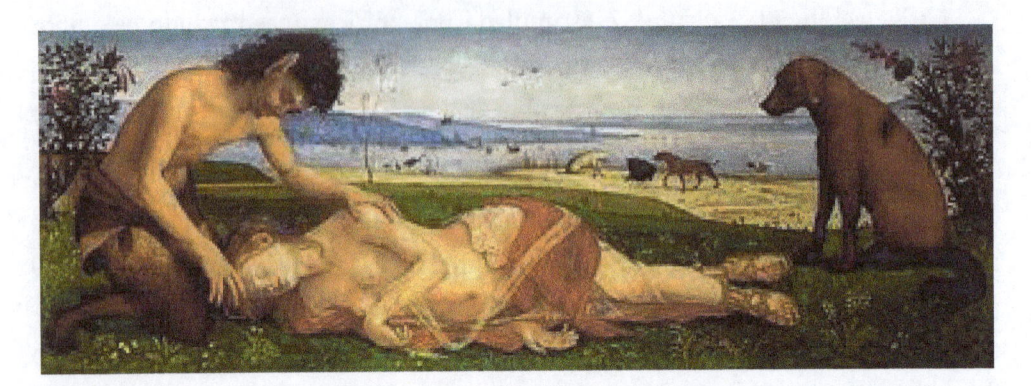

Figura 9.5. *O luto de um sátiro por uma ninfa*, pintura de Piero di Cosimo

3. **Doença de Paget:** A mulher idosa de Quinten Massys (Figura 9.6).

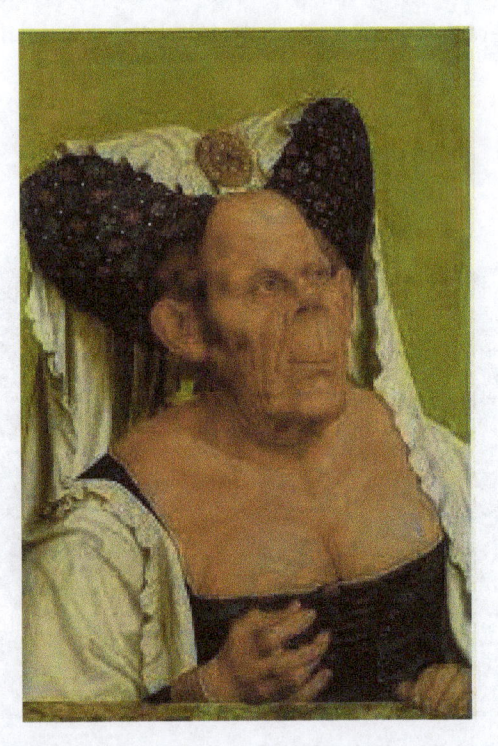

Figura 9.6. *A mulher idosa*, pintura de Quinten Massys

4. **Síndrome da hipermobilidade:** As três donzelas de Peter Paul Rubens (Figura 9.7).

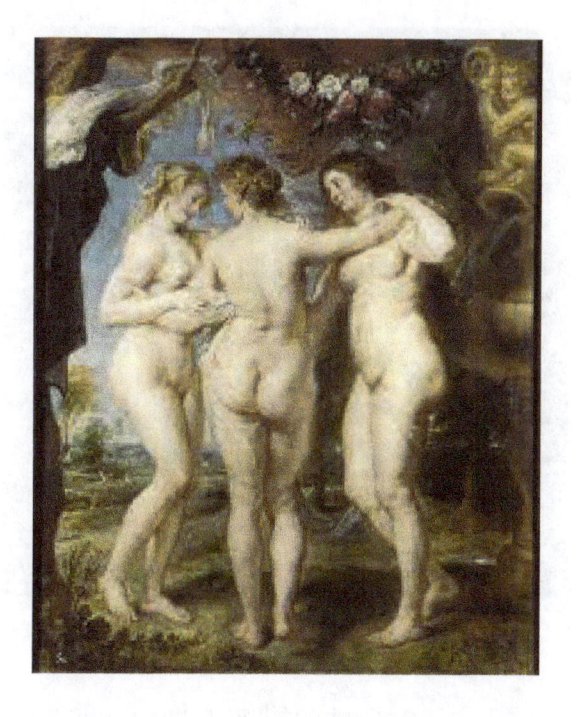

Figura 9.7. *As três donzelas*, pintura de Peter Paul Rubens

5. **Síndrome de abuso de álcool:** Baco de Caravaggio (Figura 9.8).

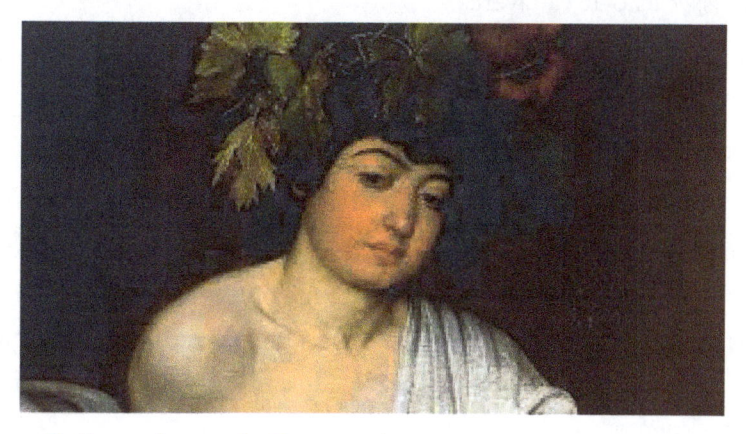

Figura 9.8. *Baco*, pintura de Caravaggio

6. **Câncer de mama:** *Bathsheba at her Toilet* de Rembrandt. (Figura 9.9)

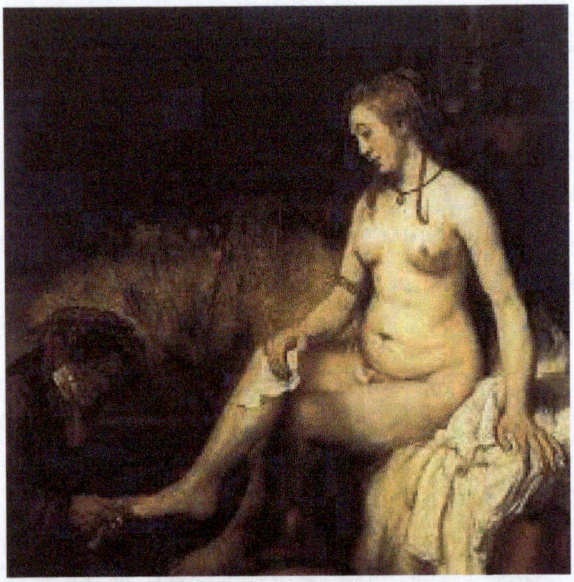

Figura 9.9. *Bathsheba at her Toilet*, pintura de Rembrandt

Além de tudo isso, temos o estudo do *body painting*, que é a pintura de estruturas como músculos, órgãos e sistemas sobre a pele de um modelo vivo, sendo usado inclusive em cursos brasileiros de medicina. Essa técnica é uma ferramenta para um melhor e mais detalhado aprendizado da anatomia humana, classicamente ensinada através da dissecação de cadáveres.

O uso *body painting* no ensino é tão efetivo, que alguns autores sugerem que a dissecação de cadáveres deveria ser matéria apenas de cursos de pós-graduação. Propõem que, na graduação, o uso da arte através do desenho e da pintura no corpo humano deveria ser priorizado, com melhores resultados de aprendizado.

A pintura e o desenho detalhados e precisos no corpo de modelos vivos facilitam o aprendizado das relações espaciais da anatomia e desenvolvem confiança na elucidação de sinais clínicos. Em adição, é uma ferramenta didática viável, motivadora, divertida e agradável, acelerando o aprendizado e melhorando a memória e a retenção de conhecimento.

A ARTE MELHORANDO O DESEMPENHO DO PROFISSIONAL DE SAÚDE

De 1998 a 1999, a Universidade de Yale avaliou o desempenho dos alunos de medicina que frequentaram ou não o curso de artes em relação a uma análise descritiva de pacientes que acabaram de ser avaliados por eles. Essa pesquisa demonstrou um melhor resultado entre os estudantes que fizeram o curso de artes. Atualmente, esse curso continua a ser oferecido aos alunos dos primeiros anos do curso médico.

Resultados semelhantes de aprimoramento, imparcialidade e descrições precisas foram observados no curso multiprofissional e extracurricular chamado Treinando o Olho: Melhorando a Arte do Diagnóstico Físico, da Universidade de Harvard em parceria com o Museu de Belas Artes de Boston.

Em 2014, o curso médico da Universidade Bond, na Austrália, incluiu a disciplina de Humanidades, utilizando a pintura e as artes como uma estratégia para desenvolver os objetivos já citados, incluindo o estudo de pinturas célebres e exposições de artes para aumentar a percepção dos alunos para todos os aspectos do paciente.

Alguns cursos médicos no Canadá têm ministrado o curso intitulado "Arte de Observar", utilizando todas estratégias e materiais já discutidos. Após o término desse curso os alunos relataram não apenas uma melhor *performance* na sua capacidade de observação do paciente, facilitando o diagnóstico, como também constataram que estavam mais emocionalmente sintonizados com seus pacientes e mais conscientes de seus próprios preconceitos, minimizando análises com noções preconcebidas.

A ARTE COMO FERRAMENTA DE MELHORA DE BEM-ESTAR E SAÚDE MENTAL DO PROFISSIONAL DE SAÚDE

Cada vez mais pesquisas têm mostrado que estudantes de medicina apresentam um alto nível de estresse, quando comparados à população em geral da mesma faixa etária. Essa desproporcionalidade de redução do bem-estar e aumento do estresse começa no início da faculdade e progride ao longo dos anos de treinamento. No primeiro ano da faculdade há uma redução da satisfação com a vida e um aumento significativo da depressão e do *burnout*, assim como dos níveis de estresse.

Cerca de 1/4 dos alunos do primeiro e do segundo ano de medicina apresentam sinais de depressão, dos quais 26% têm ideação suicida. Contudo, apenas 22% procuram pelos serviços de saúde mental por inúmeros fatores, tais como questões de confidencialidade, estigma, baixa acessibilidade a esses serviços e dificuldade de aceitação com os cuidados oferecidos por eles.

Estes níveis de estresse e angústia podem prejudicar o desempenho, aumentar o cinismo, a desonestidade acadêmica e a prevalência de ideação suicida ou suicídio. Dentro desse contexto, cursos, dentro do currículo médico, visando o bem-estar e controle de estresse deveriam ser mais frequentes e considerados.

Alguns estudos falam da importância da pintura para o autoconhecimento e melhora da saúde e equilíbrio mental em profissionais da saúde. O uso de pintura de paisagens em estudantes de enfermagem mostrou esse tipo de benefício, sendo importante o acompanhamento de um professor especializado para um melhor resultado.

O estudo de artes dentro dos currículos estressantes dos profissionais de saúde pode funcionar como um "respiro de ar fresco" entre todos os benefícios já citados, podendo contribuir para aumentar o bem-estar e melhorar a saúde mental.

CONSIDERAÇÕES FINAIS

As qualidades de observação e percepção profunda do ser humano, englobando sua parte física e psicológica, são necessárias tanto nos profissionais de saúde e como nos pintores. No pintor isso permite transmitir mais emoção e sensibilidade na sua obra e para o médico um aprimoramento da capacidade de diagnóstico e uma maior empatia com o seu paciente.

O estudo da pintura nos cursos de ciências biológicas, além de melhorar o desempenho técnico, ajuda na redução do stress e ansiedade, tão frequentes nessas áreas. Portanto, ensinar pintura nesses cursos é comprovadamente necessário pela ciência, tornando esses futuros profissionais melhores em suas carreiras e nas suas vidas pessoais.

Referências

1. DasGupta R. *Michelangelo and medicine.* J R Soc Med. 2002;95(12):630.

2. Dahlgren A-L. *Michelangelo and medicine.* J R Soc Med. 2003;96:256.

3. Eknoyan G. *Michelangelo Art, anatomy, and the kidney.* Kidney Int. 2000;57(3):1190-201.

4. Suk I, Tamargo RJ. *Concealed neuroanatomy in Michelangelo's Separation of Light From Darkness in the Sistine Chapel.* Neurosurgery. 2010;66(5):851-60.

5. Di Bella S, Taglietti F, Iacobuzio A, Johnson E, Baiocchini A, Petrosillo N. *The "delivery" of adam: A medical interpretation of michelangelo.* Mayo Clin Proc [Internet]. 2015;90(4):505-8.

6. Clayton M. *Leonardo's anatomy years.* Nature. 2012;484(April):8-10.

7. Kron T, Krishnan P. *Leonardo DaVinci's contributions to medical physics and biomedical engineering: celebrating the life of a 'Polymath.'* Australas Phys Eng Sci Med [Internet]. 2019;42(2):403-5.

8. Ohry A. *Physicians as painters.* Isr Med Assoc J. 2003;5(9):681-4.

9. Ge SM, Meakins J. *Observation: The Importance of Art in Medicine.* In: Osler Library and Osler Library Board of Curators Essay Contest Observation: 2013. p. 1-18.

10. Mukunda N, Moghbeli N, Rizzo A, Niepold S, Bassett B, DeLisser HM. *Visual art instruction in medical education: a narrative review.* Med Educ Online [Internet]. 2019;24(1). Disponível em: https://doi.org/10.1080/10872981.2018.1558657.

11. Finn GM, White PM, Abdelbagi I. *The impact of color and role on retention of knowledge: A body-painting study within undergraduate medicine.* Anat Sci Educ. 2011;4(6):311-7.

12. Bramstedt KA. *Images of Healing and Learning The Use of Visual Arts as a Window to Diagnosing Medical Pathologies.* AMA J Ethics [Internet]. 2016;18(8):843-54. Disponível em: www.amajournalofethics.org.

13. Hillis JM, Perry WRG, Carroll EY, Hibble BA, Davies MJ, Yousef J. *Painting the picture: Australasian medical student views on wellbeing teaching and support services.* Med J Aust. 2010;192(4):188-90.

14. Warne T, McAndrew S. *Painting the landscape of emotionality: Colouring in the emotional gaps between the theory and practice of mental health nursing.* Int J Ment Health Nurs. 2008;17(2):108-15.

CAPÍTULO 10

Importância da Literatura na Formação do Profissional de Saúde

Ana Luisa Rocha Mallet
Fátima Geovanini
Luciana Andrade
Yuri Greb Vazquez

INTRODUÇÃO

O avanço da ciência e a importância do desenvolvimento científico e tecnológico auxiliando a medicina no diagnóstico e tratamento das doenças parece explicar, ao menos em parte, o fato de a educação médica ter privilegiado a formação técnica dos estudantes. Essa priorização tem sido reconhecida como excessiva, por, muitas vezes, desconsiderar aspectos humanos do cuidado que são essenciais para um desfecho satisfatório a cada paciente. A perspectiva excessivamente tecnicista pode contribuir para o distanciamento entre médicos e pacientes e fica evidente sua insuficiência para o enfrentamento das situações complexas com que nos deparamos todos os dias. A introdução das humanidades nos currículos de graduação, entre elas a literatura, tem sido vista como uma possibilidade de redirecionamento da relação médico-paciente.

Como disciplina acadêmica, a associação "Literatura e Medicina" surgiu em 1972 na Universidade da Pensilvânia, Estados Unidos, e desde então muitas escolas médicas no mundo inserem textos literários em momentos da formação médica. O intuito não é o estudo formal da literatura, mas a possibilidade de que ferramentas usadas na investigação do texto literário possam ser úteis na avaliação da narrativa apresentada pelo paciente no seu processo de adoecimento. A ficção permite, ainda, inúmeras outras possibilidades para uma reaproximação entre médicos e pacientes.

Mas a leitura é algo que toma tempo, isola-nos do mundo. Até mesmo alguns efeitos nocivos podem ser imputados à literatura: gastamos uma parte do nosso tempo livre e de nossa atenção, nossas ideias são conduzidas a assuntos que não dizem nada à utilidade pública e podem até inspirar nosso desprazer pelas ações cotidianas. Por outro lado, a graduação em Medicina, realizada em seis anos de estudos intensos, exige uma dedicação muito grande por parte dos estudantes. Nesse contexto, falar de literatura de ficção como algo que possa contribuir para a formação médica pode parecer um contrassenso.

Nesse capítulo pretendemos discutir brevemente as interseções entre literatura e medicina, um pouco da história de como a literatura tem sido introduzida na formação médica, bem como apresentar as obras classicamente citadas e utilizadas por aqueles que têm se aventurado nesse tema. Traremos como contribuição a sugestão de obras contemporâneas de autores brasileiros como acréscimo às obras clássicas, pela maior proximidade com a nossa realidade e qualidade literária dos textos. Apresentamos, ainda, um pouco da nossa experiência na interface literatura e medicina na graduação médica.

Nosso objetivo principal é que ao final da leitura do capítulo consigamos mostrar o quanto a literatura de ficção pode contribuir para a formação de médicos mais capacitados para o exercício da profissão no ambiente de grande complexidade que caracteriza a sociedade brasileira.

CONTEXTUALIZAÇÃO HISTÓRICA

Ler vem do latim *legere*, que significa entre outras coisas colher, recolher, escolher, captar com os olhos. Mais remotamente, deriva do verbo grego *léghein* = reunir. Não lemos apenas palavras, lemos o mundo à nossa volta, buscando uma compreensão sobre o que vemos e o que sentimos, sobre nossas escolhas, mesmo que inconscientes.

Ao atuarmos na atenção à saúde, a capacidade de uma leitura mais ampla do mundo e do paciente e seu adoecimento pode nos possibilitar uma melhor atuação não só nos aspectos humanos do atendimento, mas também na formulação de hipóteses diagnósticas e solicitação mais bem direcionada de exames complementares. O entendimento do resultado desses exames também exige uma leitura adequada, assim como todo o contexto deve ser lido e interpretado, contribuindo para a pactuação sobre o tratamento que se adeque para o melhor cuidado.

Sobre a leitura

A leitura é um acontecimento que, quer seja no ambiente público ou privado, individualmente ou em grupo, sempre se dará de forma solitária. No entanto, não devemos pensar necessariamente em solidão, visto que muitos autores apontam para o seu caráter dialógico. Ler é talvez uma conversa, da qual não se sai ileso dos seus efeitos. É um estar em companhia, ser afetado por ela. Mas o que há de ser interiorizado e elaborado é absoluta e originalmente singular. Portanto, é um percurso individual, solitário, mas em certo nível, em companhia.

Inúmeros autores discutem a "função" da leitura. Há a percepção de prazer com o ato da leitura, prazer esse que pode também ser associado aos efeitos catárticos das paixões, dos sentimentos. Ler nos faz viver algo, sem nos expormos aos perigos desses sentimentos. Deve-se considerar ainda a "função" da leitura que, associada a uma conversa, a um diálogo, oferece-nos a possibilidade, como declarou tanto Descartes como Ruskin, de estarmos em contato com pessoas interessantes que poderíamos não ter a oportunidade de conhecer.

Javier Cercas, entre outros, acredita que "os textos mudam o mundo ao mudarem a percepção de mundo do leitor. Ou seja, revolucionando-o por dentro, modificando-o, mostrando-lhe a realidade como é, desmascarando-a, mudando completamente a sua visão das coisas".

Já para Harold Bloom, a literatura pode ajudar a livrar a mente da presunção acadêmica, do discurso muitas vezes artificial, cheio de chavões, do vocabulário profissional acessível apenas aos iniciados, aos grupos fechados e que muitas vezes nos vemos, na medicina, utilizando com aqueles que nos procuram. O mesmo autor, de forma muito firme, previne para que não tentemos melhorar o caráter do vizinho através do que lemos ou de como o fazemos. O autoaperfeiçoamento é projeto suficientemente grandioso para ocupar a mente e o espírito: não existe, para ele, uma ética implícita à leitura.

Os benefícios da leitura

Alguns efeitos da leitura de ficção têm sido apontados como potencialmente benéficos ao estudante: a leitura de um romance aumentaria o fluxo sanguíneo, melhorando a conectividade no cérebro, introduzindo novas ideias e convidando a resolver problemas. A capacidade analítica, por exemplo, poderia ser estimulada pela leitura de livros de mistérios. Não é à toa que Conan Doyle, médico, tenha criado Sherlock Holmes baseado em seu professor de semiologia Joseph Bell. Ler melhoraria ainda as habilidades de comunicação e escrita. E, desafiando nossa imaginação, possibilita-nos sermos diferentes de nós mesmos, colocarmo-nos em outras posições no mundo, enfrentando o desafio de estarmos onde não estamos, de sermos o que não somos ou de até descobrir que não somos exatamente como pensamos.

> "A leitura do texto ficcional agiliza a nossa compreensão dos símbolos através dos quais a realidade se explica, possuindo assim, esse tipo de leitura, uma função ordenadora em que pese sua desordem e subjetividade aparentes" (Suzana Vargas).

Ler pode provocar um prazer que só é experimentado individualmente. Esse prazer está na imagem que é criada dentro da mente de cada um. Ao lermos um romance com características bem descritivas de uma casa, por exemplo, a planta interna desta casa surge em nossa mente, mas será diferente para cada pessoa. Na maioria das vezes, ao ler, criamos imagens e ideias muito próprias sobre o que lemos. Esse é um dos grandes trunfos da literatura: provocar prazer. "Ainda me lembro daquele amanhecer em que meu pai me levou pela primeira vez para visitar o Cemitério dos Livros Esquecidos" assim diz Daniel, no início do romance "A sombra do vento" de Carlos Ruiz Zafón, um romance que faz de um livro personagem, um romance que exalta a importância da literatura. Logo em seguida, de forma sublime, o pai de Daniel diz a ele "cada livro que você vê aqui foi o melhor amigo de um homem". Escritores escrevem para leitores. Leitores absorvem o que leem, imaginam, aprendem, sonham. A leitura pode nos mostrar algo que sempre esteve diante de nossos olhos, mas que não conseguíamos enxergar, não fosse por ela.

Umberto Eco talvez seja quem nos apresente de forma mais radical o poder da literatura. Para o autor, a literatura nos ensina a morrer, ou melhor, nos ensina sobre a morte – a aceitar a inevitabilidade da morte. Temos o privilégio de acompanhar a morte do personagem e, radical e definitivamente, temos que aceitá-la. A morte do personagem está lá, escrita, marcada. Podemos imaginar ou até registrar outro destino para ele, mas aquele escrito pelo autor não será modificado, porque é definitivo.

Visão não utilitária

Em uma sociedade na qual os saberes que não trazem lucros diretamente são muitas vezes considerados inúteis, assumir, por outro lado, uma "inutilidade" da literatura pode representar uma posição desafiadora ao questionar uma noção de utilidade fortemente associada à produção. Mas, sendo a arte tão inútil, questionamo-nos porque em muitos momentos históricos a barbárie se manifestou através da destruição de museus, bibliotecas, monumentos, queimas de livros. Talvez a arte envolva outro tipo de utilidade, aquela que represente nossa possibilidade de nos mantermos humanos diante de um mundo cada vez mais violento.

Ítalo Calvino, depois de listar uma série de razões para lermos os clássicos, e de reconhecer que os "clássicos servem para entender quem somos e aonde chegamos", sugere que não devemos lê-los porque "servem" pra qualquer coisa, e afirma que "ler os clássicos é melhor que *não* ler os clássicos". Afinal, só nas leituras desinteressadas pode acontecer de nos depararmos com aquele que se torna o "nosso" livro. Calvino, citando Cioran, lembra que Sócrates aprendia uma ária com a flauta enquanto era preparada a cicuta – "Para que servirá?" Perguntaram-lhe. "Para aprender esta ária antes de morrer".

Era assim que Virginia Woolf imaginava a resposta que o Todo Poderoso daria àqueles que chegassem com seus livros no dia do Julgamento Final e os grandes conquistadores, advogados e estadistas viessem receber suas recompensas e ver seus nomes inscritos no mármore polido.

"Veja, esses não precisam de recompensa.

Nada temos para dar a eles aqui. Eles amavam ler".

A literatura tem afinal alguma utilidade? Milton Hatoun responde com uma provocação: "utilidade como vantagem prática do cotidiano, nenhuma. O que a literatura tem como força é a educação da alma, é a formação intelectual, é a indagação sobre o mundo. A sondagem da alma humana, o conhecimento do mundo, o conhecimento de nós mesmos, uma espécie de autoconhecimento através da vida dos outros. Quero dizer, não vai ser útil para o meu cotidiano, mas vai ser útil para a minha vida". Difícil pensar em algo mais importante que isso.

A pergunta "Por quê leio?" ou "Por quê escrevo?" é muitas vezes feita aos escritores e gostaríamos de compartilhar algumas das respostas:

"A arte em geral, e a literatura em particular, são armas poderosas contra o Mal e a Dor. Os romances não os vencem (são invencíveis), mas nos confortam do espanto. Em primeiro lugar, porque nos unem ao resto da humanidade: a literatura nos torna parte do todo e, no todo, a dor individual parece que dói um pouco menos." (Rosa Montero)

"A literatura é uma tentativa, um esforço sobre-humano, de você tentar fazer entender uma coisa que não é inteligível. A literatura está nesse esforço de tentar um entendimento do mundo, uma forma de racionalidade também, mas uma forma de racionalidade que incorpora coisas como o inconsciente, a subjetividade, que permitem dar um passo a mais e procurar o entendimento num lugar que está para além das ciências humanas, está num lugar de desmesuras." (Bernardo Carvalho)

"Lemos para encontrar um sentido que permita compreender melhor o homem e o mundo, para descobrir uma beleza que enriqueça a existência, compreender melhor a si mesmo." (Todorov)

E você, por que lê? Por que está lendo esse capítulo sobre literatura e medicina?

LITERATURA E MEDICINA

Medicina e literatura lidam com a palavra. A palavra que expressa as dores e as alegrias da existência humana. A palavra que porta o medo, o choro, o riso. A palavra que sai aos poucos e a que sai em turbilhões. A palavra que não pôde ser pronunciada. Livros e pacientes nos contam histórias que exigem escuta e interpretações.

Do compartilhar da palavra como matéria-prima e da possibilidade de acesso a tantas histórias e experiências é que podemos explicar o porquê de tantos médicos escritores tais como Tchekov, Guimarães Rosa, Moacyr Scliar, os irmãos Lobo Antunes (Antônio, João e Nuno), JJ Camargo, dentre outros. Interessante notar que na lista de escritores médicos não reconhecemos nenhuma mulher entre os destaques.

Nas palavras de Aurora Barros, professora de letras, a literatura nos permite vivenciar experiências que, não sendo nossas, podem nos enriquecer. Isso acontece ao acompanharmos a trajetória de um personagem. Os personagens são trazidos a nós pelo escritor que tem como material de trabalho a palavra, e conectando várias delas, com estilo próprio, cria histórias desses personagens. Cabe ao escritor a tarefa de observador do mundo e ele percebe sofrimentos, alegrias, tristezas, felicidades, angústias, dor. Esses sentimentos são vividos pelo homem e ficam à espera de serem ditos ou escritos. Como diz Saramago, "somos todos escritores. Só que uns escrevem, outros não". No entanto, todos produzimos um livro ao longo de nossa vida.

Mas somos bons leitores de nós mesmos? Será que ler nos torna melhores? Podemos nos referir a algumas experiências que têm trazido a literatura para as escolas médicas com o intuito de despertar nos estudantes interesses diferentes daqueles encontrados nos livros técnicos com a ideia de que a leitura, seguida de reflexão, possa torná-los mais preparados ao cuidado com o outro.

Continuando a alinhar literatura e medicina e, mais uma vez, parafraseando Aurora Barros, "todo paciente é um produtor de palavras". Esse paciente oferece ao médico uma história. Mas há que estar atento a sua fala. Há que ouvir com atenção. Para poder representar, para poder entender e então criar um vínculo que auxiliará o cuidado.

Especificamente a relação médico-paciente sempre foi marcada por uma história. Nesse caso, uma história fundamentada em doença, cura e relações pessoais. Entretanto, com o passar do tempo e o avanço da ciência, nota-se que tal história tem sido contada sob uma ótica que prioriza patógenos e sintomas em detrimento do indivíduo. Nesse sentido, o microscópio e as fórmulas farmacêuticas são representativos de uma objetividade que busca a eficácia do tratamento, porém menospreza a subjetividade característica dos seres humanos. Partindo do pressuposto que o indivíduo, para além de sua enfermidade, é a prioridade da prática médica, faz-se necessário buscar outros meios de explorar a narrativa construída na relação médico-paciente.

A literatura, tão antiga quanto a medicina, é caracterizada por explorar o subjetivo que implica a existência; isto é, os caminhos que avançam além da classificação meramente empírica e taxonômica. Logo, é por meio dela que o médico é capaz de compreender as metáforas inconscientes de um paciente — ou seja, o que é dito sem dizer — as quais são determinantes para a prática clínica, porém invisíveis aos mecanismos experimentais de rastreamento. Aqui, surge a necessidade de buscar o significado que cada 'não' ou 'sim' representa em determinado contexto, explorando as nuances em gestos e informações aparentemente desconexos. É nessa conjuntura, portanto, que a literatura assume maior protagonismo. Ao ler um poema, por exemplo, o leitor é capaz de absorver múltiplas interpretações e significados os quais, conforme os versos avançam, ficam cada vez mais nítidos aos seus olhos. Assim, essa mesma lógica precisa ter espaço na relação entre o médico e paciente dado que esta, também, é um produto multi-interpretativo.

No poema "Memória", escrito por Drummond após a morte de sua mãe, o poeta explora a finitude da existência de forma bela, utilizando da própria confusão como elemento de síntese. Assim, apresenta-se o terceto:

Amar o perdido
Deixa confundido
Este coração

Por meio da elegância literária dos versos, é possível ao leitor compreender com relativa exatidão o sentimento presente no autor ao escrever o poema. Nesse contexto, surge, aqui, uma "função" da literatura com grande aplicabilidade na prática médica: reconhecer, aproximar-se e respeitar o sofrimento do outro. Na grande maioria dos casos, a relação médico-paciente está marcada pelo distanciamento entre os sentimentos do paciente e a experiência pessoal vivida pelo profissional da saúde. Na medicina, diferenciam-se os 'sintomas' dos 'sinais'. Embora ambos se apresentem em livros teóricos, por números e estatísticas, os sintomas são marcados pela carga subjetiva do impacto em cada paciente.

A literatura oferece ao profissional um lugar reflexivo, em que este pode explorar e apreender as diferentes perspectivas relativas ao subjetivo da existência, sem necessariamente vivê-las. Em termos práticos, o sentimento de medo de um paciente com um diagnóstico de carcinoma, por exemplo, nunca será compreendido com exatidão pelo oncologista por detrás da mesa; porém, é possível que este, através da experiência literária, seja capaz de se aproximar do paciente, uma vez que tal sentimento já foi traduzido por grandes autores ao longo dos séculos. É possível ao médico, assim, oferecer a mão ao paciente, de modo a dividir a angústia e a dor de forma mais sincera e próxima. E acompanhá-lo até o final. Na maioria dos casos, o prognóstico é mantido, porém a perspectiva e a relação do paciente com a doença podem ser radicalmente alteradas.

A leitura pode ser, em qualquer idade, um atalho privilegiado para elaborar ou manter um espaço próprio, um espaço íntimo, privado.... "um quarto para si mesmo", como afirmava Virginia Woolf, contribuindo para a elaboração da subjetividade. Isso pode ocorrer, inclusive, em contextos onde nenhum espaço pessoal parece ter sobrado.

Esse espaço criado pela leitura não é uma ilusão. É um espaço psíquico que pode ser o próprio lugar da elaboração ou da reconquista de uma posição de sujeito. Porque os leitores não são páginas em branco onde o texto é impresso. Os leitores são ativos, desenvolvem toda uma atividade psíquica, apropriam-se do que leem, interpretam o texto e deslizam entre as linhas seus desejos, suas fantasias, suas angústias.

> *"Um livro pode derreter o mar congelado que há dentro de nós."*
> (KAFKA)

Um possível efeito terapêutico da leitura ficcional constitui uma das premissas da biblioterapia, que faz da leitura de um livro um recurso terapêutico, uma estratégia de cuidado quando um leitor, ou um ouvinte de uma história, vive experiências únicas, permitindo uma abertura em suas mais diferentes formas de interpretação do mundo, dos fatos, das relações e, por fim, de sua própria existência. Tal estratégia não deve, de forma alguma, ser confundida com uma possível fuga da realidade. Ao contrário, mecanismos psicológicos ativados durante a leitura, tais como os processos de identificação e de interiorização, podem permitir o enfrentamento da realidade, funcionando como um facilitador na busca por soluções criativas para a sua existência.

Pedro Eiras, de certa forma, refere-se aos livros como substâncias perigosas, tais como medicamentos. Para o autor os livros deveriam ser comprados com receita médica, ou atestado de robustez intelectual. Parece que, assim, podemos pensar na possibilidade de prescrições médicas literárias e, portanto, nos efeitos terapêuticos e curativos da literatura.

Berthoud e Elderkin, no livro Farmácia Literária, fazem uma ampla apresentação do poder restaurador e curativo dos livros, e apresentam uma lista de livros ficcionais de acordo com cada doença, condição psicológica, traços de personalidade ou experiência dolorosa vivenciada. Trata-se de um manual médico diferente onde os remédios indicados não serão encontrados nas farmácias, mas sim em livrarias ou bibliotecas. Mas também porque em suas "prescrições" não diferenciam a dor emocional da dor física – "você pode encontrar a cura tanto para um coração partido como para uma perna quebrada". Dessa forma, encontramos no livro indicações para quem sofre de dor nas costas, sensação de fracasso, fobias, medo da morte, solidão, rivalidade entre irmãos, câncer, hipocondria, dentre tantas outras manifestações.

Literatura para médicos

E se pensássemos em uma prescrição inversa? Seria possível uma prescrição que fosse dedicada exclusivamente aos médicos? De uma maneira geral medicina e literatura sempre tiveram muitos pontos em comum. Na Europa do século XIX, a formação médica contava com o apoio das artes, através da literatura, da pintura e da música. Médicos recebiam uma educação ampla e, com frequência, dedicavam-se à leitura de textos clássicos que impactavam na sua prática, levando-os também à produção de ensaios, textos ficcionais, biografias e outras produções literárias. Contudo, sabemos o quanto essa situação se modificou. Dentre os responsáveis podemos considerar o avanço tecnológico que se apresentou nas últimas décadas e o consequente fascínio que este desencadeou em todos – médicos e sociedade – substituindo a fé no homem, e em sua humanidade, pela fé na tecnologia.

O encontro clínico se dá em uma dimensão intersubjetiva, entre duas pessoas – o médico e o paciente, entre duas subjetividades. Para que esse encontro se dê, em toda a sua potencialidade, os envolvidos precisam estar inteiramente imersos na aliança relacional estabelecida e, portanto, cientes do seu impacto no cuidado. O paciente deve poder contar a sua história, para além dos sinais e sintomas. Por outro lado, o médico deve se permitir ser afetado com aquilo que ouve, "ouvindo com outros olhos" o silêncio, o que é dito sem ser dito, nas entrelinhas do discurso, reconhecendo que tudo é linguagem. Ser afetado, sensibilizado pelo que ouve, não significa perder a capacidade de decisão. Muito pelo contrário, pode contribuir para a tomada de decisões compartilhadas, que levem a condutas mais prudentes para cada sujeito em particular.

Podemos comparar o encontro clínico com o encontro entre o livro e o leitor, afinal...

> "o gosto da maçã não estava nem na própria maçã nem na boca de quem come. É preciso um contato entre elas. O mesmo acontece com um livro. Um livro é um objeto físico num mundo de objetos físicos. É um conjunto de símbolos mortos. E então

aparece o leitor certo, e as palavras – ou antes, a poesia por trás das palavras, pois as palavras são meros símbolos – saltam para a vida, e temos uma ressurreição da palavra". (Borges em "Esse ofício do verso").

REVISÃO DA LITERATURA

João Lobo Antunes, neurocirurgião português, forte defensor das artes na formação do médico, assim entendia a importância da literatura: "É que a narrativa da doença – e é importante no meu ofício saber ouvi-la – só é bem entendida quando já se escutaram outras vozes, na ficção, na filosofia ou na poesia, que ajudam a apreender o seu sentido mais profundo, oculto tantas vezes nos interstícios de um discurso que tanto pretende revelar como ocultar".

Uma das possibilidades de inserção da literatura na graduação se dá sob a perspectiva da medicina narrativa. A medicina narrativa se estabeleceu por volta dos anos 2000 com a médica e professora norte-americana Rita Charon, na Universidade de Columbia. Englobando áreas como literatura e medicina, ética narrativa, humanidades médicas e comunicação em saúde, a medicina narrativa apresenta uma metodologia que procura, através da leitura atenta de livros, trechos literários ou cenas de filmes, o desenvolvimento de competências narrativas necessárias para uma escuta atenta ao paciente. À leitura atenta do texto literário segue-se o exercício de escrita reflexiva sobre o que se leu buscando estimular a criatividade e aperfeiçoar a capacidade de representar aquilo que nos conta o paciente.

Alguns livros são considerados importantes na formação de todo profissional de saúde, como os clássicos "A Morte de Ivan Ilitch" (Tolstoi), "A Montanha Mágica" (Thomas Mann), "O Pavilhão dos Cancerosos" (Alexander Soljenítsin), "Memórias de Adriano" (Marguerite Yourcenar), dentre tantos outros textos. Podemos encontrar também a abordagem de temas que atravessam a experiência médica em muitas referências nacionais e internacionais, incluindo novos escritores que despontam na literatura.

Relações familiares, processo de adoecimento, morte e luto têm sido temas recorrentes na literatura contemporânea, contando com inúmeras novas publicações, que podem atuar como facilitadores para análise e discussão em salas de aula, através de diversas metodologias de oficinas de trabalho. Estar adoecido, sofrer as suas consequências e limitações, acompanhar o adoecimento de um familiar, o processo de internação, até a morte propriamente dita, vem sendo retratado, tanto na ficção, como na autoficção e patografias.

Na ficção encontramos em "O Peso do Pássaro Morto", da brasileira Aline Bei, um relato sensível e, ao mesmo tempo, realista, do sofrimento e da solidão que o luto, por diferentes perdas, pode provocar. A vida de uma mulher, da infância à velhice, é atravessada por vários lutos, até a sua entrega diante de um cenário de vida tão amargo, como relatado abaixo:

A primeira experiência com a morte

Perguntei pra minha mãe
- o que é morrer?
Ela estava fritando bife pro almoço.
- o bife
É morrer, porque morrer é não poder mais escolher o que farão com a sua carne.
Quando estamos vivos, muitas vezes também não escolhemos.
Mas tentamos.
Almoçamos a morte e foi calado.

A Maternidade

Disfarçávamos,
Não nos sentíamos confortáveis na situação
De mãe e filho não morrendo de amores
Um pelo outro então tentávamos
à nossa maneira
nos dar bem.

O Luto

Me alaguei no choro
Meu sofá o barco
Meu tapete o rio
O jesus eu taquei da janela
Quebrou no quintal como se fosse
Escultura,
Na verdade
Era um bibelô de deus que deixa acontecer
Qualquer coisa no planeta terra e assiste.

Obras literárias podem também nos ajudar a entender um pouco realidades muito diferentes das nossas. Apesar dos esforços de inclusão através de políticas públicas que possibilitem uma composição mais democrática e representativa da sociedade brasileira, a medicina ainda é um curso muito elitizado. Textos da escritora negra Conceição Evaristo, além da qualidade poética, apresentam situações com as quais nos deparamos muito frequentemente em nossa prática clínica, como por exemplo, a convivência com a violência e a violência contra a mulher. Conceição Evaristo tem inúmeros contos que podem ser compartilhados com os alunos. Citamos aqui um trecho do conto "Zaíta esqueceu de guardar seus brinquedos", do livro "Olhos d´água":

"... Zaíta seguia distraída em sua preocupação. Mais um tiroteio começava. Uma criança, antes de fechar violentamente a janela, fez um sinal para que ela entrasse rápido em um barraco qualquer. Um dos contendores, ao notar a presença da menina, imitou o gesto feito pelo garoto, para que Zaíta procurasse abrigo. Ela procurava, entretanto, somente a sua figurinha-flor... Em meio ao tiroteio a menina ia. Balas, balas e balas desabrochavam como flores malditas, ervas daninhas suspensas no ar. Algumas fizeram círculos no corpo da menina. Daí um minuto tudo acabou. Homens armados sumiram pelos becos silenciosos, cegos e mudos. Cinco ou seis corpos, como o de Zaíta, jaziam no chão".

As balas não são, aqui, as balas do universo infantil da menina. Esse texto traz uma possibilidade de intertextualidade com a crônica "Mineirinho", de Clarice Lispector, onde o conhecido bandido leva 13 tiros apesar de estar morto depois do primeiro. Sempre depois da leitura e conversa sobre o texto, há um momento de escrita criativa/reflexiva, ou mesmo alguma outra forma de representação por parte dos estudantes. Na Figura 10.1 um desenho realizado por uma estudante após uma das atividades.

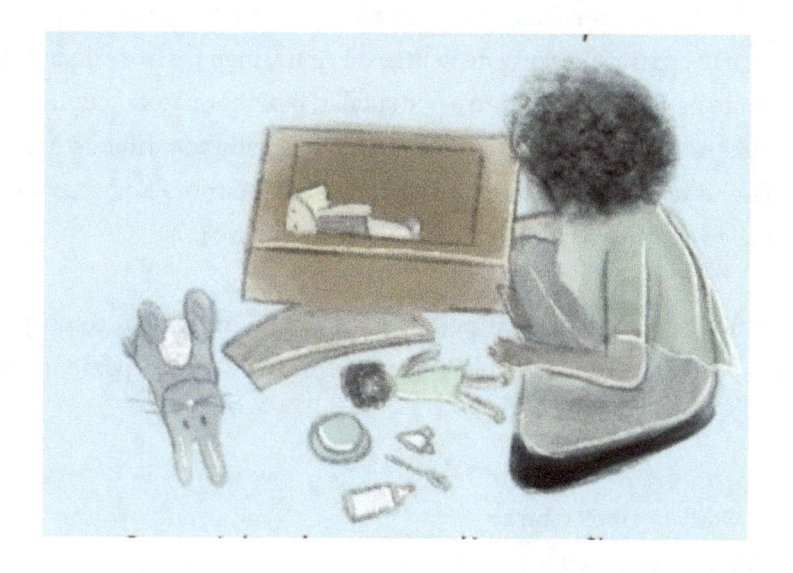

Figura 10.1. Ilustração de "Zaíta esqueceu de guardar seus brinquedos" criada por Luiza Otero (estudante de Medicina UNESA).

Outro conto da mesma autora, "Isaltina Campo Belo", incluído no belíssimo livro "Insubmissas lágrimas de mulher":

> "...e quando o retrato da moça, não estava em nossas mãos, estava em cima da mesa a nos contemplar. Eu tive a impressão de que Campo Belo falava para a filha e não para mim. Não fiz uma interferência, nenhuma pergunta. Guardei silêncio, o momento de fala não era meu"

Já em "A Palavra Que Resta", de Stênio Gardel, podemos nos sensibilizar com o sofrimento provocado pela exclusão. Raimundo recebe na adolescência uma carta de seu amado, mas somente aos 71 anos consegue aprender a ler e se apropriar do conteúdo da correspondência. Além disso, os conflitos familiares vividos pelo personagem, na tentativa de ver aceito o seu amor homoafetivo, deixam à mostra a violência provocada pelo preconceito, mesmo entre aqueles que deveriam ser o seu porto seguro – seus pais, tão bem explicitado no trecho abaixo.

(...) é meu pai, teu filho gosta de homem, o senhor não esperava, eu não esperava, é coisa de dentro da gente, meu pai, o de dentro a gente não vê, mas eu sinto e podia falar, o senhor não vai ouvir? por quê? só porque foi criado assim? pai enraivecido com filho? se eu falar o senhor vai escutar? vai nada, desse jeito como é que escuta, eu, eu escuto é o cinturão retalhando meu couro (...).

Também o papel do médico pode ser trazido à discussão, como por exemplo, nesse trecho de cordel de Paola Tôrres, médica que tomou posse na Academia Brasileira de Cordel em 2021.

... Odília arribou o braço
Pra doutora poder ver
O caroço que crescia
Noite e dia sem doer
Será que viria a furá?
Ela queria saber

A doutora não deu trela
Nem a vista levantou
Odília diz descontente
Ela nem me examinou
Será que isso não faz parte
Do ofício de um dotô?....

Quanto podemos trazer para discussão nesses pequenos trechos: saudade, silêncios, fala. O que temos escutado de nossos pacientes? Guardamos silêncio? Honramos suas histórias?

Nossa Experiência
– o grupo Humanidades, Medicina e Arte

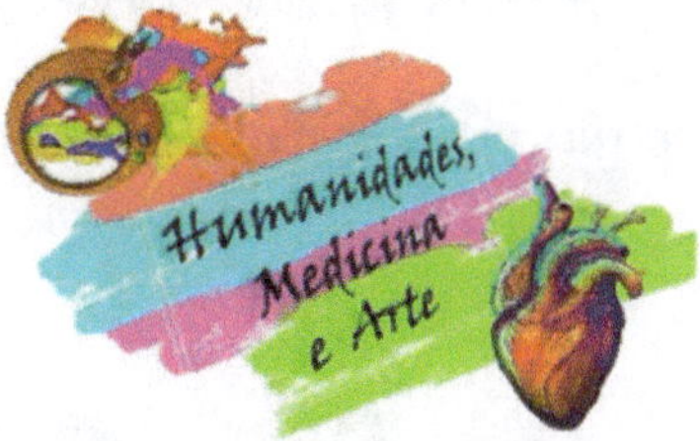

Figura 10.2. Logomarca do grupo Humanidades, Medicina e Arte criada por Jéssika Damas Pereira (quando estudante de medicina UNESA).

Reconhecendo que nos livros técnicos de medicina encontramos a descrição das doenças, mas não encontramos os pacientes, e que na literatura há pessoas que, por vezes, são pacientes, nasceu o grupo Humanidades, Medicina e Arte. O grupo foi criado em 2012 na Universidade Estácio de Sá (RJ) unindo literatura e medicina, de forma a oferecer aos alunos um espaço de criação e de descanso das atividades técnicas, mas que também pudesse auxiliá-los a, no futuro, escutar melhor seus pacientes. O grupo leu os clássicos "A morte de Ivan Ilitch", "Enfermaria nº 6", "O Alienista"; assistiu filmes e peças de teatro, debateu entre si tudo que foi lido e assistido, produziu material para congressos e acabou por lançar o livro "Literatura e Medicina: uma Experiência de Ensino" (Figuras 10.3 e 10.4). Apresentamos algumas atividades realizadas.

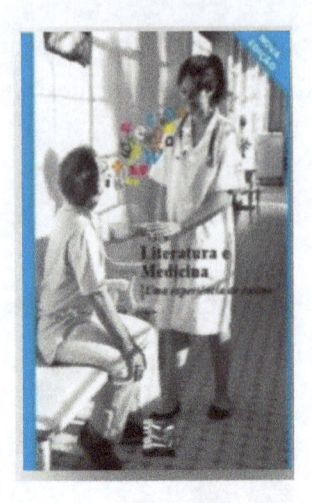

Figura 10.3. Livro "Literatura e Medicina: uma experiência de ensino".

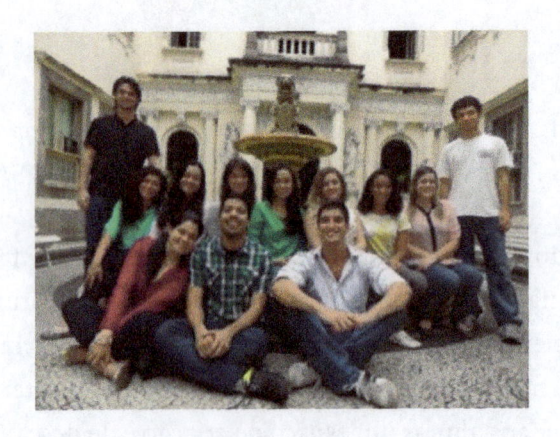

Figura 10.4. Estudantes participantes do livro "Literatura e Medicina: uma experiência de ensino".

Literatura infantil e medicina

Temas que atravessam a medicina também vêm sendo retratados na literatura infantil. Seguindo a provocação de Saramago, que questionou o que aconteceria se os adultos lessem os livros infantis, realizamos frequentemente uma oficina de Medicina Narrativa utilizando a literatura infantil como recurso disparador para abordar a morte e o luto na graduação médica (Figura 10.5). A qualificação "infantil" associada à literatura refere-se aos livros que contam com um formato de ilustrações e textos curtos. Porém, muitos são densos, apropriados ao público de qualquer idade, sendo indicados especialmente ao público adulto. Durante a oficina os livros são distribuídos para professores e alunos. Cada participante escolhe um livro para leitura e posterior apresentação e discussão, sendo solicitado aos participantes que apresentem o livro ao grupo, abordando as reflexões suscitadas pela leitura. A surpresa é praticamente unânime sobre o estímulo provocado por esses livros.

Alguns dos livros utilizados nessas oficinas:

1. O viajante – Daren Simkin.
2. Vó Nana – Margareth Wild e Ron Brooks.
3. Vô, eu sei domar abelhas – Monika Feth e Isabel Pin.
4. O dia em que a morte quase morreu – Sandra Branco.
5. Eu vi mamãe nascer – Luiz Fernando Emediato.
6. O pato, a morte e a tulipa – Wolf Erlbruch.

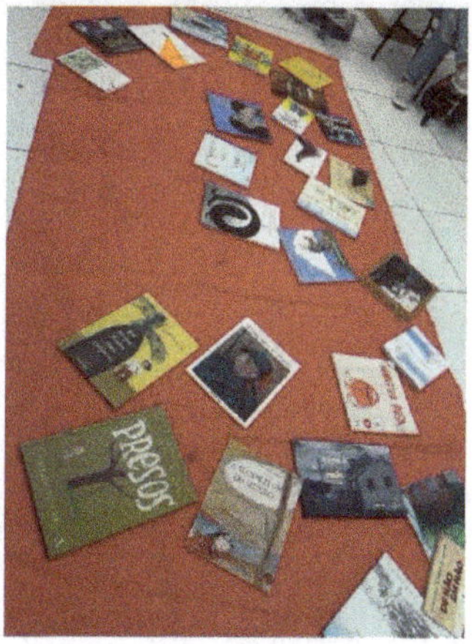

Figura 10.5. Oficina "Morte na Literatura Infantil", realizada em 2018.

Lendo Guimarães Rosa: Sorôco, sua mãe, sua filha

A leitura de "Sorôco, sua mãe, sua filha" foi uma das experiências mais emocionantes que tivemos ao longo da nossa vivência de leitura na graduação médica. A primeira leitura do conto causou um completo estranhamento tanto nos estudantes quanto nos professores. À medida que relíamos, desvendávamos a beleza e a linguagem do texto conjuntamente, era como se um encantamento tomasse conta da sala. Nesse exato momento que escrevemos esse texto, essa sensação parece retornar – um momento mágico que pudemos compartilhar não só com o grupo, mas também no Congresso de História, Arte e Medicina do qual participamos em Cuba em 2020 e onde levamos para viajar os três personagens da história construídos em uma oficina sob orientação do professor de artes cênicas Luiz Vaz, parceiro do grupo desde seu início (Figura 10.6).

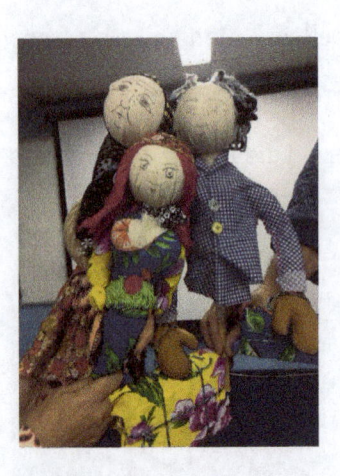

Figura 10.6. Personagens produzidas artesanalmente após a leitura de "Sorôco, sua mãe, sua filha".

Na disciplina eletiva Sociologia e Humanidades Médicas

"Sociologia e Humanidades Médicas" foi inserida no curso de medicina da UNESA no primeiro semestre de 2016, acompanhando as mudanças implementadas pelo Ministério da Educação, através das Novas Diretrizes Curriculares Nacionais para os cursos de graduação, que destacavam a importância do eixo humanístico na formação médica. Após seis anos de atuação, já totalizamos 12 turmas. Os conteúdos abordados – história da medicina, formação médica, relação médico-paciente, processo de adoecimento, morte e luto – são desenvolvidos tendo a Medicina Narrativa como norte metodológico. Sendo assim, a leitura de livros, trechos de livros, poesias, contos, crônicas e filmes são utilizados como disparadores. Ao final de cada aula é realizada uma oficina de produção narrativa, conforme o modelo sequencial proposto: leitura atenta, frase provocadora, produção narrativa reflexiva e discussão.

A leitura de "A Morte de Ivan Ilitch" é realizada na íntegra, sendo solicitada uma apresentação ao final da disciplina. A proposta é que cada aluno reconte a história do personagem principal de forma criativa, utilizando diversos recursos artísticos, como pintura, desenho, música, papel machê, dramatização, poesia, composições, dentre outros. O estímulo à produção criativa rende frutos e, em geral, surpreende os próprios alunos que procuram trazer Ivan Ilitch para a modernidade, em atendimentos realizados pelo SUS, em programas de televisão, ou mesmo tendo uma conta no *instagram*, onde o próprio, Ivan Ilitch, relata o seu processo de adoecimento e suas difíceis e conflituosas relações familiares.

Na disciplina eletiva Aperfeiçoamento da Linguagem

Na disciplina eletiva "Aperfeiçoamento da linguagem", surgida no currículo no mesmo período de 2016, algumas outras estratégias são utilizadas de forma a privilegiar a comunicação. Crônicas como "Pá pá pá", de Luis Fernando Veríssimo, são apresentadas como proposta de mostrar algumas diferenças entre língua e linguagem. Essas nuances, muitas vezes percebidas no encontro e nas falas dos pacientes, necessitam exatamente da escuta atenta trazida pela medicina narrativa. Portanto, as oficinas já citadas em Sociologia Médica são também realizadas com esses alunos. Cada aula com crônica ou conto gera um exercício de escrita ao final.

Além disso, há a leitura de um livro por semestre, de escolha da própria turma, com apresentações dos capítulos a cada aula ou ao final do curso. Entre os livros mais votados já estiveram "Intermitências da Morte" de José Saramago, uma leitura bastante difícil que costumava ser realizada na própria aula, para que fosse possível explicar as diferentes vozes na narração. Outros títulos escolhidos foram "A Mulher que escreveu a Bíblia" de Moacyr Scliar e "O Poder do Agora" de Eckhart Tolle. Com este último, foi interessante verificar que era possível trazer a discussão para o universo da prática em saúde e até incorporar a algumas situações o tripé da medicina narrativa (escuta atenta, representação e vínculo) mesmo com um livro de não ficção. Também já foram lidos livros mais propriamente relacionados ao universo médico como "Todo Paciente tem uma História para contar", de Lisa Sanders, e "As dez maiores descobertas da medicina". No primeiro, embora a abordagem seja principalmente sobre a arte do diagnóstico e casos de doenças raras, Sanders traz a cada capítulo a importância do cuidado na relação entre os profissionais de saúde e os pacientes, além de inúmeros exemplos de sucessos e insucessos ao longo dos anos na prática médica. Por exemplo, ao contar a história de uma médica que tentava descobrir o diagnóstico de uma paciente, ela diz que "a médica se fez a pergunta que todos os médicos deveriam fazer ao final de uma consulta: o que ela poderia fazer pela paciente naquele dia"? Já o segundo livro envolve os alunos com histórias que por vezes não conheciam e os detalhes de cada descoberta, tornando a discussão em aula calorosa e dinâmica.

Ao final do semestre solicita-se a cada estudante a indicação de três diferentes manifestações artísticas que eles acreditam poderem ser de bom uso na disciplina. E com uma discussão sobre a razão de suas escolhas encerra-se o curso. Com algumas turmas, ainda se faz uma despedida com "amigo oculto" no último dia, sendo o presente um livro.

Nas disciplinas clínicas

Mesmo em cursos de graduação médica com forte comprometimento com a introdução das chamadas humanidades em seu currículo há, tanto por parte dos estudantes quanto dos professores, uma dificuldade de articulação desses conteúdos das áreas humanas às disciplinas consideradas de conteúdo essencialmente técnico. Enquanto é esperado que disciplinas já dedicadas a uma abordagem mais ampla, como Bioética, Saúde da Família ou Psicologia Médica tratem das "humanidades", causa estranhamento a alunos e mesmo a professores que em disciplinas mais técnicas/"duras" como clínica médica, onde grande parte das aulas são baseadas em doenças, a literatura seja utilizada como uma forma de tratarmos do processo de adoecimento e não apenas dos sintomas e sinais de uma determinada condição clínica.

Utilizamos um trecho do livro "Memórias de Adriano", de Marguerite Yourcenar, em uma prova de cardiologia, no 6º período da graduação. Nesse livro, o imperador Adriano relata seu sofrimento com a insuficiência cardíaca, descrevendo sinais e sintomas da doença bem como seu comportamento diante da perspectiva do final de vida próximo. Foram realizadas cinco perguntas sobre o trecho apresentado (quatro delas com conteúdo eminentemente técnico) e verificado o percentual de erros e acertos dos alunos, bem como a discussão que envolveu a correção da questão.

> "Meu caro Marco, estive esta manhã com meu médico Hermógenes... Deitei-me sobre um leito depois de me haver despojado do manto e da túnica. Poupo-te detalhes que te seriam tão desagradáveis quanto a mim mesmo, omitindo a descrição do corpo de um homem que avança em idade e prepara-se para morrer. É difícil permanecer imperador na presença do médico e mais difícil permanecer homem. O olho do clínico não via em mim senão um amontoado de humores, triste amálgama de linfa e sangue. Esta manhã, pela primeira vez, ocorreu-me a ideia de que meu corpo, este fiel companheiro, este amigo mais seguro e mais meu conhecido do que minha própria alma, não é senão um monstro sorrateiro que acabará por devorar seu próprio dono. [..] minhas pernas intumescidas já não me podem sustentar durante as longas cerimônias romanas. Sufoco! Esse fim tão próximo não é necessariamente imediato: deito-me ainda, cada noite, com a esperança de acordar pela manhã. [...] **Dizer que meus dias estão contados nada significa! Assim foi sempre**. E assim sempre será para todos nós. Mas a incerteza do lugar, da ocasião e do modo, incerteza que nos impede de ver distintamente esse fim para o qual avançamos inexoravelmente, diminui para mim à medida que progride minha mortal enfermidade. Qualquer um de nós pode morrer a qualquer instante, mas um enfermo sabe, por exemplo, que não mais estará vivo dentro de dez anos. Minha margem de

hesitação já não abrange anos, apenas alguns meses. Correr, mesmo no mais curto percurso, ser-me-ia hoje tão impossível quanto para a pesada estátua de um César de pedra. Posso, entretanto, lembrar-me de minhas carreiras de criança [...] seguro de que o coração perfeito e os pulmões intactos restabeleceriam o equilíbrio".

O trecho em negrito no texto foi colocado por opção dos professores.

As perguntas feitas aos estudantes foram:

1. Que diagnóstico você daria ao imperador?
2. Cite dois achados no texto que sugerem esse diagnóstico.
3. Quais os dois principais mecanismos de morte nessa condição clínica?
4. Vamos supor que você atenda um paciente com essas mesmas queixas. Como iniciaria o tratamento e que drogas utilizaria para melhorar a sobrevida desse paciente, considerando que durante o exame físico você tenha verificado a existência de uma terceira bulha no foco mitral?
5. A que o imperador se refere quando diz "Assim foi sempre"?

A prova foi respondida por 137 alunos. Foi marcante a diferença de acerto entre as perguntas técnicas (1 a 4) e a pergunta 5, onde 64% receberam nota zero, enquanto nas outras quatro questões variou de 3 a 20%.

Algumas respostas que receberam nota zero à pergunta 5:

- "o paciente já podia apresentar queixas/sintomatologia anteriormente, que somente progrediu. Já deveria ser cardiopata, apresentar hipertensão arterial, por exemplo."
- "acredito que o imperador se refere à cronicidade da doença, possível cardiomiopatia congênita que o imperador já apresenta essa doença de longa data. Uma vez que a insuficiência cardíaca é uma doença crônica que passa por estágios até chegar à falência cardíaca."
- "ele indica que a condição dele se faz presente "desde sempre", provavelmente desde o início de sua vida, sua juventude. Tal fato aponta para uma condição

congênita, ou seja, uma provável miocardiopatia congênita que culminou na insuficiência cardíaca congestiva."

▸ "tendo em vista a progressão da insuficiência cardíaca ao longo dos anos, podendo ser exemplificado pela elevação da categoria funcional e as limitações que esses pacientes apresentam, tanto social quanto os sinais clínicos apresentados (ex.: congestão)."

A questão da prova foi posteriormente discutida com os alunos e a observação que mais chamou a atenção foi a de que "eu nunca vi isso numa prova de cardiologia" e que "se fosse numa prova de saúde da família ou psicologia médica eu responderia de outra forma, mas como era prova de cardiologia...", demonstrando a profunda segmentação percebida pelos alunos e que o currículo na graduação médica continua reforçando na permanente separação entre as disciplinas que partem da pessoa para a resolução dos problemas apresentados por ela, daquelas disciplinas que têm como ponto de partida e foco a doença.

Evidentemente o trecho não tem relação direta com o quadro clínico do imperador. Na realidade, o personagem explora a complexidade da sua própria existência, na medida em que a certeza da morte, dada pelos médicos que lhe tratavam, não lhe era algo novo; pelo contrário, o imperador compreendia que, com o passar dos anos, a morte torna-se cada vez mais palpável e certa. O que lhe aflige, no entanto, é saber que irá morrer em pouco tempo, isto é, que a data do fim de sua vida está próxima. Em muitos casos, "a incerteza do lugar, da ocasião e do modo", pode ser interpretada como pequenas pílulas medicamentosas que tomamos, estas necessárias para lidar com o ilógico que implica na nossa própria morte e na morte das pessoas que amamos.

A evolução do Humanidades, Medicina e Arte

O grupo "Humanidades, Medicina e Arte" cresceu, gerou frutos, emitiu pseudópodos. Vieram publicações inspiradas em "O perigo de uma história única" de Chimamanda Adichie e em "O 11º mandamento" de Abraham Verghese e ainda outras com inspirações nos filmes "Eu, Daniel Blake" e "Manchester à beira-mar". Participamos também de alguns capítulos em livros. Mas sendo esse um grupo de professores de uma escola de medicina, o ensino e a pesquisa estiveram presentes em todos os momentos, contribuindo para mais crescimento e enriquecimento do grupo, com vários projetos de iniciação científica.

Um projeto de iniciação científica (2019-2020) estudou as possibilidades do uso da literatura de José Saramago em disciplinas do curso de medicina. Os livros utilizados foram "Ensaio sobre a cegueira" e "Intermitências da morte". A finalização desse trabalho pelas alunas trouxe indicações de trechos dos livros para serem utilizados em disciplinas do curso. Por exemplo, uma indicação de "Intermitências da morte" para discussão em bioética: "Perguntarei a sua majestade que prefere, se ver a rainha-mãe para sempre agonizante, prostrada num leito de que não voltará a levantar-se, com o imundo corpo a reter-lhe indignamente a alma, ou vê-la, por morrer, triunfadora da morte, na glória eterna e resplandecente dos céus". Além das indicações, as alunas escreveram contos e criaram estórias em quadrinhos para crianças a partir dos textos de Saramago colocados dentro do contexto de vida da pandemia do coronavírus.

Para além da iniciação científica, o grupo conta também com monitores. Sim, esse foi um dos pseudópodos emitidos, a conquista de vagas para monitoria entre as disciplinas clássicas do curso. Além de seus trabalhos específicos, os alunos de iniciação científica e os monitores participam semanalmente de reuniões e são proativos na elaboração e divulgação de eventos. E um dos frutos das ideias dos monitores foi o Clube do Livro, criado durante a pandemia. O Clube do Livro já promoveu eventos de discussão de "A Peste" (Albert Camus), "Zaita esqueceu de guardar seus brinquedos" (Conceição Evaristo), "O médico e o monstro" (Robert Louis Stevenson), "A máscara da morte vermelha" (Edgar Allan Poe) e "Torto arado" (Itamar Vieira Junior). No espaço do Clube de Leitura também ocorreram encontros sobre o movimento *Slow Medicine* e o filme "A balada de Narayama" com a participação do médico José Carlos Campos Velho; "A escrita como transformação da dor" com o escritor português Luís Quintino, autor de "A geometria do amor"; "Carta para além dos muros" com participação do cineasta André Canto e da infectologista Marcia Rachid, entre outros.

E então o "Humanidades, Medicina e Arte" expandiu gerando um "filhote" chamado Arte na Veia (Figuras 10.7 a 10.9). Esse é um grupo maior, que conta com a parceria de professores e estudantes dos cursos de medicina da UFRJ, UERJ, Souza Marques e Estácio de Sá.

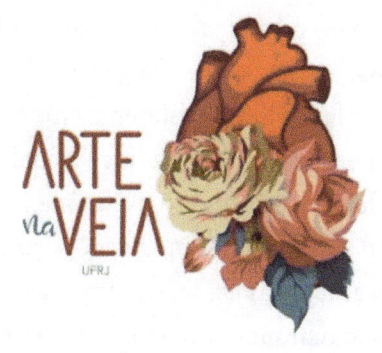

Figura 10.7. Logomarca do Arte na Veia UFRJ criada por Pedro Puppin (*designer*).

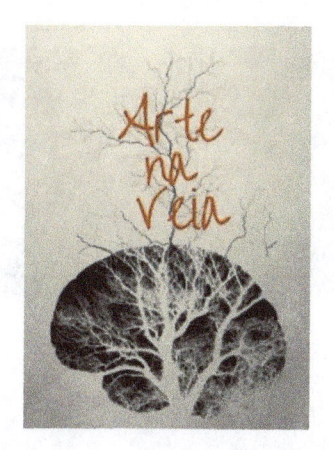

Figura 10.8. Logomarca do Arte na Veia Universidade Estácio de Sá, criada por Jéssika Damas Pereira (quando estudante de medicina Universidade Estácio de Sá).

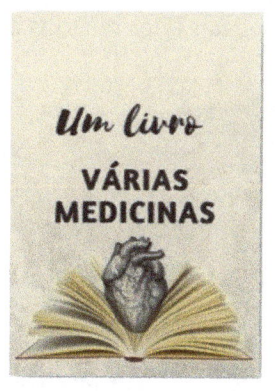

Figura 10.9. Logomarca do projeto "Um livro, várias Medicinas", criada pela aluna Ana Fernandes (Universidade Estácio de Sá).

A partir de uma lista de livros, todos os envolvidos votaram naquele que gostariam de ler e discutir juntos. "Ensaio sobre a cegueira" de Saramago foi o livro mais votado. No ano seguinte, os alunos dessas diferentes medicinas se encontraram para discussões. Os encontros permitiram aos alunos se conhecerem e trocarem experiências de seus cursos e leituras. E quanto a Saramago, as diferentes interpretações trazidas por alunos e professores devem-se não só às impressões individuais de cada um após leitura, mas também às características da escrita do autor, sem muitos parágrafos nem divisões que marquem as falas dos personagens. Assim, as discussões foram sempre muito ricas (Figura 10.10).

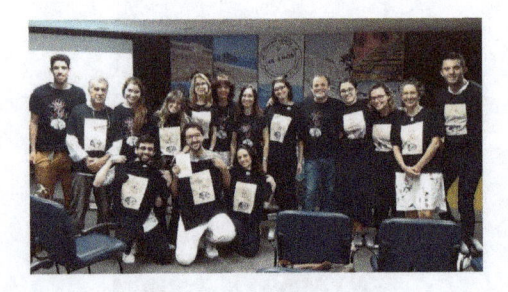

Figura 10.10. Reunião na Universidade Estácio de Sá para discussão de "O Ensaio sobre a cegueira".

Ao final da leitura, os alunos de medicina da UFRJ se associaram a alunos do curso de arquitetura e fizeram uma linda intervenção nas escadas do Hospital Universitário no projeto (RE)PARE com frases de "Ensaio sobre a cegueira", gerando repercussão e reportagens em jornais (Figuras 10.11 a 10.13).

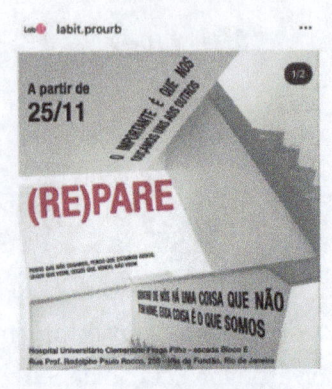

Figura 10.11. Divulgação do trabalho (RE)PARE.

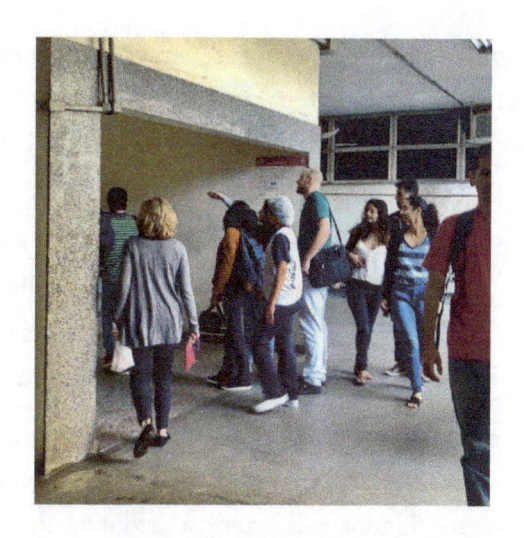

Figura 10.12. O interesse pelo projeto re(PARE).

Infelizmente essa arte não pode permanecer para sempre, pois seria um alento às almas que passassem pelas escadas, fossem elas estudantes, professores, funcionários ou pacientes.

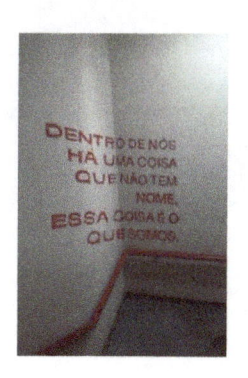

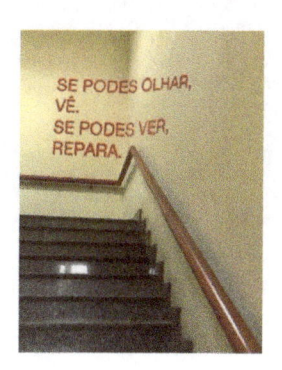

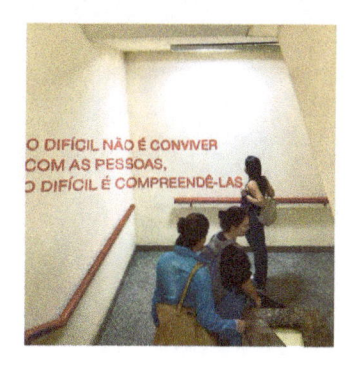

Figura 10.13. Frases pintadas nas paredes do hospital HUCFF.

CONSIDERAÇÕES FINAIS

A medicina, lidando com os extremos – vida e morte – alimenta as histórias ficcionais e ajuda o escritor a elaborá-las. Já a literatura ficcional pode oferecer ao médico a oportunidade de ouvir "outras vozes", em um ambiente seguro, protegido, através de uma experiência única, preparando-o para que seja sensibilizado pelas histórias dos seus pacientes, interpretando-as e agindo de forma a poder ajudá-los.

Apesar do avanço tecnocientífico da medicina, sente-se um afastamento na relação entre médicos e pacientes. Na tentativa de recomposição e de entendimento da experiência relacional, a literatura aparece como uma possibilidade de nos confrontar com o que o outro nos apresenta, remetendo ao encontro das diferenças e incertezas, enquanto nos abre em liberdade para vivê-las em plenitude.

Conviver com as dúvidas e incertezas pode ser uma importante contribuição da literatura à prática médica, buscando a ressurreição desse momento privilegiado de encontro entre paciente e cuidador, reforçando a medicina como arte e não só como ciência. Borges sintetiza: "Dediquei a maior parte da minha vida à literatura e só posso oferecer dúvidas".

> *Dedicatória: Gostaríamos de dedicar esse capítulo in memoriam à Aurora Barros, professora de literatura que esteve conosco desde o início até ficar encantada.*